看護学生・新人のための

看護ケアに活かす

感染対策ガイド

改訂第2版

監修 川崎医療福祉大学医療福祉学部子ども医療福祉学科／笠岡第一病院小児科 **寺田喜平**

編集 川崎医科大学附属病院感染管理室 **大石智洋**／川崎医科大学附属病院感染管理室 **平田早苗**
川崎医療短期大学看護科 **登喜玲子**／川崎医療福祉大学保健看護学科 **波川京子**

診断と治療社

カラー口絵

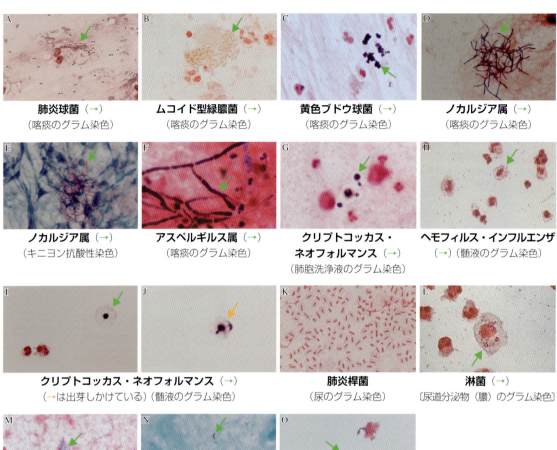

A 肺炎球菌（→）（喀痰のグラム染色）
B ムコイド型緑膿菌（→）（喀痰のグラム染色）
C 黄色ブドウ球菌（→）（喀痰のグラム染色）
D ノカルジア属（→）（喀痰のグラム染色）
E ノカルジア属（→）（キニヨン抗酸性染色）
F アスペルギルス属（→）（喀痰のグラム染色）
G クリプトコッカス・ネオフォルマンス（→）（肺胞洗浄液のグラム染色）
H ヘモフィルス・インフルエンザ（→）（髄液のグラム染色）
I クリプトコッカス・ネオフォルマンス（→）（→は出芽しかけている）（髄液のグラム染色）
J （髄液のグラム染色）
K 肺炎桿菌（尿のグラム染色）
L 淋菌（→）〔尿道分泌物（膿）のグラム染色〕
M 抗酸菌（→）（血液培養のグラム染色）
N 抗酸菌（→）（チール・ネルゼン染色）
O A群溶血性レンサ球菌（→）（水疱内容液のグラム染色）

（本文3ページ）

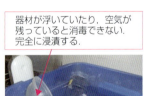

器材が浮いていたり，空気が残っていると消毒できない．完全に浸漬する．

不適切な浸漬 (本文25ページ)

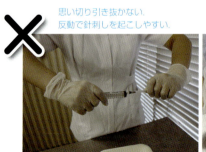

思い切り引き抜かない．
反動で針刺しを起こしやすい．

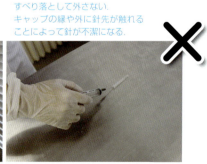

すべり落として外さない．
キャップの縁や外に針先が触れることによって針が不潔になる．

キャップの外し方 (本文49ページ)

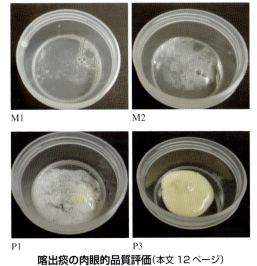

喀出痰の肉眼的品質評価(本文 12 ページ)

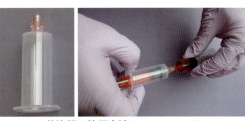

分注器の使用方法(本文 50 ページ)

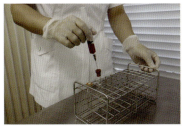

採血管に直接注入する場合
(本文 50 ページ)

針刺し予防のため,採血管に手を添えずゴム栓をまっすぐ刺す.

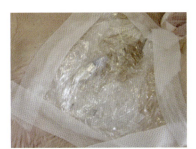

入浴・シャワー浴時(本文 54 ページ)

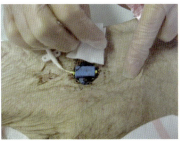

挿入部位の汚染の除去(本文 54 ページ)

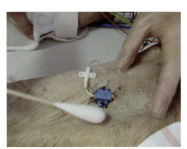

挿入部位の消毒(本文 54 ページ)

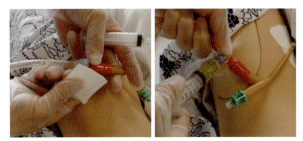

採尿ポートからの検体採取(本文 58 ページ)

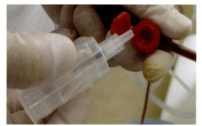

ニードルレスポイントによる採血
（本文 73 ページ）
手袋を装着し採血．

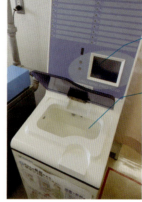

自動蓄尿器の感染リスク（本文 108 ページ）

タッチパネルを介した感染のリスク
尿の投入口は尿が跳ね返りやすい

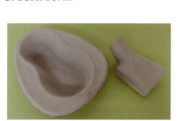

使い捨て尿器・便器の例
（本文 107 ページ）

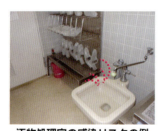

汚物処理室の感染リスクの例
（本文 108 ページ）
尿器の洗浄や保管にも注意が必要（例：汚物槽に流した排液の跳ね返りによる汚染の可能性）．

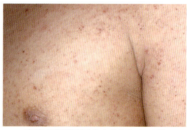

疥癬の搔破跡（本文 110 ページ）
瘙痒が強く，多数の搔破跡を認める．
〔澤村大輔：昆虫・原虫による皮膚疾患，やさしい皮膚科学．診断と治療社，2009：208〕

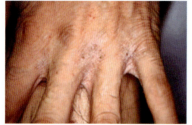

疥癬の紅斑と鱗屑（本文 110 ページ）
指間部に認められる激痒を伴う紅斑と鱗屑．
〔澤村大輔：昆虫・原虫による皮膚疾患，やさしい皮膚科学．診断と治療社，2009：208〕

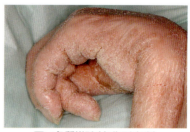

厚い角質増殖（角化型疥癬）
（本文 110 ページ）
〔和田康夫：高齢者の疥癬の特徴は？　宮地良樹，他（編）：高齢者の皮膚トラブルFAQ．診断と治療社，2011：228〕

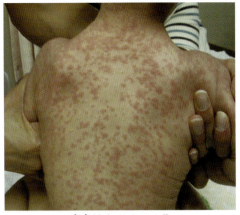
麻疹（本文129ページ）

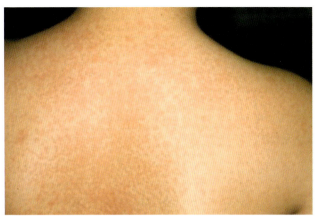
風疹（本文129ページ）

水痘　　　　　　　　　　　帯状疱疹
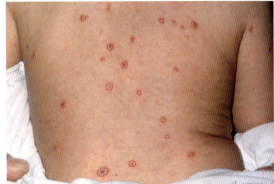
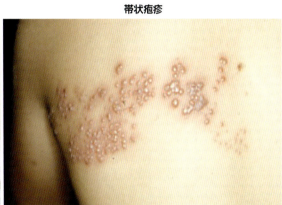
水痘と帯状疱疹（本文129ページ）

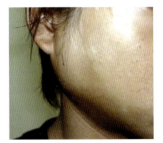
流行性耳下腺炎（本文130ページ）
耳下腺の腫脹．

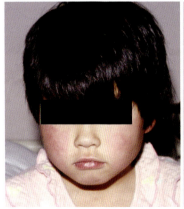
伝染性紅斑（本文130ページ）
右図は大腿の大理紋様．

はじめに

　『看護学生・新人のための看護ケアに活かす感染対策入門ガイド』は，おかげさまで好評をいただき，増刷をさせてもらいました．さらに初版から約5年経ち，改訂第2版を上梓しないかと相談をいただき，改訂することになりました．今回，編者は新しく川崎医療福祉大学保健看護学科波川京子教授，川崎医療短期大学看護科登喜玲子教授，さらに川崎医科大学附属病院感染管理室大石智洋医師（准教授），平田早苗CNIC（師長）になり，執筆者も大幅に変更となりました．

　本書の特長は学生や若手の看護師を対象にし，前回同様実習にも使える実践に即した入門書を目指している点です．そのため，初版も写真や図表を用いてわかりやすくしていましたが，さらに今回QRコードを用いて，動画で視覚的にもっとわかりやすくしました．意欲ある学生や看護師には，さまざまなガイドラインのリストをあげていますので，調べることも可能です．また「DON'T!!」や「POINT」も役に立つでしょう．前回はおさらいテストでしたが，国家試験の過去問から重要な問題を選び，もっと国家試験対策もできるようにしました．英文の微生物の読み方や略語もわかるようにしました．

　今回も，さまざまな工夫や大幅な改訂を行いました．新しく新設された項目はクロストリジウム・ディフィシル感染症（CDI），性感染症（梅毒，淋病，クラミジア），抗菌薬の適正使用などです．しかし，まだまだ至らないところが多々あると思います．どうか忌憚のない意見をいただき，また改訂する機会がありましたら，改善したいと思っています．

　最後に出版にあたり，ご多忙中原稿を執筆してくださった先生方に心より感謝します．また，何度もくじけそうになったところを我慢強く待ってくれました診断と治療社の宇佐美有紗さんに深謝します．ありがとうございました．

2019年3月吉日

川崎医療福祉大学医療福祉学部子ども医療福祉学科

笠岡第一病院小児科

寺田喜平

CONTENTS

カラー口絵 ‥‥ ii
はじめに ‥‥‥‥‥‥‥‥‥‥‥‥‥‥‥‥‥‥‥‥‥‥‥‥‥‥‥‥‥‥‥‥‥ 寺田喜平 vii
執筆者一覧 ‥‥‥‥‥‥‥‥‥‥‥‥‥‥‥‥‥‥‥‥‥‥‥‥‥‥‥‥‥‥‥‥‥‥‥‥ x
動画再生方法 ‥‥‥‥‥‥‥‥‥‥‥‥‥‥‥‥‥‥‥‥‥‥‥‥‥‥‥‥‥‥‥‥‥‥‥ xi
動画一覧 ‥‥‥‥‥‥‥‥‥‥‥‥‥‥‥‥‥‥‥‥‥‥‥‥‥‥‥‥‥‥‥‥‥‥‥‥ xii

✚ 第1章　感染症にかかわる検査

A. 検査の流れと種類 ‥‥‥‥‥‥‥‥‥‥‥‥‥‥‥‥‥‥‥‥‥ 河口　豊 1
B. 検体の採り方 ‥‥‥‥‥‥‥‥‥‥‥‥‥‥‥‥‥‥‥‥‥‥ 石松昌己 7

✚ 第2章　スタンダードプリコーション

A. 院内感染対策の基本 ‥‥‥‥‥‥‥‥‥‥‥‥‥‥‥‥‥‥‥ 大石智洋 13
B. スタンダードプリコーションの考え方 ‥‥‥‥‥‥‥‥‥‥ 田口剛士 15
C. 感染経路別予防策の考え方 ‥‥‥‥‥‥‥‥‥‥‥‥‥‥‥ 田口剛士 18
D. 洗浄・消毒・滅菌 ‥‥‥‥‥‥‥‥‥‥‥‥‥‥‥‥‥‥ 小坂まり子 22

✚ 第3章　感染予防のための基本テクニック

A. 手指衛生 ‥‥‥‥‥‥‥‥‥‥‥‥‥‥‥‥‥‥‥‥‥‥‥ 平田早苗 27
B. 個人防護具の使用方法 ‥‥‥‥‥‥‥‥‥‥‥‥‥‥‥‥‥ 細川京子 31
C. 無菌テクニックと滅菌物の取り扱い ‥‥‥‥‥‥‥‥‥‥‥ 細川京子 33
D. 針刺し・切創の予防方法 ‥‥‥‥‥‥‥‥‥‥‥‥‥‥‥‥ 平田早苗 35
E. 環境整備 ‥‥‥‥‥‥‥‥‥‥‥‥‥‥‥‥‥‥‥‥‥‥‥ 波川京子 38
F. 物品の管理 ‥‥‥‥‥‥‥‥‥‥‥‥‥‥‥‥‥‥‥‥‥‥ 波川京子 41

✚ 第4章　ナースの日常ケアと感染予防

A. 注射・点滴 ‥‥‥‥‥‥‥‥‥‥‥‥‥‥‥‥‥‥‥‥‥ 岡田みどり 44
B. 採血 ‥‥‥‥‥‥‥‥‥‥‥‥‥‥‥‥‥‥‥‥‥‥‥‥‥ 黒田裕子 48
C. 血管内カテーテル(中心静脈) ‥‥‥‥‥‥‥‥‥‥‥‥‥ 篠原久恵 51
D. 尿道留置カテーテル ‥‥‥‥‥‥‥‥‥‥‥‥‥‥‥‥‥ 平田早苗 56
E. 人工呼吸器 ‥‥‥‥‥‥‥‥‥‥‥‥‥‥‥‥‥‥‥‥‥‥ 大坂　卓 60
F. 口腔ケア ‥‥‥‥‥‥‥‥‥‥‥‥‥‥‥‥‥‥‥‥‥‥‥ 桝本朋子 65
G. 手術 ‥‥‥‥‥‥‥‥‥‥‥‥‥‥‥‥‥‥‥‥‥‥‥‥‥ 世良紳語 68
H. 人工透析 ‥‥‥‥‥‥‥‥‥‥‥‥‥‥‥‥‥‥‥‥‥‥‥ 松田真哉 71
I. 経管栄養(経鼻，PEG) ‥‥‥‥‥‥‥‥‥‥‥‥‥‥‥‥‥ 溝内育子 74
J. 創傷(褥瘡を含む) ‥‥‥‥‥‥‥‥‥‥‥‥‥‥‥‥‥‥ 松本啓子 76
K. 内視鏡 ‥‥‥‥‥‥‥‥‥‥‥‥‥‥‥‥‥‥‥‥‥‥ 吉岡ゆかり 80
L. 在宅での医療廃棄物の処理方法 ‥‥‥‥‥‥‥‥‥‥‥‥‥ 桝本朋子 84

第5章　ナースの疾患別看護のポイント

A. インフルエンザ ———————————————————— 石井陽子　87
B. 細菌性腸炎 ——————————————————————— 阿部裕美　91
C. ウイルス性胃腸炎
　　（ノロウイルス，ロタウイルス，アデノウイルスなど）————— 阿部裕美　94
D. メチシリン耐性黄色ブドウ球菌（MRSA）感染症 ————— 松田真哉　98
E. クロストリジウム・ディフィシル感染症（CDI）————————— 冬室純子　102
F. 薬剤耐性菌（VRE，CRE，MDRP など）————————— 木下輝美　105
G. 疥癬 —————————————————————————— 森戸雅子　109
H. 結核 —————————————————————————— 形山優子　113
I. HIV（ヒト免疫不全ウイルス）感染症 /
　　AIDS（後天性免疫不全症候群）————————————— 杉浦絹子　117
J. 性感染症（梅毒，淋病，クラミジア）—————————— 登喜玲子　121
K. HBV/HCV 感染（B 型肝炎 /C 型肝炎）————————— 三宅晴美　125
L. 麻疹，風疹，水痘，流行性耳下腺炎，伝染性紅斑 ———— 寺田喜平　128

第6章　ナースが知っておくべき抗菌薬・予防接種の基礎知識

A. 抗菌薬 ———————————————————— 藤井哲英，北川誠子　131
B. 予防接種 ——————————————————————— 寺田喜平　135
C. 抗菌薬の適正使用 —————————————————— 大石智洋　139

資料

A. 感染管理体制と役割 ————————————————— 中新美保子　142
B. 感染症に対するチーム医療と看護専門職の役割 ———— 家入裕子　146
C. サーベイランス ———————————————————— 菅野みゆき　148
D. 学校出席停止期間 —————————————————— 米嶋美智子　153
E. 参考となるガイドライン一覧 —————————————— 西田洋子　155
F. 主な微生物名一覧 —————————————————— 田村昌代　158
G. 感染症法（保健所への届け出）————————————— 富田早苗　160
H. 国試問題と解説・正答 ———— 富田早苗，石井陽子，西田洋子　163

INDEX ———————————————————————————————— 173

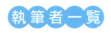

執筆者一覧

監修
寺田喜平　　川崎医療福祉大学医療福祉学部子ども医療福祉学科／笠岡第一病院小児科

編集
大石智洋　　川崎医科大学附属病院感染管理室*
平田早苗　　川崎医科大学附属病院感染管理室*
登喜玲子　　川崎医療短期大学看護科
波川京子　　川崎医療福祉大学保健看護学科

執筆者（50音順）
阿部裕美　　川崎医療短期大学看護科
家入裕子　　山口県立大学看護栄養学部看護学科
石井陽子　　川崎医療福祉大学保健看護学科
石松昌己　　川崎医科大学附属病院中央検査部
大石智洋　　川崎医科大学附属病院感染管理室*
大坂　卓　　川崎医療福祉大学保健看護学科
岡田みどり　川崎医療短期大学看護科
形山優子　　国立病院機構南岡山医療センター院内感染対策室
北川誠子　　川崎医科大学附属病院薬剤部
木下輝美　　藤田医科大学病院看護部
黒田裕子　　川崎医療短期大学看護科
河口　豊　　川崎医科大学附属病院中央検査部
小坂まり子　山口大学医学部附属病院感染制御部
篠原久恵　　広島市医師会運営・安芸市民病院医療安全管理室
菅野みゆき　東京慈恵会医科大学附属柏病院感染対策室
杉浦絹子　　川崎医療福祉大学保健看護学科
世良紳語　　川崎医科大学附属病院感染管理室*
田口剛士　　川崎医科大学総合医療センター院内感染対策室
田村昌代　　川崎医科大学附属病院中央検査部
寺田喜平　　川崎医療福祉大学医療福祉学部子ども医療福祉学科／笠岡第一病院小児科
登喜玲子　　川崎医療短期大学看護科
富田早苗　　川崎医療福祉大学保健看護学科
中新美保子　川崎医療福祉大学保健看護学科
波川京子　　川崎医療福祉大学保健看護学科
西田洋子　　川崎医療福祉大学保健看護学科
平田早苗　　川崎医科大学附属病院感染管理室*
藤井哲英　　川崎医科大学附属病院薬剤部
冬室純子　　帝京大学医学部附属病院感染制御部
細川京子　　川崎医療福祉大学保健看護学科
桝本朋子　　川崎医療短期大学看護科
松田真哉　　川崎医科大学総合医療センター院内感染対策室
松本啓子　　川崎医療福祉大学保健看護学科
溝内育子　　国立病院機構岡山医療センター看護部
三宅晴美　　川崎医科大学附属病院看護部
森戸雅子　　川崎医療福祉大学保健看護学科
吉岡ゆかり　労働者健康安全機構吉備高原医療リハビリテーションセンター看護部
米嶋美智子　川崎医療福祉大学保健看護学科

（本書執筆時所属，＊：2019年4月付の所属）

動画再生方法

　動画をパソコン，スマートフォン，タブレットで再生することができます．再生の際，ID・パスワードが要求されますので，下記 ID・パスワードを入力し，ログインしてください．ログインを保持している限り，以降の ID・パスワードは要求されません．

ID：444　パスワード：kansentaisakugaido

❶ スマートフォン，タブレットで再生する

①次ページの QR コードを読み取って再生してください．音声はありません．

②ブラウザの Javascript および Cookie がオフに設定されている場合はオンにしてください（通常，初期設定はオンです）．

❷ パソコンで再生する

以下の手順で再生してください．

①診断と治療社ホームページにアクセスしてください．

　http://www.shindan.co.jp/

②トップページ右上の検索窓に『看護ケアに活かす感染対策ガイド　改訂第 2 版』と入力し，本書の詳細ページを検索してください．

③ 動画一覧 ボタンをクリックすると，掲載動画の一覧が開きます．

④見たい動画のタイトルをクリックして，再生してください．

❸ 視聴環境

・OS 　　　　PC：Windows 7，8.1 以上 / Mac OSX Yosemite 以上

　　　　　　　iOS：9 以上

　　　　　　　Android：4.4 以上

・ブラウザ　PC：Internet Explorer 11 以上 /Firefox 52 以上 /Safari 10 以上 /Chrome 58 以上 /MS Edge 14 以上

　　　　　　　iOS：Safari

　　　　　　　Android：Chrome

　　　　　　　※Flash は ver18 以上が必須です．

　　　　　　　※Cookie と Javascript を有効にしてください．

　　　　　　　※一部の Android デバイスでは SSL 仕様が現行バージョンに対応していないため，コンテンツをロードできない場合があります．

　　　　　　　※上記推奨視聴環境は随時変更の可能性がございます．最新の情報は動画配信元ホームページ（https://videog.jp/）をご確認ください．

❹ ご利用上の留意事項

①デバイス，通信環境によって再生されない場合があります．

②各動画は本書発行より一定期間後，予告なく休止もしくは配信を終了する可能性があります．動画の配信状況は弊社ホームページでご確認ください．

③著者の許可なく，動画ファイルを無断で使用することはできません．

④再生方法等についてのお問い合わせは，弊社ホームページのお問い合わせフォームより必要事項とお問い合わせ内容，本書書名をご記入の上，ご送信ください．

動画一覧

動画1. 血液培養手順

第1章－B. 検体の採り方(p.7)

動画6. 手袋の外し方

第3章－B. 個人防護具の使用方法(p.31, 32)

動画2. 手洗い

第3章－A. 手指衛生(p.28)

動画7. 滅菌手袋

第3章－C. 無菌テクニックと滅菌物の取り扱い（p.33, 34）

動画3. 擦式アルコール製剤

第3章－A. 手指衛生(p.29)

動画8-①. 採血（抜針以降）

第3章－D. 針刺し・切創の予防方法(p.36)

動画4. 個人防護具の装着

第3章－B. 個人防護具の使用方法(p.31)

動画8-②. 採血

第4章－B. 採血(p.48, 49)

動画5. 個人防護具の取り外し順序

第3章－B. 個人防護具の使用方法(p.31)

動画9. 硝子アンプル

第4章－A. 注射・点滴(p.45)

動画 10. 側注三方活栓	動画 14. CV カテーテル刺入部消毒
 第 4 章－A．注射・点滴（p.46） 第 4 章－C．血管内カテーテル（中心静脈）（p.55）	 第 4 章－C．血管内カテーテル（中心静脈）（p.54）
動画 11. 側注閉鎖式	動画 15. 閉鎖式吸引
 第 4 章－A．注射・点滴（p.46） 第 4 章－C．血管内カテーテル（中心静脈）（p.55）	 第 4 章－E．人工呼吸器（p.61）
動画 12. ミキシング	動画 16. 吐物処理
 第 4 章－A．注射・点滴（p.47）	 第 5 章－C．ウイルス性胃腸炎（ノロウイルス，ロタウイルス，アデノウイルスなど）（p.96）
動画 13. 採血スピッツ分注	
 第 4 章－B．採血（p.49）	

〔各欄，上より順に動画タイトル，QR コード，本書対応項目（ページ数）を記載〕

A. 検査の流れと種類

> **POINT**
> - ☑ バイタルサイン,病歴の聴取,身体所見を評価し,重症度や感染部位推定の評価を行う.
> - ☑ 感染症の病態や感染部位を調べる基本の検査は,血液生化学検査,末梢血検査,尿検査,画像診断,塗抹検査である.
> - ☑ 原因微生物を調べる基本の検査は,培養検査である.

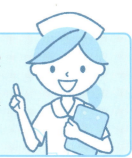

アセスメント

　まずバイタルサイン(→ NOTE)から全身状態や重症度を把握します.次に,問診により病歴を聴取して感染部位や感染の可能性がある原因微生物を推定し,感染の疑われる臓器も含めてすべての臓器について身体所見をとります.

　感染症による病態の把握や炎症の程度を調べる一般検査は,血液生化学検査,末梢血検査および尿検査です.感染部位を推定・確定するには,画像検査,塗抹検査,尿沈渣,必要に応じて髄液,胸水,腹水など穿刺液の検査を行います.

　原因微生物を調べる病原体検査の基本は塗抹検査および培養検査ですが,必要に応じて遺伝子検査も行われます.原因微生物を推定する補助的な検査としては,迅速抗原検査,抗体検査などがあります.一方,感染部位が不明であっても,重症感染症(菌血症)を疑う場合は血液培養を必ず2セット採取します(→ NOTE).

> **DON'T!!**
>
> バイタルサインの中で呼吸数(状態)の評価を省略してはならない.呼吸数は重症度の評価としても重要である.また,呼吸数はICU以外で敗血症を疑う評価法であるquickSOFA(qSOFA)スコアの項目の1つになっている.たとえば発熱や痰や咳のある患者で,呼吸数が正常であれば気管支炎にとどまっていると考えられるが,呼吸数が増加していれば肺炎に至っている可能性もある.一方,呼吸状態の評価は数だけの評価ではなく,音,リズム,深さ,患者の姿勢,呼吸臭なども呼吸状態の良否を推定する.呼吸障害の程度は,動脈血の血液ガス分析や胸部X線撮影の検査で評価する.

一般検査

▶1. 血液生化学検査 (→ NOTE)

　C反応性蛋白(CRP)は感染(侵襲)に対する炎症反応の程度をあらわすマーカーとして最も臨床で汎用されています.また,近年臨床で利用されつつあるバイオマーカーとしてプロカルシトニン(PCT)やプレセプシン(PSEP)があります.PCTおよびPSEPはCRPと比較して,より早期に血中濃度が上昇するため炎症反応の程度をより鋭敏にとらえることができると考えられます.

また，クレアチニン（クレアチニンクリアランス），AST，ALT などは腎機能，肝機能を評価する重要なパラメータですが，抗菌薬療法の条件を決定する上でも重要な情報になります．

▶2. 末梢血検査

細菌感染症の場合，種々の造血因子に反応して白血球数は増加します．白血球分画ではリンパ球の割合が減り，多核好中球や幼若好中球（桿状核球など）の割合が増加します．一方，血小板数も重要なパラメータです．特に重症感染症（菌血症）状態になるときは短時間に低下します．

▶3. 尿検査（→ NOTE）

採取したときに性状も確認しましょう．混濁尿の定性検査で蛋白および潜血反応が陽性であれば尿路感染症の可能性もあります．この場合は必ず尿沈渣を追加し，細菌の有無（細菌尿の確認）や白血球の存在（膿尿の確認）を確認しましょう．細菌尿や膿尿を認めたら必ず培養検査を提出しましょう．

▶4. 画像検査

まず胸部 X 線撮影を実施します．感染部位の確認のために必要に応じて，超音波検査，CT（胸部，腹部等）などを実施します．

▶5. その他の検査

感染部位の確定のために髄液，胸水，腹水など穿刺液の採取を実施します．重症度に応じて動脈血の血液ガス分析検査を実施します．

病原体検査

▶1. 塗抹検査

塗抹検査は，形態や染色性から原因微生物を推定できます．検体が採取できる場合は最初に行うべき検査です．また，多核好中球が多数観察され，かつ細菌の貪食が認められれば，その細菌が原因菌と考えられます．塗抹検査で推定可能な原因微生物を図 1 に，代表的なグラム陰性・陽性菌の分類を図 2 に示します．

▶2. 培養検査

培養検査は感染症の原因菌を同定するとともに，それらに対する薬剤感受性の情報が得られるという利点があります．したがって原因菌を検出するためには，抗菌薬を投与する前に採取する必要があります．また，感染部位からの適切な採取法や検体の保存法を理解しておくことも重要です．

一方，重症感染症の場合，多くは感染部位にかかわらず持続的に細菌が血流に流入し菌血症をきたしている可能性があります．そこで，心内膜など感染巣から容易に検体を採取できない感染症も含め，菌血症を疑った場合は血液培養を実施する必要があります．

▼ DON'T!!

培養検体は抗菌薬投与後に採取してはならない．不適切な検体採取は，培養結果や感染症診療を誤らせる原因になり得る．

▶3. 遺伝子検査

遺伝子検査は，抗酸菌やマイコプラズマなど培養に時間を要する病原体，あるいはウイルスやクラミジアなど培養同定が困難な病原体の感染症診断に使用されます（表 1）．遺伝子検査は極めて高感

A. 検査の流れと種類

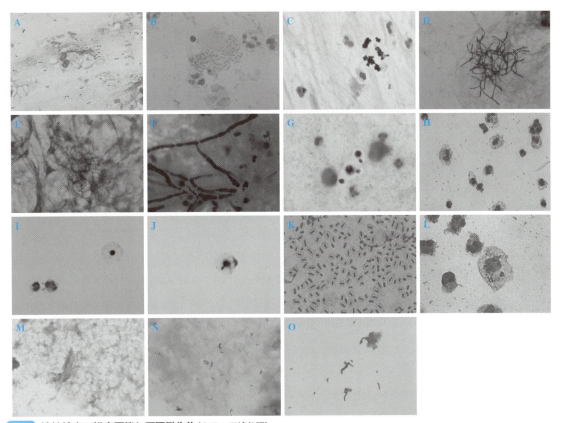

図1　塗抹検査で推定可能な原因微生物（カラー口絵参照）

A：喀痰のグラム染色（肺炎球菌）．グラム陽性の双球菌が観察された．肺炎球菌は，菌体はやや楕円形のラグビーボール様の形態を示す．また，菌体の周囲が莢膜のために染色されず白く抜けて観察される．

B：喀痰のグラム染色（ムコイド型緑膿菌）．菌体周囲が淡橙色に染色された粘液物質で包まれたグラム陰性桿菌が観察された．培養検査の結果，ムコイドを産生する緑膿菌と同定された．

C：喀痰のグラム染色（黄色ブドウ球菌）．ブドウの房状のグラム陽性球菌が観察された．双球状やサイコロの4の目のように観察されることもあるが，1つずつの菌体の形はほぼ正円である．

D：喀痰のグラム染色（ノカルジア属）．分岐したフィラメント状の多形性のグラム陽性桿菌が観察された．

E：キニヨン抗酸染色（ノカルジア属）．ノカルジア属は弱抗酸性があり，キニヨンの抗酸染色で赤く染まる特徴がある．

F：喀痰のグラム染色（アスペルギルス属）．Yの字型に分岐し，竹の節のような隔壁を有する菌糸が観察された．培養検査結果，アスペルギルス・フラバスと同定された．

G：肺胞洗浄液のグラム染色（クリプトコッカス・ネオフォルマンス）．多核好中球とほぼ同じ大きさで出芽しかけたグラム陽性に染まる真菌を観察した．菌体周囲は分厚い莢膜のため染色されず白く抜けて観察された．培養検査の結果，クリプトコッカス・ネオフォルマンスと同定された．

H：髄液のグラム染色（ヘモフィルス・インフルエンザ）．多数の多核好中球とグラム陰性短桿菌が観察された．

I，J：髄液のグラム染色（クリプトコッカス・ネオフォルマンス）．菌体周囲の莢膜が淡くサフラニンに染まったグラム陽性の菌体が観察された（**I**）．一部出芽しかった菌体も認め（**J**），クリプトコッカスと推定された．培養検査の結果，クリプトコッカス・ネオフォルマンスと同定された．

K：尿のグラム染色（肺炎桿菌）．大型（太め）のグラム陰性桿菌で，莢膜のため菌体周囲が白く抜け，さらにその外側が淡くピンク色に染まって観察された．培養検査の結果，肺炎桿菌と同定された．

L：尿道分泌物（膿）のグラム染色（淋菌）．多数の好中球が観察され，グラム陰性球菌（淋菌）が観察される．

M，N：血液培養のグラム染色（**M**）とチール・ネルゼン染色（抗酸菌）（**N**）．血液培養陽性ボトルからのグラム染色である（**M**）．淡い紫色で柵状に染まったグラム陽性桿菌らしきものが観察された．抗酸菌を疑い，チール・ネルゼン染色を行ったところ抗酸性が確認された（**N**）．

O：水疱内容液のグラム染色（A群溶血性レンサ球菌）．壊死性筋膜炎患者の水疱内容液のグラム染色である．グラム陽性のレンサ球菌が観察された．

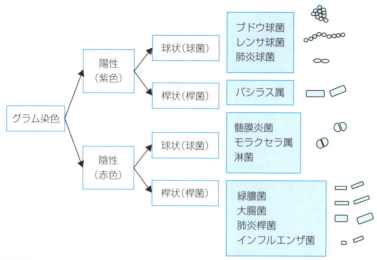

図2 グラム染色による代表的な細菌の分類

表1 遺伝子検査(PCR)が有用な主な病原微生物

分類	原因微生物
ウイルス	B型肝炎ウイルス(HBV), C型肝炎ウイルス(HCV), ヒト免疫不全ウイルス(HIV), ヒトT細胞白血病ウイルスⅠ型(HTLV-1), ヒトパピローマウイルス(HPV)など
細菌	抗酸菌, 淋菌, マイコプラズマ, ヘリコバクター・ピロリ, レジオネラ, 百日咳菌など
その他	クラミジア, リケッチア, ニューモシスチス・イロベチイ, マラリア, 原虫, 寄生虫, 各種薬剤耐性遺伝子, 各種遺伝子型別など

表2 主な迅速抗原検査

原因微生物	検体
肺炎球菌	尿
レジオネラ	尿
A群溶血性レンサ球菌	鼻腔・咽頭拭い液
腸管出血性大腸菌 O157	便
クロストリディオイデス・ディフィシル毒素	便
インフルエンザウイルス	鼻腔・咽頭拭い液
RSウイルス	鼻腔・咽頭拭い液
アデノウイルス	鼻腔・咽頭拭い液, 便
ヒトメタニューモウイルス(hMPV)	鼻腔・咽頭拭い液
マイコプラズマ	咽頭拭い液
ロタウイルス	便
ノロウイルス	便
B型肝炎ウイルス(HBV)	血清
ヒト免疫不全ウイルス(HIV)	血清

度に病原体を検出することができますが, 死菌, 不顕性感染, また過去に感染した既往歴のある病原体でも検出されることがあり注意が必要です. また, 検査料も高価なため, 十分に病原体を推定し, 検査の意義を考慮した上で実施する必要があります.

▶4. 抗原検査

　検体中に含まれる微生物由来の成分(抗原)を, 特異的抗体などを用いて検出する検査です. 細菌やウイルスなどの病原微生物に対して, ベッドサイドで簡便かつ短時間で結果が得られる迅速抗原検査が日常診療の現場で使用されています(表2). その他, 診断の困難な疾患の補助診断として, カン

ジダ属，アスペルギルス属，クリプトコッカス属，サイトメガロウイルス（CMV），EB ウイルス（EBV），デングウイルス，マラリアなどに対する抗原検査も行われます．

▼ DON'T!!

抗原検査はあくまでも診断の補助的な検査である．決して除外診断に用いてはならない．たとえば尿中肺炎球菌莢膜抗原は，感染を起こしてから尿中に排泄されるのに 3 日を要するといわれている．急性期には陰性のことがあり，喀痰のグラム染色で肺炎球菌を推定・同定することが極めて有用である．さらに培養検査で菌を検出し，薬剤感受性試験を実施しておくことが重要である．

▶5. 抗体検査

　血清や髄液など検体中に含まれる病原微生物に対する抗体を検出する検査です．ウイルスや培養が困難な細菌などの診断に用いられます．IgM 型の抗体は感染初期に上昇する抗体で，急性感染であることの証明になります．IgG 型の抗体は IgM 型抗体より遅れて上昇し，治癒後も長期間にわたり維持されます．通常，急性期と回復期（発症後 2 週間程度）の 2 ポイント採取された血清（ペア血清）の抗体価を測定し，EIA 法で 2 倍以上の上昇（有意な増加）を認めた場合に感染があったと判定されます．EIA 法以外で倍々希釈されて検査される方法では，4 倍以上の上昇（有意な増加）を認めた場合，感染があったと判断されます．

▶6. その他の検査（→ NOTE）

　その他，結核菌の特異抗原に対する宿主の免疫反応から結核感染を診断する検査として，クォンティフェロン（QFT）および T-SPOT があります．

文献
・山根一和：検査・診断の実際．寺田喜平，他（編著）：診療に役立つ学べる感染症　カラーイラストレイティッド．診断と治療社，2012：252-256
・馬場尚志：感染症検査．日本臨床検査医学会ガイドライン作成委員会（編）：臨床検査のガイドライン SLM2012．宇宙堂八木書店，2012：27-30
・谷口智宏：感染症診療の流れ．喜舎場朝和，他（監）：感染症ケースファイル　ここまで活かせるグラム染色・血液培養．医学書院，2011：2-7

（河口　豊）

NOTE

バイタルサイン(vital signs:VS)

VS は，生命維持に直接関係する生命徴候のことで，呼吸状態，脈拍，血圧，体温，意識状態などを指します．VS は，身体診察の中でも最も基本的なもので，どのような患者に対しても必ず最初に観察します．また，患者の重症度や予後を示唆する重要なパラメータでもあり，重症患者においては頻回の測定と測定時間の記録が必要となります．

血液培養 2 セット採取

"好気性菌用ボトル"＋"嫌気性菌用ボトル"を 1 セットとします．したがって，"血液培養 2 セット採取"とは，異なる 2 つの部位から 1 セット分を採血し，好気性および嫌気性菌用ボトルに分注しますので，合計 4 本のボトルに採取することになります．

菌の検出感度は採血量に依存しますので，1 セットより 2 セットのほうが検出感度は向上します．また，コンタミネーション(汚染)か否かの判断をするうえでも重要です．

C 反応性蛋白(C-reactive protein:CRP)

CRP は，肺炎球菌の C 多糖体と結合する血漿蛋白として発見された急性相反応物質の 1 つです．さまざまな侵襲によって誘導されたサイトカインにより，肝細胞での合成が促進されます．CRP は炎症反応の有用な指標ですが，感染症以外の侵襲でも上昇するため，感染症の特異的マーカーとはいえません．

プロカルシトニン(procalcitonin:PCT)

PCT は，甲状腺の C 細胞で生成されるカルシトニンの前駆体であり，正常状態では PCT としては血中には放出されません．しかし，重症細菌感染症においては甲状腺外で産生され，カルシトニンに分解されることなく安定したまま血中に分泌されます．このため，敗血症の診断マーカーとして期待されていますが，CRP と同様，感染症以外の侵襲でも上昇することがあります．

プレセプシン(presepsin:PSEP)

PSEP は，可溶性 CD14 のサブタイプです．マクロファージ，単球および顆粒球の細胞表面に存在する CD14 は，感染症の刺激で膜表面から切り離され，ライソソーム酵素であるカテプシンなどによって消化され可溶性 CD14 となります．感染症に対する特異性の高さから注目されている感染症バイオマーカーです．

細菌尿と膿尿

細菌尿と膿尿は，尿路感染症の診断に重要です．一般に，尿 1 mL につきコロニーが 10^5 以上のときに細菌尿と判断され，尿路感染症と診断されます．また，尿沈渣で白血球数が 5 個 /hpf 以上認められれば膿尿となります．

薬剤感受性試験

抗菌薬に対する細菌の感受性を調べる試験です．感染症の治療に抗菌薬を使用する場合，適切な薬剤を選択するために薬剤感受性試験は不可欠です．薬剤感受性試験は，希釈法(最小発育濃度測定法)と拡散法(ディスク法)に大別されます．

クォンティフェロン(QFT)および T-SPOT

血液と結核菌特異蛋白とを一緒に培養すると結核菌感染者のリンパ球からはインターフェロン γ(IFN-γ)が放出されます．IFN-γ を用いて結核菌感染を調べる検査は IFN-γ 遊離試験(interferon gamma release assay:IGRA)とよばれ，QFT と T-SPOT 検査があります．QFT は IFN-γ の濃度を測定する検査で，T-SPOT は IFN-γ 産生細胞数を測定する検査です．これらはツベルクリンに代わる新しい結核に対する免疫を調べる方法です．BCG ワクチンの影響を受けないため，活動性結核の診断，非結核性抗酸菌症との鑑別などに有効です．

B. 検体の採り方

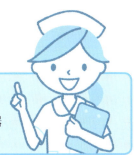

POINT
- ☑ 検査の必要性と方法について患者に十分説明し，協力を得る．
- ☑ 検体や周囲環境の汚染防止，取り扱う職員の安全のために適切な検体容器を使用し，適切な保存，輸送を行う．

＋ 検体採取時の一般的注意点

▶1. 検体採取時期
病原体が最も多い時期である感染症の発症初期に採取することが大切です．さらに，抗菌薬投与前に採取することが重要です．

▶2. 常在菌や消毒薬の影響
採取時に常在菌による汚染（コンタミネーション）を受けると，原因菌の推定が困難になります．常在菌による汚染を避けるために穿刺皮膚などは十分に消毒し，無菌的に検体を採取します．このとき消毒薬がしっかり乾燥したことを確認して採取し，検体容器への注入を行うことも大切です．消毒薬の混入で原因菌が死滅すると原因検索が困難になり，治療に影響します．

▶3. 検体の乾燥防止
乾燥により多くの微生物は死滅するため，密閉容器を使用して乾燥を避けます．検体材料によっては生理食塩水を足して乾燥を防ぐこともあります．

▶4. 検体の保存と管理
検査室に提出するまで検体は一般的に冷蔵保存が原則です．室温に置くことで微生物が増殖し，検査結果の判断を誤る可能性があります．ただし，淋菌，髄膜炎菌，赤痢アメーバを疑う検体は室温で保存します（表1）[1]．

▶5. 医療従事者の職業汚染や環境汚染の防止
採取時はスタンダードプリコーション（標準予防策）を遵守します．ディスポーザブル手袋を着用し，検体の採取部位や採取方法によってはガウン，マスク，ゴーグルなど適切な個人防護具を選択して使用します．採取した検体は液漏れが起こらないようにしっかりとキャップを閉め，専用の容器に入れて搬送します．

＋ 検体別採取方法と注意点

▶1. 血液・穿刺液

a. 血液培養（▶動画1）
敗血症，菌血症，感染性心内膜炎が疑われる場合や不明熱の場合に検査します．2セット以上採取することが必要です．

- 採血：手指消毒を行い，滅菌手袋（未滅菌手袋でも良いです）を装着後，無菌操作で採血します．1セットあたり採血量は，20～30 mLが推奨されています．採血後，嫌気用ボトル，好気用ボトルの順に，それぞれほぼ等量の血液を注入します．職業上の針刺し・切創リスクを低下させるため，

表1 検体の採取方法と保存法

	材料	採取容器	採取量	保存法	備考
血液・穿刺液	血液	血液培養ボトル 通常，好気・嫌気の2ボトルで1セット，乳幼児は1ボトル	培地量に対し10〜20%の血液量(成人では1ボトルに8〜10 mL，小児では約3 mL)	採取後ただちに提出 すぐに提出できない場合は室温保存(24時間以内)，冷蔵は不可	原則的には別部位から2セット以上採取を行う
	髄液	滅菌試験管 または嫌気性菌専用容器	1〜10 mL	原則的にただちに提出 すぐに提出できない場合はインキュベーター保存，ウイルス検査は冷蔵保存	細菌性髄膜炎を疑う場合は冷蔵不可 ただちに提出できない場合は血液培養ボトルに入れても良い
	胸水，腹水，関節液，穿刺液	滅菌試験管 または嫌気性菌専用容器	5〜10 mL	冷蔵(4℃)	可能な限り多量に採取する 血液培養ボトルを使用する場合は1ボトルあたり10 mL以上採取を行う
呼吸器	喀痰，BAL液	喀痰採取容器，滅菌容器		冷蔵(4℃)	採取前にうがいをし，口腔内を十分清潔にしておく
	咽頭粘液，扁桃周囲膿瘍，深頭部膿瘍	滅菌綿棒または輸送培地	2〜5 mL	冷蔵(4℃)，室温	乾燥を防ぎ，ただちに提出 扁桃周囲膿瘍が疑われる場合は嫌気性菌専用容器を用いる
泌尿生殖器	尿(中間尿，導尿，膀胱穿刺尿)，前立腺液	滅菌試験管，滅菌容器	5〜10 mL	冷蔵(4℃)，24時間以内に提出	原則的には早朝随時尿，畜尿は不可 性感染症の検査は初尿を採取
	生殖器(腟分泌液，尿道分泌物，精液)	輸送培地，滅菌容器		冷蔵(4℃)，室温	淋菌の検査をする場合はただちに提出
消化器	胃液	滅菌容器	1〜10 mL	室温，ただちに提出	抗酸菌または真菌の検査のみ行う
	胃粘膜	ブロス入り滅菌容器，ピロリ菌専用容器	3〜5 mm 組織塊	冷蔵(4℃)	内視鏡下で採取
	胆汁，PTCD胆汁	滅菌試験管 または嫌気性菌専用容器	5〜10 mL	冷蔵(4℃)	サルモネラ属菌が検出されることがあるので注意
	糞便	採便容器または輸送培地	拇指頭大(3〜5 g)	室温	綿棒による採便はできるだけ避ける
膿・分泌物	膿，分泌物(皮膚，創部など)	滅菌試験管，嫌気性菌専用容器，輸送培地など	1〜10 mL	冷蔵(4℃)	皮膚常在菌による汚染に注意 乾燥を防ぎ，創部は深部により採取
	耳漏(内耳，外耳)	輸送培地		冷蔵(4℃)，室温	耳漏，鼻汁を一度吸引した後，患部の粘膜から採取
	結膜分泌物	輸送培地		冷蔵(4℃)，室温	乾燥した眼病巣部は滅菌生理食塩水に湿らせた綿棒を使用する
	角膜	滅菌容器		ただちに提出	まつげや眼瞼皮膚に触れないように採取 点眼薬などの使用は4時間後に採取
その他	カテーテル先端，ドレーン先端	滅菌試験管，滅菌容器		冷蔵(4℃)	乾燥を防ぎ，ただちに提出 ただちに提出できないときは滅菌生理食塩水を少量入れる
	CAPD液	滅菌試験管	5〜50 mL	冷蔵(4℃)	血液培養ボトルに入れても検査可能

〔木下承晧(編)：各種検体とその採取．ひと目でわかる微生物検査アトラス第2版．金原出版，2013：8-10より一部改変〕

注入時の針の交換は必要ありません．翼付きの針で採血した場合などに針の交換が必要なときは，分注器を使用して針刺し事故を起こさないよう注意します．注入後は血液の凝固による検査不良を防ぐため培養ボトルをよく混和します．

●検査室への搬送：採血後，できるだけ速やかに検査室へ搬送し，インキュベーターに入れる必要が

あります．すぐに搬送できない場合でも，血液培養は決して冷蔵保存にはせず，室温か37℃を超えないように保温することが重要です．ただし，24時間以上保管すると検出率が下がるという報告があるので注意が必要です[2]．

b. 髄液

髄膜炎が疑われるような頭痛，発熱，嘔吐，頭部硬直などを伴う場合に検査します．

● 腰椎穿刺：術者はサージカルマスクを装着し，穿刺部位を術野消毒に準じて十分に行います．厳重な無菌操作で実施し，検体を採取します．はじめに採取された髄液は細胞成分が多く含まれるために一般検査に用い，原因微生物の検査には2番目以降に採取したものを用います．

● 検査室への搬送：髄膜炎菌の存在が疑われる場合は，髄液を検査室にただちに搬送します．

c. 穿刺液（胸水・腹水・関節液）

皮膚消毒後，対象となる体腔を適切な長さの穿刺針を付けた注射器で穿刺・吸引し，滅菌試験管または嫌気性菌専用容器で検査室に提出します．嫌気性菌専用容器を使用する場合には，キャップ部分を70%エタノールで消毒後，ゴムキャップに注射針を刺して検体を注入します．このとき空気が容器の中に入らないように注意します．

胸水や腹水で持続吸引が行われるときは，専用のカテーテルを使用して採取します．関節液では開放創から穿刺を行うこともあります．

▶2. 呼吸器系

a. 喀痰（喀出痰，吸引痰）

肺炎などの下気道感染症の原因検査や結核の検査に用います．Miller & Jones の分類（→ NOTE）でM1，M2は不適切であるため，採り直す必要があります．

● 喀出痰：患者自身に採取してもらうため，採取方法と注意点について十分な理解を得る必要があります．口腔内常在菌の混入を最小限にするために可能ならば歯磨きをしてもらった後，水道水でよくうがいをして口腔内を清潔にします．義歯がある場合には外してもらいます．強い咳をして気管支や肺から出てくる痰を採取してもらいますが，痰が出にくい場合は生理食塩水の吸入により咳を誘発することもあります．また，2016年4月より喀痰誘発用医療器具（ラングフルート）の使用が保険適用となっています．痰は直接採取容器に喀出してもらいます．容器の蓋はしっかりと閉め，内容物の漏れや乾燥を防ぎます．

● 吸引痰：気管挿管チューブや気管切開カニューレ，口腔や鼻腔から吸引カテーテルを挿入し，痰を吸引します．口腔内の常在菌の混入を避けるため，採取前に口腔ケアを行います．検体採取には，採取用試験管の付いたキットを使用します．粘調性の分泌物の場合は滅菌生理食塩水で希釈しても良いです．吸引操作をするときは，マスク，ゴーグルなどの個人防護具を使用し，手指消毒後に手袋を装着して行います．

● 気管支鏡による採取検体：活動性の感染巣から検体採取ができ，より確実な診断ができます．気管支肺胞洗浄（bronchoalveolar lavage：BAL）や保護的標本擦過（protected specimen brushing：PSB）などの採取方法があります．

b. 拭い液（咽頭粘液，鼻咽頭粘液，鼻腔拭い液）

上気道感染症の原因菌検査やウイルス感染症（インフルエンザウイルス，RSウイルス，アデノウイルスなど）の抗原検査，メチシリン耐性黄色ブドウ球菌（methicillin-resistant *Staphylococcus aureus*：MRSA）といった耐性菌検出のための培養検査に用います．

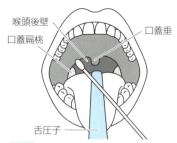 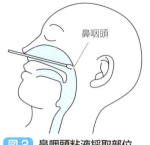 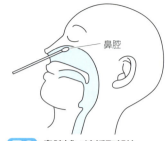

図1 咽頭粘液採取部位　　**図2** 鼻咽頭粘液採取部位　　**図3** 鼻腔拭い液採取部位

- 咽頭粘液：口を大きく開け「アー」と発声してもらい，口蓋が広がったときに患部，扁桃腺を強く擦ります(図1)．綿棒の先が口腔粘液や舌に触れないように注意します．
- 鼻咽頭粘液：外鼻孔から耳孔を結ぶ線を想定し，細い滅菌綿棒を正面から鼻腔底に沿って，垂直に行き止まりの最奥部(上咽頭)まで静かに挿入します(図2)．その後，鼻粘膜壁を軽く擦り，綿棒を回転させながら引き抜きます．暴れているときは素早く綿棒をもった手を離し，静止するまで待ちます．鼻中隔に当たると鼻出血を起こす原因になるため，無理に挿入してはいけません．
- 鼻腔拭い液：鼻腔内に綿棒を2 cmほど挿入し(図3)，鼻甲介(鼻の中心線より側面)全体を擦るようにして採取します．鼻中隔を擦ると出血しやすいので注意します．鼻腔が乾燥しているときは，綿棒を滅菌生理食塩水で湿らせてから行います．

▶3. 泌尿生殖器系—尿

常在菌による汚染を避けるため，膀胱炎，腎盂腎炎などを疑うときは中間尿を採取します．尿道炎(クラミジア，淋菌など)を疑うときは初尿を採取します．

- 中間尿：患者自身に採取してもらうため，採取方法と注意点について十分な理解を得る必要があります．採取前に手洗い(手指消毒)を行います．清浄綿(滅菌生理食塩水に浸したもの)で尿道口・外陰部を清拭します．女性は尿道周囲と会陰部を新しい清拭綿で前から後ろに数回擦ります．患者は陰唇を手で広げ，尿道から細菌を流すため数 mLの初尿を排出します．尿をやめることなく，中間尿を容器へ採取します．男性では，包茎の場合は細菌の混入が最小限になるように包皮を剥いてから採取します．中間尿の取り方は女性の方法と同様です．採取した容器は内容物が漏れないように蓋をしっかり閉めます．
- 導尿：患者が検査に適した検体を自分で採取できない場合に行います．外尿道口を消毒し，無菌操作でカテーテルを挿入します．膀胱までカテーテルが入ったら最初の数 mLは捨て，滅菌容器に中間尿を採取します．
- 留置カテーテルからの採尿：採尿ポートを70%エタノール綿で消毒し，無菌的に採取します(→第4章「D. 尿道留置カテーテル」図5参照)．採尿バッグ内の尿は細菌の混入が考えられ，培養検体としては不適です．また，カテーテル内にバイオフィルムが形成されることがあるため長期留置患者から検体を採取する場合は，カテーテルを新しく交換し，検体の汚染を防ぐことで正しい結果を得ることができます．

▶4. 消化器系

a. 糞便

腹痛や下痢，血便症状のあるときに，腸管感染症の原因菌検査に用います．採取容器は滅菌である必要はありません．水洗トイレでは水環境の影響を受けることがあるため，採便シートやポータブル

トイレを使用するなどの工夫が必要です．拇指頭大（約 3 〜 5 g）を目安に採取します．紙オムツを使用している場合は便が乾燥していない部分を採取します．どうしても採取が困難なときは綿棒を肛門から 3 cm 程挿入して採取します．

b. 胆汁

胆嚢炎や化膿性胆管炎などの胆道感染症の原因検査に用います．経皮経肝胆道ドレナージ（percutaneous transhepatic cholangiodrainage）では胆管外瘻から胆汁を滅菌試験管に採取します．

c. 胃液

肺結核を疑い，喀痰採取が困難な場合に早朝空腹時の胃液を採取し検査します．胃液検査の対象菌種は結核菌とカンジダ属菌です．一般細菌の検査には行いません．

▶5. 膿

化膿性疾患の原因検査に用います．

- 開放膿（開放創，褥瘡など）：表面を滅菌生理食塩水などで拭い，浸出液を取り除いた後に，深部または周辺部を綿棒で擦過して採取し，輸送培地で検査室に提出します．
- 非開放膿：穿刺部の皮膚消毒後，注射器と注射針を使用し，膿瘍壁に沿って穿刺・吸引し，採取します．滅菌試験管または嫌気性菌専用容器で検査室に提出します（→ p.9　c. 穿刺液（胸水・腹水・関節液）の採取に準ずる）．

▶6. 血管内カテーテル

カテーテル関連感染を疑い，カテーテルを抜去した際に検査します．カテーテル挿入部の皮膚消毒を行い，無菌的にカテーテルを抜去します．先端の 5 cm 程を切り取り，滅菌容器に入れて提出します．乾燥に注意し，すぐに提出ができない場合は滅菌生理食塩水を滴下しておきます．

文献

1) 木下承皓（編）：各種検体とその採取．ひと目でわかる微生物検査アトラス，第 2 版．金原出版，2013：2-54
2) 小林寅喆，他：血液培養ボトルの自動培養装置への装填遅延が判定結果へ及ぼす影響．感染症誌 78；2004：959-966
3) Ellen Jo Baron，他（著），松本哲也，他（訳）：臨床における血液培養の実態．CUMITECH 1C 血液培養検査ガイドライン．医歯薬出版，2007：12-22
・Susan E.Sharp，他（編著），松本哲也，他（訳）：検体採取方法と輸送法．CUMITECH 7B 下気道感染症検査ガイドライン．医歯薬出版，2008
・YVETTE S.McCARTER，他（著），松本哲也，他（訳）：検体の採取．CUMITECH 2C 尿路感染症検査ガイドライン．医歯薬出版，2010
・豊川真弘，他：検体採取と取扱い．山中喜代治（編）：月刊 Medical Technology 別冊　新・カラーアトラス　微生物検査．医歯薬出版，2009
・寺田喜平，他：看護学生・新人のための 看護ケアに活かす感染対策入門ガイド．診断と治療社，2013
・安藤　隆，他：臨床と微生物 44 巻増刊号　初心者でもこれだけは習得しておきたい微生物検査の基礎技術．近代出版，2017

（石松昌己）

NOTE

血液培養の皮膚消毒

血液培養への汚染菌の混入は，血液採取時の皮膚消毒が大きく影響します．採血者は手指消毒後にディスポーザブル手袋を着用し，患者の血液穿刺部位の皮膚表面の汚れを 70% エタノールで落とします．その後，0.5 〜 1% クロルヘキシジングルコン酸塩エタノールまたは 10% ポビドンヨードで穿刺部位を中心に同心円ないし渦巻状に広範に塗布し，2 分以上自然乾燥させます．

検体容器

    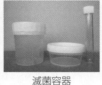

血液培養ボトル／小児用血液培養ボトル／気管吸引用キット／滅菌試験管／滅菌容器／嫌気性菌専用容器／滅菌綿棒／輸送培地付滅菌綿棒／検体容器（未滅菌）

血液培養ボトルの準備

通常，成人では好気用と嫌気用の 2 本のボトルで 1 セットとなります．異なる部位から 2 セット以上を採取することで，検出感度が高くなります．さらに，感染の起因菌か汚染菌かの鑑別に役立ちます．2 セット分（4 本）のボトルを準備した後，ボトルのキャップを外し，ゴム栓の表面を 70% エタノールで消毒します．

血液培養のタイミング

血液培養のタイミングは「菌血症」を疑ったときです．血液培養の細菌の検出率は最高体温になったときより，悪寒・戦慄を伴って体温が上昇しているときのほうが高いのです．たとえ指示が「体温 38℃以上で血液培養採取」であっても，次のような敗血症を疑う症状が観察されたときは血液培養の必要性を確認し，必要と判断したら速やかに採血をします．

敗血症の定義

・発熱（＞ 38.3℃），低体温（中枢温＜ 36℃）
・心拍数＞ 90/ 分
・血圧低下（収縮期血圧＜ 90 mmHg，平均血圧＜ 70 mmHg）
・頻呼吸
・意識レベルの変調
・白血球増加（＞ 12,000/μL）または白血球減少（＜ 4,000/μL）
　などが認められたとき敗血症を疑います．
※ 2017 年に敗血症に関する新たな定義と診断基準が提唱され，有用性の研究が行われています．

小児の採血量

小児の血液培養では，体重を考慮して採血量を決定します[3]．

乳幼児・小児における血液培養のための推奨採血量

患児の体重 (kg)	全血量 (mL)	推奨血液培養量(mL) 培養 1 回目	培養 2 回目	全血液培養量(mL)	全血液量に対する割合(%)
2.1 〜 12.7	200 以上	4	2	6	3
12.8 〜 36.3	800 以上	10	10	20	2.5
36.3 以上	2,200 以上	20 〜 30	20 〜 30	40 〜 60	1.8 〜 2.7

〔Ellen Jo Baron, 他（著），松本哲也，他（訳）：臨床における血液培養の実施．CUMITECH 1C 血液培養検査ガイドライン．医歯薬出版，2009；15 より一部改変〕

喀出痰の肉眼的品質評価－ Miller ＆ Jones の分類（カラー口絵参照）

M1：唾液，完全な粘液性痰	M2：粘液性痰の中に膿性痰が少量含まれる	P1：膿性部分 1/3 以下	P2：膿性部分 1/3 〜 2/3	P3：膿性部分 2/3 以上

良質な検体

A. 院内感染対策の基本

> **POINT**
> - ☑ 院内感染とは病院内において，患者が入院（感染症も含む）の原因となった疾患とは別に罹患した感染症のことである．
> - ☑ スタンダードプリコーション（standard precautions）とは，日本語の「標準予防策」のことで，すべての患者において施行すべき予防策である．
> - ☑ 感染経路別予防策とは，院内感染を起こす病原体が感染する経路に応じて，スタンダードプリコーションにさらに加える予防策のことである．

院内感染とは

　まず，「感染」とは感受性のある宿主，つまり，特定の病原体への効果的な抵抗力を欠く人間に対し，病原体が「定着」してその後体内に「侵入」し，「増殖」することです．

　「感染」が成立するためには，以下の要素が必要です．

　まずは「病原体」です．これは感染を起こす微生物そのものです．次に，その病原体が感染を起こす力，すなわち「病原性」です．さらに，その病原体が感染するのに十分な「病原体の量」が必要となります．また，感染を起こし得る人間の体，すなわち「感受性のある宿主」の存在も必要不可欠です．そして「感染」が成立するには，宿主の体の中に侵入するための経路，すなわち「侵入門戸」が必要となります．

　「感染」を，その病原体が病院外で感染したか，病院内で感染したかに分けた場合に，病院内にて病原体が感染した場合を「院内感染（nosocomial infection）」とよびます（病院外で病原体が感染した場合は市中感染（community-acquired infection）とよびます）．

　「院内感染」という用語は，あくまでも「市中感染」に対する用語であり，「病院感染（hospital(-aquired) infection）」とよばれることもあります．また近年，米国疾病管理予防センター（Centers for Disease Control and Prevention：CDC）では，「医療関連感染（healthcare-associated infection：HAI）」という用語も提唱されていますが，この背景として，医療を提供する場所が病院のみならず在宅医療や長期療養施設へも広がっているため，「医療関連感染」はこのような施設における感染をも含む用語となっています．

　したがって，狭い意味での「院内感染」は病院内において患者が入院（感染症も含む）の原因となった疾患とは別に罹患した感染症のことを指します．以前，入院後72時間までの発症は市中感染，入院後72時間以降の発症は院内感染と区別する考え方もありましたが，一概には言い切れません．

　「院内感染」には，入院中の他の患者から感染する場合の他，尿道カテーテル，血管内留置カテーテル，人工呼吸器など医療器具を介し感染する場合もあります．

　世界保健機関（World Health Organization：WHO）によると，先進国の入院患者の5〜10％に「院内感染」がみられるとしています．「院内感染」を起こすと，死亡率や罹患率の増加はもちろんですが，入院期間の延長やそれに伴う医療費の増加，入院待機患者の増加などさまざまな弊害をもたらします．

　したがって医療従事者は院内感染対策として患者の安全を確保することはもちろんのこと，医療従

事者，来訪者に対する人々の安全を確保しなければなりません．また，実際にはこれらの対策をコスト面で効率の良い方法で行うことが求められます．

✚ 感染予防策

▶1. スタンダードプリコーション

「スタンダードプリコーション（standard precautions）」は，日本語の「標準予防策」であり，すべての患者において施行すべき予防策です．

具体的には，すべての患者において血液，（汗を除く）体液，分泌物，排泄物，健常でない皮膚は感染性があるものとして講じる予防策です．なお，汗にはB型肝炎ウイルスなどが含まれることが判明し，削除される傾向にあります．

スタンダードプリコーションの例として個人防護具の使用（手袋・ガウンなどの着用）や手指衛生（手洗いを指し，患者に接触する前後，清潔（無菌的）な処置をする前，患者の周りの環境に触れた後，感染性があるものを取り扱った後には手指衛生が必要），咳エチケット（咳・くしゃみなどの呼吸器症状がある場合（患者）は，ティッシュペーパーで口と鼻を覆ってもらう），患者の処置に使用した器材・器具・機器を清潔に取り扱うこと，患者の周りの環境を整備すること，リネンの汚染を拡大させないこと，注射を安全に使用すること，腰椎穿刺（髄液検査など）の際のマスク着用，血液を介する病原体（B型肝炎ウイルス）などの感染予防（針刺し防止など），などがあげられます（さらに具体的な内容は他項参照）．

▶2. 感染経路別予防策

冒頭で述べたように，「感染」が成立するには「侵入門戸」が必要となります．

その経路は多様であり，環境に存在する微生物が直接ヒトに伝播することもありますが，他のヒトや動物から病原体が伝播されたり，飲食物（食中毒）や節足動物などを介して病原体が伝播されたりする場合などがあります．

院内感染を起こす病原体が感染する経路は主に空気感染，飛沫感染，接触感染があります．これらの感染経路に対する予防策は，すでに述べた「スタンダードプリコーション」以上の予防策を加える必要があります．この予防策こそ，「感染経路別予防策」です（本項では空気感染，飛沫感染，接触感染の基本のみ概説しますので，それぞれの予防策の詳細は他項を参照してください）．

「空気感染」は，直径5 μm以下の飛沫核の状態で病原体が長時間空中を浮遊し，それを吸入することで起こす感染です．病原体が遠くまで到達するため，閉鎖された環境では空間全体に病原体が広がる可能性があります．結核菌，麻疹ウイルス，水痘ウイルスが空気感染を起こす病原体の代表です．

「飛沫感染」は，患者の咳やくしゃみによって放出された通常直径5 μm以上の大きさの飛沫により起こす感染です．飛沫はそれ自体の重みによって約2 m程度の範囲内で落下してしまうため，患者から感染が広がる可能性があるのは半径2 m以内といわれています．飛沫感染によって広がりやすい病原体には，インフルエンザなど咳やくしゃみを起こす多くの病原体が該当します．

「接触感染」は患者と直接触れることによって起こる感染（直接接触感染）と患者に使用した物品や患者のまわりの環境に接することで起こる感染（間接接触感染）の大きく2つに分けられます．感染対策上はいずれの接触感染に対しても，同じ予防策を講じる必要があります．

（大石智洋）

B. スタンダードプリコーションの考え方

> **POINT**
> ☑ 日本語では"標準予防策"と訳され，「すべての湿性生体物質は，伝播し得る感染性微生物を含んでいる可能性がある」という概念を前提とした感染対策である．
> ☑ 感染の有無にかかわらず，医療を受けるすべての患者に適応される．

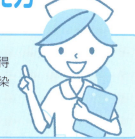

スタンダードプリコーションの対象

スタンダードプリコーションは，患者および医療従事者双方の感染リスクを低減させることを目的とするため，感染性の対象を理解することが重要です．湿性生体物質である，①血液，②体液，分泌物，排泄物（汗を除く），③粘膜，④損傷した皮膚を感染性の対象として対応することが必要となります．

スタンダードプリコーションの効果

- 医療従事者の手指を介した患者間の交差感染を予防します．
- 患者が保菌している可能性のある病原体から医療従事者を守ります．
- 針刺し損傷などでの血液・体液への曝露リスクを減少させることができます．

スタンダードプリコーションの項目

①手指衛生，②個人防護具の使用，③呼吸器衛生/咳エチケット，④患者配置，⑤患者ケアに使用した器材・器具・機器の取り扱い，⑥周辺環境整備およびリネンの取り扱い，⑦安全な注射手技，⑧特別な腰椎穿刺手技での感染予防対策，⑨針刺し，切創，皮膚・粘膜曝露予防など労働者の安全．

医療現場における感染防止の基本となるスタンダードプリコーションの各項目について，米国疾病予防センター（Centers for Disease Control and Prevention：CDC）の「病院感染における隔離予防策のためのガイドライン：医療現場における感染性微生物の伝播の予防」（2007）を中心に説明します[1]．

▶1. 手指衛生

手指衛生は，標準予防策の基本です．「手指衛生」には石鹸と流水による"手洗い"とアルコールをベースとした"手指消毒"を含みます．目に見える汚染がある場合は，汚染を除去する必要が伴うため石鹸と流水による手洗いが推奨されますが，それ以外の場合では，簡便さや除菌効果を考慮しアルコールをベースとした擦式アルコール製剤の使用が適しています．ただし，一部ウイルス（エンベロープに脂質が少ないもの：ノロウイルスなど）や芽胞菌（クロストリジウム・ディフィシルなど）では，アルコール系消毒薬による効果が乏しいため，石鹸と流水に

手指の状況
・目に見える汚れが付着している
・血液や体液，排泄物で汚染した
・下痢や嘔吐の処理をした後

YES ↓   NO ↓

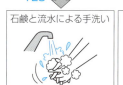
石鹸と流水による手洗い

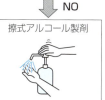
擦式アルコール製剤

図1 手指衛生の選択

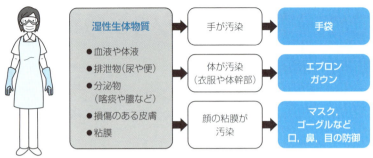

図2 適切な個人防護具の選択
〔サラヤ：PPE（個人防護具）の選び方．Hygiene Shop．https://shop.saraya.com/hygiene/category/ppe.html より改変〕

よる手洗いが必要です（図1）．

　世界保健機関（World Health Organization：WHO）が提唱する「手指衛生のための5つのタイミング」では，手指衛生に関する科学的根拠から行うべきタイミングが提示されました．手指衛生をいつ，どのようなタイミングで行う必要があるのかを考慮し，適切な場面や方法で手指衛生を行うことが重要です（→第3章「A．手指衛生」参照）．

▶2．個人防護具の着用

　個人防護具は，血液や体液などの湿性生体物質から皮膚や粘膜，衣服などへの汚染，微生物の伝播を防止する役割を持ち，医療行為と相対した個人防護具の選択が必要となります（図2）．医療施設で頻繁に使用される個人防護具には，手袋，エプロンやガウン，眼・鼻・口などの粘膜を守るためのマスクやフェイスシールドなどがあります．これらの防護具は，医療処置の開始時に装着し終了とともに外すこと，次の処置には新しい清潔な防護具を使用すること，使用した防護具で皮膚や粘膜，衣服や周囲環境を汚染しないように外すための適切な手順とテクニックが重要です．

▶3．呼吸器衛生／咳エチケット

　呼吸器衛生／咳エチケットは，未診断時を含めた感染力のある呼吸器感染症の患者およびその同伴者までをもターゲットとしており，咳，充血，鼻水，呼吸器分泌物の増加といった症状のあるすべての人が医療施設内に入る際に適応される感染対策です（表1）．

▶4．患者配置

　患者の配置決定のためには，感染性微生物の伝播の可能性を考慮した医療環境の選択が重要となります．ただし，個室配置を決定する際には多くの競合する優先事項（入院の理由，患者の特徴，スタッフの配置，患者家族の希望，入院費用，心理的・社会的要因など）も考慮する必要があります．

▶5．患者ケアに使用した器材・器具・機器の取り扱い

　患者ケアに使用した器材・器具・機器の取り扱い時は，付着した湿性生体物質によって汚染しないよう運搬し，安全に洗浄を行うことが重要です．その際，手袋とエプロンは必ず着用し，必要に応じてマスクやゴーグルを着用します．再利用する器具，器材では効果的に滅菌，消毒するため，確実な洗浄によって有機物を除去することが必要となります．また再利用する器具，器材の特徴と使用用途に応じて Spaulding の分類に従い，処理を行います（→第3章「F．物品の管理」参照）．

▶6．周辺環境整備およびリネンの取り扱い

　患者周辺環境の整備では，病原体による汚染の影響からほこりや汚染物質が環境表面に残らないよ

B. スタンダードプリコーションの考え方

表1 呼吸器分泌物を封じ込めるための方法例

呼吸器分泌物を封じ込めるための方法例
・咳やくしゃみをするときにはティッシュペーパーまたはマスクで口と鼻を覆う
・咳やくしゃみの際，ティッシュペーパーまたはマスクが間に合わない場合は腕で口を覆い飛沫の拡散を防ぐ
・使用したティッシュペーパーは迅速に廃棄する
・呼吸器分泌物に触れた後には手指衛生を行う

う清掃することが重要であり，患者の至近距離にある表面(床頭台，ベッドレール，オーバーテーブルなど)や高濃度に接触する表面(ドアノブ，手すり，病室トイレの中や周囲など)では入念な洗浄，消毒が必要です．また，寝具・タオル・寝衣など汚染されたリネン類は，病原体によって汚染されている可能性が高く，できるだけ病原体が拡散しない方法で安全に扱うことが重要です．

▶7. 安全な注射手技

注射処置は，生体組織や血管内に薬液が直接注入される侵襲の高い医療処置です．そのため薬剤調整や投与の過程で起こる汚染は，重大な医療関連感染を引き起こす可能性があります．近年に至るまで，外来医療施設における注射処置によって肝炎ウイルス伝播の事例やインスリン針の使い回し，輸液の汚染による感染事例が報告されています．これらは，医療スタッフによって複数回使用のバイアルへ針やシリンジの使い回しが行われたことや注射実施の際に複数の患者に同一の針やシリンジを用いたこと，使用後の物品を扱うエリアと薬剤を準備するエリアが同一であったことに起因します．そのため安全な注射手技を用いることは，感染対策上必須であるとの認識が重要です．さらに，基本的な感染対策として薬剤調整や輸液投与の際の手指衛生や手袋の装着などの個人防護具の適切な使用も考慮しなければなりません．

▶8. 特別な腰椎穿刺手技での感染予防対策

脊髄処置(腰椎穿刺，脊椎麻酔，硬膜外麻酔，髄腔内化学療法など)に引き続く細菌性骨髄炎に関する報告では，術者の口腔咽頭の細菌叢を原因とする飛沫感染によって感染症が発生した可能性を指摘しています．これらの脊髄処置は，医療現場において比較的実施されることが多い侵襲的な処置であり，処置時にはサージカルマスクの着用が必要です．

▶9. 針刺し，切創，皮膚・粘膜曝露予防など労働者の安全

血液や体液などの湿性生体物質が付着した器具・器材の取り扱いには細心の注意が必要です．特に注射針による針刺しの多くは，リキャップ時や使用後の物品を放置していたことに起因しています．各施設でリキャップの禁止や携帯型の鋭利器材廃棄容器を使用するといった安全対策を講じ，遵守することが重要です．

文献

1) Centers for Disease Control and Prevention(CDC)：2007 Guideline for Isolation Precautions：Preventing Transmission of Infectious Agents in Healthcare Settings. http://www.cdc.gov/hicpac/pdf/isolation/isolation2007.pdf(閲覧：2018年9月25日)
・国公立大学附属病院感染対策協議会(編)：隔離予防策．標準予防策．病院感染対策ガイドライン 改訂第2版．2015
・World Health Organization(WHO)：WHO Guidelines on Hand Hygiene in Health Care. http://whqlibdoc.who.int/publications/2009/9789241597906_eng.pdf(閲覧：2018年9月25日)

(田口剛士)

C. 感染経路別予防策の考え方

> **POINT**
> - ☑「感染症がある患者」または「感染症の疑いがある患者」に対し，標準予防策に追加して感染経路別予防策を行う．
> - ☑ 伝染性病原体の感染経路を知り，それに応じた予防策を行う．
> - ☑ 主な感染経路は，「接触感染」「飛沫感染」「空気感染」がある．

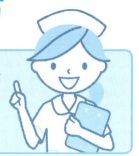

感染経路別予防策の意義

感染経路別予防策は，伝染性病原体の伝播する経路（感染経路）を遮断するために標準予防策（スタンダードプリコーション）に加えて実施する感染対策です（図1）．

病原体による感染症が判明したまたは疑いがある場合，その病原体の感染経路を遮断し，伝播防止に努める必要があります．伝染性病原体の主な感染経路には「接触感染」「飛沫感染」「空気感染」があります（図2）．それぞれの病原体の特性を理解し，感染症状や病態に応じた対策を，必要な期間に徹底して行うことが重要です（表1）．

接触感染と予防策

接触感染は，患者との「直接接触」あるいは患者に使用した物品や患者周辺の環境表面との「間接接触」によって成立します．接触予防策はこのような経路によって伝播する病原体に対して適応されます．

▶1. 病室管理

接触予防策が必要な患者との接触を制限するためには，個室管理を行うことが効果的です．しかし，医療施設ごとの建築上の問題（個室の数など）や医療スタッフの人員配置状況などの理由から，接触予防策が必要な患者すべてを個室管理することは困難なため，同じ病原体による感染症や保菌状態にある患者を同じ病室の区域内へ集め管理すること（コホーティング）も考慮しなければなりません．しかし同じ病原体であったとしても患者の病態や病原体の感染力・排菌量・排菌部位を被覆できるかどうか，また同室者の病態・免疫力・医療デバイスの有無などさまざまな要因によって伝播リスクに

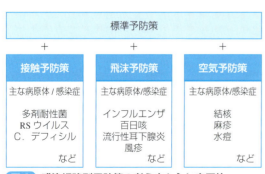

図1 感染経路別予防策の考え方と主な病原体

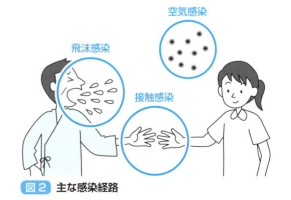

図2 主な感染経路

は違いがあります．それぞれの医療施設内での取り決めやマニュアルに従い，優先度を理解し対応することが重要です．

▶2. 患者の処置およびケア

接触予防策が必要な患者に使用した医療器具には病原体が付着している可能性が高く，こうした医療器具を介して感染拡大することを認識しなければなりません．病原体の伝播を防ぐためにこれらの医療器具は原則として患者専用とし，他患者に用いる場合には使用後に病原体に有効な消毒薬で十分

表1　隔離予防策の概略

	標準予防策	接触予防策	飛沫予防策	空気予防策
感染媒体と特徴	・血液，体液，分泌物，排泄物，粘膜，創のある皮膚	・直接接触による伝播，または器具や環境を介しての間接接触による伝播	・5 μm を超える飛沫粒子 ・飛散する範囲は約 2 m 以内	・5 μm 以下の飛沫核粒子 ・空気の流れにより拡散
主な病原微生物	・感染症の有無にかかわらず，すべての患者に適応	・多剤耐性菌 ・腸管出血性大腸菌 ・C. ディフィシル　　など	・インフルエンザウイルス ・ムンプスウイルス ・風疹ウイルス　　など	・結核菌 ・麻疹ウイルス ・水痘 / 帯状疱疹ウイルス
手袋	・血液，体液，分泌物，排泄物，粘膜，創のある皮膚への接触時 ・使用後は速やかに外して，手指衛生を行う	・患者，汚染表面，環境への接触時に着用 ・使用後は速やかに外して，手指衛生を行う	―	―
エプロン / ガウン	・血液，体液，分泌物，排泄物によって衣服が汚染する可能性がある場合 ・使用後は速やかに外して，手指衛生を行う	・患者，汚染表面，環境への接触する可能性のある場合に着用 ・入室時に装着し，退室時に外す	―	―
マスク / ゴーグル	・血液，体液が飛散し，眼・鼻・口を汚染する可能性のある場合	―	・サージカルマスクの着用 ・特に患者の 2 m 以内に立ち入る際に必要	・入室前に N95 マスクの着用，退室後外す
器具	・汚染した器具が衣服や粘膜，環境を汚染しないように注意する ・リユースする器具は清潔であることを確認する	・できる限り専用化する ・専用化できない器具は，使用後適切に消毒する	―	―
リネン	・汚染したリネンが衣服や粘膜，環境を汚染しないように扱う	―	―	―
患者配置	―	・個室管理または集団隔離 ・集団隔離の場合ベッドは 2 m 以上離す，またはパーティションで間を仕切る	・個室管理 ・集団隔離の場合ベッドは 2 m 以上離す，またはパーティションで間を仕切る	・個室管理 〈病室の条件〉 ①周囲に対して陰圧 ②6〜12 回 / 時以上の換気 ③建物外への直接排気，または高性能濾過（HEPA）フィルターを使用した空気循環
患者移送	―	・必要最低限にする	・必要最低限にする ・外出時はサージカルマスクを着用する	・制限する ・外出時はサージカルマスクを着用する

に清拭・消毒する必要があります. また病原体が尿や便から検出されている場合はトイレも原則として患者専用とします.

患者が病室外へ出る際には排菌部位を被覆すること, 移動や検査時など必要な場合に限定することが重要ですが, 病室外へ出る際や戻った際には手指衛生を十分に行うこと, 病室内以外の場所での不必要な接触は控えることなど, 患者自身へ指導することも重要です.

▶3. 医療従事者の対応

接触予防策が必要な患者に対し, 患者との直接接触や患者周辺の汚染された環境との間接接触を防止するため, 接触する可能性がある場合には手袋やエプロンまたはガウンの着用が必要です. また使用後の個人防護具は, 汚染物として感染性廃棄物として処理しなければなりません. 排出門戸の被覆に使用したもの(ガーゼなど)も感染性廃棄物と考えます. タオルやリネン類も汚染されていると考え, 飛散しないように工夫してから運搬しそれぞれの医療施設内での取り決めやマニュアルに従い消毒・洗濯を行います. ただし食器や残飯, 紙くずなどの一般ごみなどは感染性が低いため一般的な処理で問題ありません.

✚ 飛沫感染と予防策

飛沫感染は, 咳・くしゃみ・会話などに伴い発生する飛沫が経気道的に粘膜に付着し, 飛沫に含まれる病原体により感染します. 飛沫の直径は 5 μm より大きく, 飛散する範囲は約 2 m 以内であるため, この範囲に立ち入る場合は飛沫予防策を行う必要があります.

▶1. 病室管理

飛沫予防策が必要な患者の感染経路を遮断するためには個室管理を行うことが効果的であり, 個室管理できない場合はコホーティングや経路遮断への対策を考慮しなければなりません. また, 飛沫に含まれる病原体を遮断するため, サージカルマスクの着用が重要です. しかし飛沫による拡散範囲は限定的なため, 病室内での特殊な空調や換気システムは必要としません.

▶2. 患者の処置およびケア

患者が病室外へ出る際には口や鼻を覆い飛沫による伝播を防止することが重要です. またサージカルマスクの着用は移動や検査時など必要な場合に限定し, 病室外へ出る前に着用して, 戻ってから外すことが必要です.

▶3. 医療従事者の対応

飛沫に含まれる病原体の拡散範囲は 2 m 以内であり, この範囲に立ち入る場合は必ずサージカルマスクを正しく着用し, 経気道的な粘膜への曝露を遮断します. また気管内吸引や呼吸機能検査, 気管支鏡検査, 全身麻酔手術時など, 飛沫を発生させ得る検査・処置を行う際にもサージカルマスクの着用が必要です(図 3).

✚ 空気感染と予防策

空気感染とは, 微生物を含む直径 5 μm 以下の飛沫核が長時間・長距離間空中を浮遊, これを吸入することにより伝播します. 飛沫核は微小であり空気の流れによって広範に拡散するため, その影響する区域へ立ち入る前に対策をとることが重要です.

▶1. 病室管理

空気予防策が必要な患者の感染経路を遮断するためには, 特別な換気基準を満たした個室管理を行

C. 感染経路別予防策の考え方

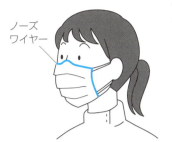

・鼻から顎まで覆えるように装着する．
・顔にフィットするマスクの選択も重要．

残念なマスク装着例

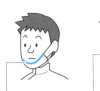

図3 サージカルマスク装着の注意点
〔峯麻紀子：まずは勉強会を開催しよう！ 啓発方法．INFECTION CONTROL 2016；25：41 を参考に作成〕

うことが必要です．病室は周囲に対して陰圧を保つことが可能かつ定められた換気回数や排気方法を満たした病室が推奨されます．

▶2. 患者の処置およびケア

患者が病室外へ出ることは感染の拡大防止の観点から制限を行う必要があります．やむを得ず室外へ出る場合，患者にはサージカルマスクを着用させ，医療者はN95マスクを着用し周囲への伝播防止に努める必要があります．肺結核などの呼吸器症状のある患者にN95マスクを装着すると，呼吸状態など悪化するリスクがあるため着用させないようにしましょう．

▶3. 医療従事者の対応

表2 予防策に必要なマスクと特性

マスクの種類	細菌遮断性	適応
サージカルマスク	3 μmの粒子を95％以上除去	インフルエンザ，風疹など（飛沫予防策）
N95マスク	0.1〜0.3 μmの微粒子を95％以上除去	結核・麻疹・水痘など（空気予防策）

N95マスクとは0.1〜0.3 μmの微粒子を95％以上除去できる性能をもつマスクのことで，肺結核（疑いを含む）の患者病室へ入室する場合，病原体が影響を及ぼす範囲に入る前（入室前）にN95マスクを装着することで伝播を防止します（→第5章「H. 結核」図1参照）．また退室する際も，病室を出てからマスクを外すことが重要です（表2）．

麻疹や水痘といった病原体への職業感染防止対策として，ワクチン接種によって免疫を獲得しておくことが重要です．麻疹・水痘（疑いを含む）の患者には，免疫を有する医療者が優先して対応しますが，その際に装着するマスクはサージカルマスクを選択します．しかし免疫をもたない医療者が対応する場合にはN95マスクを選択し，空気予防策を行う必要があります．

文献

・Centers for Disease Control and Prevention（CDC）：2007 Guideline for isolation precautions：Preventing transmission of infectious agents in healthcare settings. http://www.cdc.gov/hicpac/pdf/isolation/isolation2007.pdf（閲覧：2018年9月25日）
・国公立大学附属病院感染対策協議会（編）：隔離予防策．標準予防策．病院感染対策ガイドライン 改訂第2版．2015
・洪 愛子（編）：ベストプラクティスNEW 感染管理ナーシング．学研メディカル秀潤社，2006

（田口剛士）

D. 洗浄・消毒・滅菌

POINT
- ☑ 医療器材の再生処理方法は，感染症の種別ではなく，使用目的と使用部位により決定する．
- ☑ 洗浄は医療器材の再生処理過程において最も重要である．
- ☑ 消毒薬は種類により微生物への消毒効果が異なるため，適切に選択・使用することが重要である．

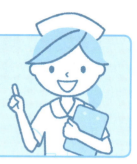

洗浄・消毒・滅菌の考え方

　医療の現場で使用される器材には，再使用可能器材と単回使用器材があります．単回使用器材は「ディスポーザブル器材」といわれ，注射器，注射針，カテーテル類などのように使用後には廃棄する器材です．再使用可能器材は，鑷子や剪刀などの鋼製小物類，尿器，血圧計など，使用後に適切な再生処理を行うことで，別の患者に使用することが可能な器材です．再生処理方法は，どのような感染症の患者に使用したかではなく，その器材の使用目的と使用部位によって決定されます（図1）．

洗浄

　洗浄（cleaning）とは，対象からあらゆる異物（汚染・有機物）を取り除くことで，医療器材を再生処理する過程で最も重要とされています．洗浄が不十分で器具表面に汚れ（無機物・有機物）が残っていると，消毒や滅菌の効果を妨げてしまいます．

　汚染物が乾燥したり固まったりすると除去がむずかしくなるので，使用後の器具はできるだけ速やかに洗浄を行う必要があります．

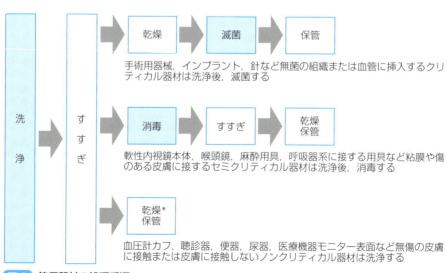

図1　使用器材の処理手順
　＊：消毒する場合は低水準消毒．

D. 洗浄・消毒・滅菌

▶1. 洗浄方法

　医療器材の洗浄方法には，用手洗浄，浸漬洗浄，機械洗浄があり，対象となる医療器材の形状や量，汚染状況に応じて使い分けることが重要です（表1）.

　器材の洗浄時は，曝露予防のために予測される汚染のリスクに応じた個人防護具の装着が必要です.

- 汚染リスクが高いとき：手袋，ガウン，マスク，ゴーグル，キャップ，シューカバー.
- 汚染リスクが低いとき：手袋，エプロン，マスク，ゴーグル.

▶2. 洗浄剤

　洗浄に用いる薬剤は主に，酸性洗浄剤，中性酵素系洗浄剤，弱アルカリ性酵素系洗浄剤，アルカリ性洗浄剤に大別されます. それぞれの特徴や用途を理解し適切に使用する必要があります（表2）.

✚ 消毒

　消毒（disinfection）は，生存するや微生物の数を感染が成立しない水準にまで減らすために用いられる処理法で，必ずしも微生物をすべて殺滅したり除去したりするものではありません.

▶1. 消毒の種類と方法

　消毒の方法には，消毒薬を用いる化学的消毒法と，湿熱や紫外線などを用いる物理的消毒法があります. 消毒薬に比べ効果が確実で残留性もないことから，耐熱性のある器材に対しては，ウォッシャーディスインフェクタなどの機械を使用した熱消毒を第一選択とします.

▶2. 消毒薬（→ NOTE）

　非耐熱性器材を消毒する際は，消毒薬を用います. 消毒薬の種類によって各微生物への消毒効果が異なりますので，適切に選択・使用することが重要です.

第2章 スタンダードプリコーション

表1 洗浄方法と特徴

洗浄方法		適応	特徴
用手洗浄	ブラッシングすることにより物理的に汚れを落とす方法	・器材の量が少ない場合 ・微細な器材 ・内腔のある器具	・作業者の汚染曝露の危険性があるため，適切な個人防護具の装着が必要 ・周囲環境への汚染拡大の危険性 ・作業者の技術により，洗浄効果の差が出やすい
浸漬洗浄	洗浄液に漬けこむことにより汚れを除去する方法		
機械洗浄	ウォッシャーディスインフェクタ 　洗浄水のシャワーリング効果で汚れを落とす方法	・大量の器材	・作業者による差がなく，一定の洗浄効果が得られる ・熱水処理工程で消毒機能をもつ
	超音波洗浄 　超音波で発生させた泡により汚れを強制的に剥ぎ取る方法	・壊れやすい微細な器具	・他の器械や人の手では落とせない細かい汚染の除去ができる

表2 洗浄剤の種類と特徴

洗浄剤の種類	主な特徴
酸性洗浄剤	・湯垢やサビの除去に適し，医療分野では医療材料部門などにおいて，器材に発生したサビの除去などに用いられる ・金属腐食性がある ・皮膚刺激性が強い
中性酵素系洗浄剤	・有機物を酵素の力で分解する ・水溶液の温度 40 〜 50℃ で効果が最大となる ・適切な濃度に希釈されることで活性化する ・器材や人体・環境への影響が少ない
弱アルカリ性酵素系洗浄剤	・酵素洗浄剤を pH8 〜 11 にすることで蛋白の分解と溶解の併用効果がある
アルカリ性洗浄剤	・器材に付着した蛋白や脂質汚れの洗浄に適す ・アルミニウムや銅，真鍮などを劣化させることがある ・皮膚刺激性が強い

表3 消毒薬の分類

区分	特徴	主な消毒薬
高水準	大量の芽胞の場合を除いて，短時間の接触でもすべての微生物を殺滅できる．人体への毒性が強く，環境や人体には使用できない	グルタラール，フタラール，過酢酸
中水準	結核菌を含む細菌，ほとんどのウイルスや真菌を不活性化もしくは殺滅できる	次亜塩素酸ナトリウム，アルコール，ポビドンヨード
低水準	芽胞や結核菌を除くほとんどの細菌や真菌と一部のウイルスに有効である	第4級アンモニウム塩，クロルヘキシジングルコン酸塩，両性界面活性剤

〔小林寬伊（編）：新版増補版 消毒と滅菌のガイドライン．へるす出版，2015，18-19 より作成〕

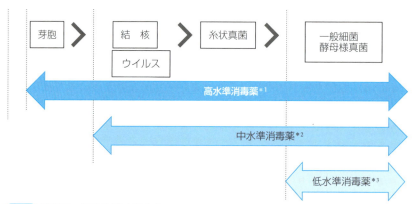

図2 消毒薬の種類と適応微生物

＊1：フタラールの殺芽胞効果は弱い．＊2：次亜塩素酸ナトリウムは高濃度で殺芽胞性を有する．＊3：両性界面活性剤は結核菌にも有効である．
〔小林寬伊（編）：新版増補版 消毒と滅菌のガイドライン．へるす出版，2015，121-134 より作成〕

消毒薬は，処理可能な微生物の種類によって大きく3つに分類されます（表3，図2）．

▶3．消毒方法の実際

消毒の主な方法には，浸漬法，清拭法，散布法，灌流法があり，器材の形状や大きさ，消毒効果などを考慮して選択します．臨床の現場では，浸漬法および清拭法による消毒が行われることが多くなっています（表4，図3）．

▶4．消毒効果に影響を及ぼす因子と対策

消毒効果に影響を及ぼす因子には，使用濃度と温度および接触時間があります．消毒の目的に応じた消毒薬を選択し，正しい濃度，適切な温度（20～25℃程度）下で十分な接触時間を確保することが必要です．

●消毒液の希釈法：必要な原液の量(mL) = 作りたい消毒液の量(mL) × 希釈後の濃度(%) ÷ 原液の濃度(%)．

計量カップなどで正確に量を量ります．作りたい消毒液の量(mL)から必要な原液の量(mL)を引いたものが希釈水の量です．

✚ 滅菌

滅菌（sterilization）とは，物質から微生物を殺滅し，無菌状態（生育可能な微生物が存在しない状態）とすることです．医療現場で求められる滅菌後微生物汚染の水準は 10^{-6} です．

表4 臨床現場で行われる主な消毒方法

	方法	注意点
浸漬法	消毒薬に器具・器材を完全に浸漬し，薬液と接触させる	完全に浸漬していなかったり，器材の内部に空気が残っていたりすると消毒が不完全になる
清拭法	ガーゼ，布などに消毒薬をしみ込ませて，環境などの表面を拭き取る	消毒薬が十分しみ込んでいなかった場合，消毒が不完全になる

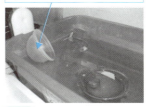

図3 不適切な浸漬
（カラー口絵参照）

表5 医療施設での主な滅菌方法

滅菌法	原理	特徴，使用上の注意
高圧蒸気滅菌（オートクレーブ）	微生物を構成する蛋白質を熱によって変性させて殺滅	・滅菌条件（高温，高湿）に耐えられれば安全で確実な滅菌法 ・滅菌物を詰め込みすぎたりなどで空気が残留すると滅菌が阻害される
酸化エチレンガス滅菌（EOG）	微生物の生体そのものである蛋白質に化学作用を及ぼすことによって滅菌	・高い浸透性と比較的低温で滅菌が可能 ・残留毒性があるためエアレーションが必要である ・特定化学物質のため法的対応必要
過酸化水素低温プラズマ滅菌	極低圧状態の過酸化水素に高周波を放射して生じた高エネルギーを有するプラズマが微生物を損傷・死滅	・低温で滅菌が可能 ・滅菌後ただちに使用可能（エアレーション不要） ・布，紙，セルロース製品，液体，粉末は不可

物理的インジケータ
滅菌器の付属計器類の記録（温度や圧力など）

化学的インジケータ
・滅菌工程通過確認用

インジケータテープ

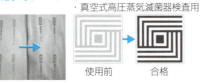

滅菌バッグに印刷してあるインク

・真空式高圧蒸気滅菌器検査用

使用前　合格

ボウィ・ディックテスト

生物学的インジケータ
芽胞菌を指標とする

図4 滅菌のインジケータ

なお，10^{-6}とは1,000,000個の同一の鉗子を滅菌したとき，そのうちの1個が汚染されているという水準であり，ほぼ0に等しいことを意味します．

▶1. 滅菌方法

医療現場で実施される主な滅菌方法を，表5に示します．滅菌を行う器材の特徴や材質などを考慮して，滅菌法を使い分ける必要があります．

▶2. 滅菌物の有効期限

滅菌物の有効期限の考え方には，時間依存型無菌性維持とイベント依存型無菌性維持があります．施設の状況に応じた運用方法を選択します．

- 時間依存型無菌性維持(time related sterility maintenance：TRSM)：滅菌物の無菌性は時間がたてば損なわれるという考え方で，包装材料や包装形態に応じて有効期限を設定し，管理する方法．
- イベント依存型無菌性維持(event related sterility maintenance：ERSM)：既滅菌物を汚染する可能性がある事象が存在すれば，時間に関係なく無菌性は破綻するという考えで，すべての事象（イベント：包装材料，包装形態，滅菌方法，保管条件，方法，取り扱い方法等）を管理することで有効期

限を設定せずに管理する方法.

▶3. 滅菌インジケータ

適切に滅菌されていることを確認するために，物理的インジケータ・化学的インジケータ・生物学的インジケータを使用します（図4）.

文献

・小林寛伊（編）：新版増補版　消毒と滅菌のガイドライン. へるす出版，2015
・満田年宏（訳著）：医療施設における消毒と滅菌のためのCDCガイドライン　2008. ヴァンメディカル，2009
・厚生労働科学研究費補助金・難治性疾患克服研究事業プリオン病及び遅発性ウイルス感染症に関する調査研究班：プリオン病感染予防ガイドライン（2008年版）.

（小坂まり子）

NOTE

● 次亜塩素酸ナトリウム

次亜塩素酸ナトリウムは中水準消毒薬に分類され，医療機器や環境などの非生体に使用されます. 残留性がほとんどない（蛋白質と反応して食塩になる）という点で安全で，食や呼吸器関連の器材やリネン類の消毒に用いられます. また，0.1％（1,000 ppm）以上の高濃度であれば結核菌や芽胞菌の殺滅効果もあります. ただし紫外線や高温により分解が促進されるため，直射日光を避けて冷暗所での保管が必要です. また有機物存在下では殺菌効果が著しく低下するため，医療器材などの汚れの除去をした後に使用することが必要です.

＜対象別の使用濃度＞
経管栄養関連器材，哺乳瓶：0.01～0.0125％（100～125 ppm）
ウイルス汚染リネン・器材：0.05～0.1％（500～1,000 ppm）
ウイルス汚染血液：0.5～1％（5,000～10,000 ppm）

〔小林寛伊（編）：新版増補版 消毒と滅菌のガイドライン. へるす出版，2015，137より作成〕

＜使用上の注意点＞
・塩素ガスが発生するため，蓋付き浸漬容器を用いる
・換気の良いところで使用する
・容器は遮光とする
・原液もできるだけ冷暗所で保管する

● 通常の消毒・滅菌に低抗性を持つ感染性病原体

プリオン病は感染因子プリオンによる感染性で致死的な神経変性疾患の一群で，人獣共通感染症です. 異常プリオンはオートクレーブでも完全な不活化はできないため，プリオン病患者に使用する医療器材はできるかぎり単回使用製品を用います. 手術や内視鏡検査など，特に高価な医療器具を用いる場合にはその適応をよく検討のうえ実施する必要があります（表）.

プリオンは，一般的な診療や非侵襲的検査，日常的な接触での感染の危険性はないため，標準予防策を遵守します.

表 ハイリスク手技に用いられた手術器具等に推奨される処理方法

①適切な洗浄＋ドデシル硫酸ナトリウム（3%SDS）溶液で100℃ 3～5分間煮沸処理後，機器に応じて日常的な滅菌
②アルカリ洗浄剤を用いたウォッシャーディスインフェクタ（90～93℃）洗浄＋プリバキューム式によるオートクレーブ（134℃）8～10分
　ウォッシャーディスインフェクタを用いることができない場合には，適切な洗浄剤による十分な洗浄＋プリバキューム式によるオートクレーブ（134℃）18分もあり得る.
③軟性内視鏡については，適切な洗浄剤による十分な洗浄＋過酸化水素低温ガスプラズマ滅菌

〔厚生労働科学研究費補助金・難治性疾患克服研究事業プリオン病及び遅発性ウイルス感染症に関する調査研究班：プリオン病感染予防ガイドライン（2008年版）より作成〕

A. 手指衛生

POINT
- ☑ 適切なタイミングで実施する.
- ☑ 場面に合わせた適切な方法を選択し手順を守って実施する.
- ☑ 手指衛生遵守のためにハンドケアを怠らない.

手指衛生の基本

▶1. 手指衛生とは

　手指衛生は最も有効で重要な医療関連感染予防策です．手指衛生には流水と石鹸または抗菌石鹸による手洗い(スクラブ法)と，速乾性の擦式アルコール製剤による手指消毒(ラビング法)があります．手に目に見える汚れがない場合は擦式アルコール製剤による手指消毒のほうが流水と石鹸または抗菌石鹸による手洗いより微生物殺菌活性に優れ(図1)，どこでも簡単に使用でき，含有される保湿剤により皮膚の乾燥を防ぎます．

▶2. 手指衛生のタイミング

　世界保健機関(World Health Organization：WHO)は「医療における手指衛生のWHOガイドライン」の中で"手指衛生のための5つのタイミング(My five moments for hand hygiene)"(図2)[1]を推奨しています．

　手指衛生は手指を介して病原体を患者に伝播したり環境を汚染することを防ぎ，医療者自身を病原体から守るために行います．適切なタイミングと方法で手指衛生を実施することが大切です．そのためには擦式アルコール製剤が第一選択となります．しかし，目に見える汚れがある場合や芽胞を形成する細菌(クロストリジウム・ディフィシルやバシラス属など)やエンベロープをもたないウイルス(ノロウイルスなど)に接触した恐れのあるときは流水と石鹸による手洗いが必要となります．物理的に汚れを取り除くために丁寧に手洗いをすることが大切であり，その手順を遵守する必要があります．

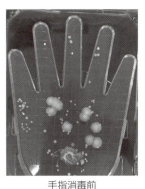

手指消毒前　　　　　　　　　　手指消毒後

図1 擦式アルコール製剤による消毒効果

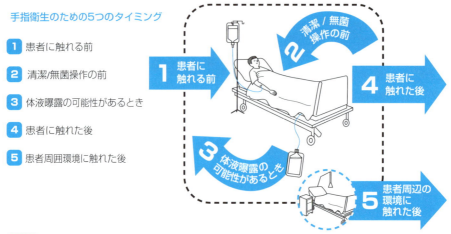

図2 WHO 手指衛生のための5つのタイミング
〔World Health Organization（WHO）：WHO Guidelines on Hand Hygiene in Health Care. 2009, http://whqlibdoc.who.int/publications/2009/9789241597906_eng.pdf より改変〕

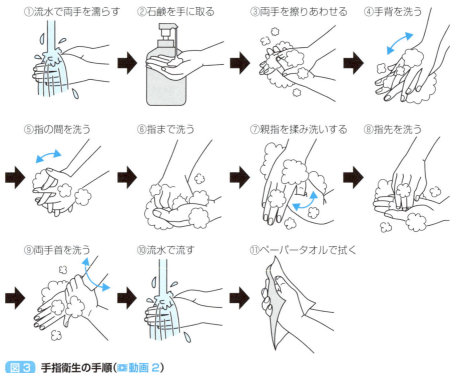

図3 手指衛生の手順（動画2）

手指衛生の方法

1. 流水と石鹸または抗菌石鹸による手洗い（スクラブ法）（図3，動画2）

　スクラブ法ではまず指輪や時計を外し，両手を濡らしたうえで石鹸を手に取り，両手を擦りあわせてしっかり泡立てます．手背をもう一方の手掌で洗い，指を組んで両手の指の間を揉み洗いします．

A. 手指衛生

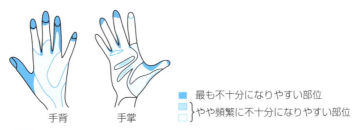

■ 最も不十分になりやすい部位
} やや頻繁に不十分になりやすい部位

図4 洗い残しやすい部位
〔Taylor LJ：An evaluation of handwashing techniques-1. Nursing Times 1978；74：54
より一部改変〕

親指を揉み洗いし，指先は手掌でしっかり擦ります．両手首まで丁寧に洗い，流水でよくすすぎます．ペーパータオルで水気を十分拭き取り乾燥させます．この時ペーパータオルで擦ったり水分が残っていると手荒れの原因になるので，しっかり押さえて拭くようにします．また手荒れ防止のため手洗い後はハンドローションなどでケアをしておきましょう．

▶2. 擦式アルコール製剤による手指消毒（ラビング法）（▶動画3）

擦式アルコール製剤を手に取りはじめに両手の指先によく擦り込みます．手掌，手背にも擦り込みます．指を組んで両手の指の間を擦ります．親指をもう一方の手で包み，ねじるように擦ります．最後に両手首まで擦り込みます．15秒以内に乾燥してしまうようでは使用量が足りず，十分な消毒効果が得られません．自分の手の大きさにあった適正量を使用するようにしましょう．

スクラブ法でもラビング法でも親指や指の間，指先など洗い残しや消毒忘れが起こりやすい部分があることを意識して丁寧に手指衛生を実施しましょう（図4）[2]．

⚠ DON'T!!

患者に直接接する医療従事者は付け爪をするべきではない．付け爪をした爪はしていない爪よりグラム陰性桿菌の汚染を受けやすい．また手入れされず，はがれかけたマニキュアも多数の病原菌で汚染されるため，日常業務中はマニキュアも避けたほうが良い．
指輪の下の皮膚は病原菌で汚染されやすく，医療に従事している間は指輪を外すことが望ましい．

文献

1) World Health Organization（WHO）：WHO Guidelines on Hand Hygiene in Health Care. 2009, http://whqlibdoc.who.int/publications/2009/9789241597906_eng.pdf（閲覧：2018年11月13日）
2) Taylor LJ：An evaluation of handwashing techniques-1. Nursing Times 1978；74：54-55
・Centers for Disease Control and Prevention（CDC）：Guideline for Hand Hygiene in Health-Care Settings. MMWR 51；2002, https://www.cdc.gov/mmwr/PDF/rr/rr5116.pdf（閲覧：2018年11月13日）

（平田早苗）

NOTE

1人の患者に複数のケア・処置をする場合の手指衛生のタイミング

例）検温と更衣の介助，抗菌薬の点滴（翼状針使用）をするとき

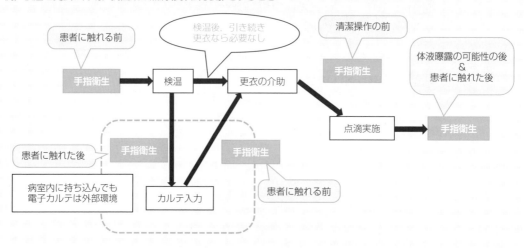

複数の患者に連続してケア・処置をする場合の手指衛生のタイミング

例）Aさん，Bさんの検温，Cさんの検温と術後の創部観察，Dさんの歯磨きの介助

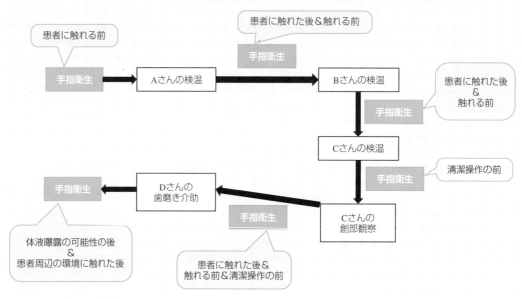

B. 個人防護具の使用方法

> **POINT**
> ☑ マスクは，鼻・口・顎を覆うようにプリーツを伸ばしノーズピースを鼻にあわせる．
> ☑ 個人防護具を装着する順番は，ガウン・エプロン→マスク→ゴーグル・フェイスシールド→手袋．
> ☑ 手袋を外した後は，流水と石鹸を用いるか擦式アルコール製剤を用いて手を洗う．

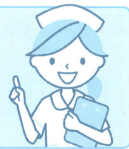

個人防護具の着脱の基本

1. 個人防護具の着け方（▶動画4）

　個人防護具を装着する順番は，ガウン・エプロン→マスク→ゴーグル・フェイスシールド→手袋です（図1）．最初に手指消毒をしてから着用しはじめましょう．

2. 個人防護具の外し方（▶動画5）

　個人防護具を外す手順は，手袋→ゴーグル・フェイスシールド→ガウン・エプロン→マスクです．その後は，手指消毒をしましょう．

ガウン・エプロンとその着脱の注意点

　標準予防策では，感染性物質によるケア実施者の皮膚やユニフォームの汚染を予防するため，ガウンを装着するよう推奨されています．実施行為により感染性物質の飛散が広範囲に及ぶ可能性がある場合には，ガウンを使用し一度使用するごとに交換します．

サージカルマスクとその着脱の注意点

　サージカルマスクは，鼻・口・顎を覆うようにプリーツを伸ばしノーズピースを鼻にあわせるようにしましょう．

　マスクは，外したりつけたりを繰り返すと，病原微生物を接触伝播することにつながるため，一度はずしたら再使用せずに交換するようにします．

ゴーグル・フェイスシールドとその着脱の注意点

　使用後にゴーグルやフェイスシールドを外すときは，汚染面に触れないようにゴムやひもをつかんで廃棄します．

手袋とその着脱の注意点

　使用後は，汚染面を内側に丸め込んで片方の手袋で握り込むように廃棄します（図2，▶動画6）．手袋を外したら，擦式アルコール製剤などで手を洗います．

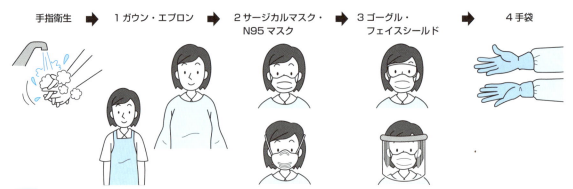

図1 装着順序

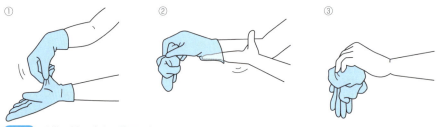

図2 手袋の外し方（▶動画6）
①手袋を手首部分からつまみ上げ，外す．その際に，前腕の肌には触れないようにはがし上げていき，手袋は表裏逆になるようにする．
②外した手袋を，手袋をしている手で小さく丸めてもつ．手袋をしていないほうの手指を手首あたりから手袋の中に入り込ませる．最初にもっている手袋を包むようにして，手袋を丸めながら外していく．
③触れないように廃棄し，手指消毒を行う．
〔Nizam Damani（原著），岩田健太郎（監），岡　秀昭（監訳）：個人用防護具．感染予防，そしてコントロールのマニュアル　—すべてのICTのために—．メディカル・サイエンス・インターナショナル，2013：149を参考に作成〕

文献
・職業感染制御研究会：個人用防護具の手引きとカタログ集，第4版．2011．http://jrgoicp.umin.ac.jp/index.html（閲覧：2018年9月27日）
・Nizam Damani（原著），岩田健太郎（監），岡　秀昭（監訳）：個人用防護具．感染予防，そしてコントロールのマニュアル　—すべてのICTのために—．メディカル・サイエンス・インターナショナル，2013：147-159

（細川京子）

C. 無菌テクニックと滅菌物の取り扱い

POINT
- ☑ 正しく滅菌されているかどうかの確認をし，清潔野は，十分な清潔野の広さを確保する．
- ☑ 滅菌手袋の着用時は，滅菌ガウンを着用してから行う．

✚ 滅菌物の取り扱いの基本

滅菌インジケーターの滅菌期限および正しく滅菌されているかどうか，滅菌状態が有効に保たれているかどうかの確認をしてから開封します．

▶1. 滅菌物の受け渡し

滅菌物の受け手がいる場合，受け手に対して滅菌物が不潔にならないように渡します．また処置などの場合には，清潔野にそのまま出すことがあります．十分な清潔野の広さを確保しましょう．滅菌器機などを開く場合は，滅菌手袋を着用し確実に保持しましょう．仮に滅菌物が不潔になってしまった場合，清潔野も含めすべて準備をし直します．

▶2. 滅菌包・滅菌袋を開ける

滅菌包・滅菌袋を清潔に開いている様子を図1に示します．

✚ 滅菌手袋の装着

- ●着用時の手順：滅菌手袋を装着するときは，擦式アルコール製剤で手指を消毒し，清潔操作で行います（図2，▶動画7）．

✚ 滅菌ガウンの装着

滅菌ガウンの装着の手順を図3に示します．

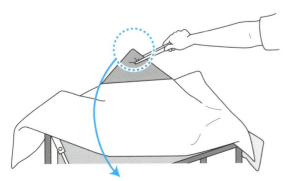

図1 滅菌包の開き方
①滅菌包を台などの上に広げる場合は，汚れや水気のない場所に置き，外側より折り返しを広げる．
②折り返しを広げていく際には，素手や上着のすそや身につけているものなどが滅菌包の内側に触れないように気をつける．
〔野崎真奈美，他（編）：看護学テキスト NiCE 成人看護学 成人看護技術，改訂第2版，南江堂，2017：143 を参考に作成〕

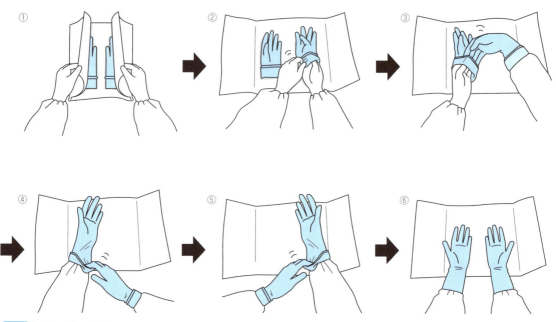

図2 滅菌手袋の装着手順（▶動画7）
①素手で包装紙の外側の折り返し部分をつかんで広げ、包装紙の内側や手袋に触れないようする．
②着用する側の手袋の折り返し部分を素手でとり、装着するほうの手を手袋に入れる．
③手袋を装着したほうの手を残っている手袋の折り返し部分内側に入れるようにして持ち、反対側の手を手袋に挿入する．
④そのまま折り返し部分を伸ばしガウン袖口まで覆うようにかぶせる．
⑤反対側の手袋の折り返し部分を伸ばしガウン袖口まで覆うようにかぶせる．
⑥両方の手袋が装着できたら、指先などのしわを伸ばすなどしっかり手になじませ装着を確認する．
〔野崎真奈美, 他（編）：看護学テキストNiCE　成人看護学　成人看護技術, 改訂第2版. 南江堂, 2017：141を参考に作成〕

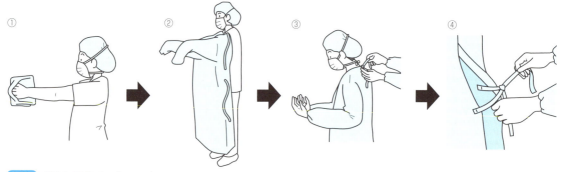

図3 ガウンテクニック
①介助者と十分な空間確保をして、ガウンの裏側を把持してガウンをもつ．
②軽く広げて袖口に腕を通す．
③介助者は襟元のマジックテープを留め、留め紐を結ぶ．
④介助者はガウンの表側に触れないように気をつけながら、腰部にあるガウンの内側の紐を結ぶ．
〔野崎真奈美, 他（編）：看護学テキストNiCE　成人看護学　成人看護技術, 改訂第2版. 南江堂, 2017：139-140を参考に作成〕

文献
・野崎真奈美, 他（編）：看護学テキストNiCE　成人看護学　成人看護技術, 改訂第2版. 南江堂, 2017

（細川京子）

D. 針刺し・切創の予防方法

> **POINT**
> ☑ スタンダードプリコーション(標準予防策)を徹底する.
> ☑ リキャップはせず,安全装置付き器材を使用する.
> ☑ 針刺し・切創が起きてしまった場合,まずは落ち着いて同僚や上司に相談・報告し,各施設のマニュアルに沿って対応していく.

✚ 針刺し・切創と感染管理

　看護師は注射針などの鋭利器材を取り扱うことが多く,針刺し・切創のリスクも高くなります.血液媒介病原体から身を護るために,すべての血液や体液などを感染性があるものとみなしてスタンダードプリコーションを遵守することが重要です(→第2章「**B.スタンダードプリコーションの考え方**」参照).また,使用する鋭利器材の取扱い方法を熟知しておくことも大切で,各施設で採用されている器材の取り扱い方法のトレーニングを受けましょう.

　そして針刺し・切創が起きてしまったら,曝露源(器材を使用した患者)の感染症の有無にかかわらず,必ず上司(教員)や感染対策の担当者などに報告しなければなりません.未知の感染症の可能性もありますし,どういう状況で針刺しなどが起きたかを分析し今後の予防策を検討するためにも必ず報告しましょう(→ NOTE).

　また,受傷者が抗体をもっていない場合に針刺し・切創によるB型肝炎ウイルス(hepatitis B virus:HBV),C型肝炎ウイルス(hepatitis C virus:HCV),ヒト免疫不全ウイルス(human immunodeficiency virus:HIV)の感染成立頻度はそれぞれ30%程度,3%程度,0.4%程度といわれています(表1).粘膜や皮膚損傷部位への曝露のときの感染成立頻度はそれぞれの病原体について針刺し・切創の10分の1以下と考えられています[1].あらかじめHB抗体を獲得していれば,曝露源がHBV患者であっても感染を防ぐことができます.血液・体液の曝露リスクが高い医療従事者はHBワクチン接種により抗体を獲得しておく必要があります.

✚ 針刺し・切創予防策とその実際

▶1. スタンダードプリコーションの遵守

　血液や体液などに曝露する恐れのある場合は,スタンダードプリコーションとして個人防護具を適切に使用することが大切です.採血など鋭利器材を使用する場合は手袋で血液曝露を防ぐだけでなく,誤って針刺しや切創などで受傷した場合でも手袋が血液を拭い取ることで感染リスクを減らすことができます.

▶2. 鋭利器材の取り扱いルール

　注射針やメスなどの鋭利な処置用器具を使用する際は,安全の確保が大切です.作業スペースの確保や患者の協力が得られにくい場合は介助者と複数名で対応することも必要になります.注射針などではリキャップをしてはいけません(図1).翼状針などの安全装置(図2)はきちんと最後まで確実に作動させましょう.ワゴンや処置用カートには携帯式耐貫通性のセーフティボックスを備え,使用

表1 曝露源病原体による針刺し・切創に伴う感染成立頻度

B型肝炎ウイルス(HBV)	10〜30%
C型肝炎ウイルス(HCV)	1.8〜5%
ヒト免疫不全ウイルス(HIV)	0.4%

〔職業感染制御研究会：感染症の基礎知識 4．血液体液曝露後の対応．http://jrgoicp.umin.ac.jp/index_infection_3.html より引用〕

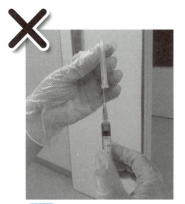

図1 リキャップ

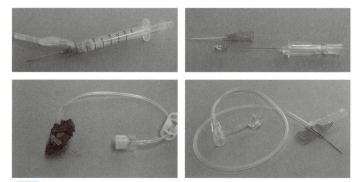

図2 安全機構が備わった鋭利器材

後の器材を取り扱った本人がすぐに破棄するようにしましょう（▶動画8-①）．

▶3. 手術室での対策

手術チームのメンバーを慌てさせるような言動は避け，チームワークを心がけます．鋭利器材・縫合針などの流れや受け渡しを考慮して，メンバーの立ち位置や器械器具，廃棄容器の配置場所を決めます．使用後のメスや縫合針などを手渡ししないですむ方法(ニュートラルゾーン)を確認しておきます．使用後の縫合針などをメンバーに手渡す場合や止むを得ず注射針などを一時保管する場合には，その旨を必ず声掛けしましょう．

万が一，針刺し・切創が発生した際は，ただちに術野から離れ，適切な曝露後対応を行います．

針刺し・切創など血液・体液曝露を受けた直後の対応

焦りによる混乱や新たな事故の発生を防ぐために，まずは落ち着いて行動することが大切です．汚染血液・体液排除のために刺傷，切傷，咬傷，擦過傷の場合は傷口を流水でよく洗い，絆創膏などで保護します．目や口に血液や体液が入る粘膜曝露の場合も生理食塩水や水道水でよく洗浄します．必ず上司や感染対策の担当者などに報告し各施設のマニュアルに沿って速やかに対応をしていきます．

▶1. HB抗原陽性患者の血液・体液の曝露を受けた場合

受傷者がHB抗体を獲得している場合は経過観察となります．HBs抗体陰性者がHB抗原陽性患者に使用した針などで受傷した場合は48時間以内に抗HBsヒト免疫グロブリンを使用し，HBワクチン接種のスケジュールを立て実施します．

▶2. HIV患者の血液・体液の曝露を受けた場合

HIVはHBVやHCVと比較してその感染力は極めて弱く，職業的曝露による感染が確定した例は世界的にも発生していません[2]．しかし，万一HIVの血液・体液曝露を受けた場合は曝露部位を洗浄後，エイズ拠点病院など専門家の支援を受け予防内服の必要性を判断します(図3)．必要と判断されれば速やかに予防内服を開始します．予防内服をした場合，早めに専門医を受診して服用継続の適

D. 針刺し・切創の予防方法

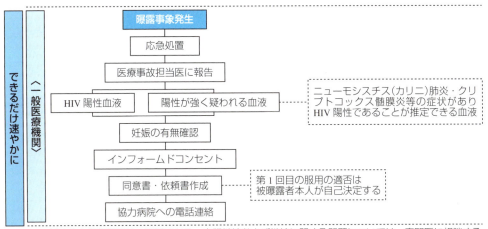

図3 HIV予防服用フローチャート（緊急対応用）
〔東京都エイズ診療協力病院運営協議会（編）：HIV感染防止のための予防服用マニュアル —曝露事象発生時緊急対応用— 一般医療機関向け（平成29年7月改定版）．http://www.fukushihoken.metro.tokyo.jp/iryo/koho/kansen.files/manual.pdf より改変〕

否について相談し，あわせて HIV 検査を実施，感染の有無について評価をします．

文献

1) 職業感染制御研究会：感染症の基礎知識　4．血液体液曝露後の対応．http://jrgoicp.umin.ac.jp/index_infection_3.html（閲覧：2018年11月14日）
2) 国立国際医療研究センターエイズ治療・研究開発センター：血液・体液曝露事故（針刺し事故）発生時の対応．http://www.acc.ncgm.go.jp/medics/infectionControl/pep.html（更新：2018年8月13日）
3) 職業感染制御研究会：エピネット日本版について．http://jrgoicp.umin.ac.jp/index_epinetjp.html（閲覧：2018年11月14日）
・東京都エイズ診療協力病院運営協議会（編）：HIV感染防止のための予防服用マニュアル —曝露事象発生時緊急対応用— 一般医療機関向け（平成29年7月改定版）．http://www.fukushihoken.metro.tokyo.jp/iryo/koho/kansen.files/manual.pdf（閲覧：2018年11月14日）
・職業感染制御研究会：針刺し予防策　針刺し予防のために．http://jrgoicp.umin.ac.jp/index_prevent.html（閲覧：2018年11月14日）
・病院等における事故防止対策ハンドブック（仮称）等制作検討会：病院等における災害防止対策 研修ハンドブック 針刺し切創防止版．地方公務員災害補償基金，2010．http://www.chikousai.jp/gyoumu/bousi/pdf/bousi32.pdf（閲覧：2018年11月14日）

（平田早苗）

NOTE

エピネット日本版

曝露事例について発生経緯や現場状況，その後の予防対策について検討するサーベイランスシステムとして，1991年米国バージニア大学の Janine Jagger 教授によって開発された EPINet™（エピネット：Exposure Prevention Information Network）があります．日本でもこのシステムを基にしたエピネット日本版が血液・体液曝露報告書式として活用されています[3]．曝露リスクや感染リスクを的確に把握し分析するために，曝露源の感染の有無にかかわらず報告することが大切です．

リキャップ禁止が原則

針刺し防止のため，使用済みの針にリキャップはしません．どうしてもリキャップを必要とする場合は，キャップを置いて，片手ですくい上げる（ワンハンドリキャップ），あるいはキャップと針先を「ヘ」の字にあわせてからリキャップする方法があります．

E. 環境整備

> **POINT**
> ☑ 環境整備は標準予防策と感染経路別予防策に沿って行う．
> ☑ 病室の環境整備は患者のプライバシーに配慮する．
> ☑ 病室の環境整備は患者の療養や日常生活を観察する機会である．
> ☑ 環境整備は感染予防，清潔，整頓，使いやすさなどに配慮して行う．

✚ 環境整備の必要性

　病院は治療を目的にした人々やその家族，病院で働く医療関係者などが滞在し行き交う施設です．病院の中にはそれらの人々によって，健康なときには身体に影響しないさまざまな細菌やウイルスなどの微生物が持ち込まれます．病原性の微生物に感染し，発症するかどうかは微生物の感染力や量，曝露した人の免疫力によっても異なります．

　病気やストレス，加齢などで免疫が弱まっている人，自己免疫力の弱い乳幼児は感染しやすく，さまざまな感染症を引き起こしやすくなります．感染源となる微生物は目に見えないために，存在を忘れてしまうことがありますが，時には脅威となります．

　環境整備は，入院患者，外来患者，来訪者，医療関係者などが感染源にならない，施設内で感染拡大をしない，感染の媒体にならないことが重要です．

✚ 環境整備

- 環境整備開始前後に手洗いをして，感染媒介を予防するために，手袋・マスク・ガウンなどの個人防護具を着用します．
- 治療や処置前の環境整備は，30分前までに終了し，治療や処置終了後も環境整備を行います．

▶1. 環境整備の基本

- 基本的な感染対策である標準予防策と感染経路別予防策に沿って行います．
- 患者に配慮して不快な思いをさせないように進めます．
- 血液・体液・排泄物などに触れる可能性が高い場合は手袋を着用します．接触した場合は，手袋を外し，手洗いをします．
- 血液・体液・排泄物などが飛散する可能性が高い場合は，サージカルマスク・ゴーグル・ガウンを着用します．
- 血液・体液・排泄物などで汚染された器具・器材は適切に洗浄，消毒，滅菌，廃棄をします．

▶2. 疾病に応じた感染対策

　環境整備には標準予防策で看護者自身の感染予防を図ります．頻回に触れるドアノブ，ベッド柵，照明のスイッチ，ナースコール，病室のトイレや洗面台の周辺などは頻繁に清掃し，必要に応じてアルコールで消毒します．

- 結核・麻疹・水痘などの空気感染の患者が使用する陰圧病室の環境整備は，N95マスク，手袋，ゴーグル，ガウンを着用します．

E. 環境整備

- インフルエンザ，マイコプラズマ肺炎，風疹など飛沫感染患者の病室の環境整備は，サージカルマスク，手袋，ゴーグル，ガウンを着用します．
- メチシリン耐性黄色ブドウ球菌（MRSA）（→**第5章「D．メチシリン耐性黄色ブドウ球菌（MRSA）感染症」**参照），バンコマイシン耐性腸球菌（VRE），多剤耐性緑膿菌（MDRP）感染症（→**第5章「E．薬剤耐性菌（VRE，CRE，MDRPなど）」**参照），ノロウイルス胃腸炎などの接触予防を講じる必要のある感染症患者の病室の環境整備は入室時からマスク，手袋，ゴーグル，ガウンを着用します．
- ノロウイルス（→**第5章「C．ウイルス性胃腸炎（ノロウイルス，ロタウイルス，アデノウイルスなど）」**参照）はドアノブ，カーテン，リネン類，日用品などからもウイルスが検出されます．消毒が必要な場合は次亜塩素酸ナトリウムを使用しますが，次亜塩素酸ナトリウムは金属腐食性がありますので消毒後の薬剤の拭き取りをします．消毒用エタノールでは消毒効果が期待できません．

▶**3．換気**

　空気の動きが清潔区域から不潔区域に流れるようにします．空中に浮遊している埃や病原菌，嫌な臭いを減らし，新鮮な空気を取り入れます．2003年の建築基準法改正で，病院にも機械を使用した強制換気設備（24時間換気システム）の導入が義務化されました．

　病院内は，清浄度クラス別に6つの区域に分けられています（→ NOTE）．

▶**4．病床の整え方（シーツ交換，感染性リネンの扱い）**

a．シーツ交換

- 患者の私的な空間であり，持ち物の配置に配慮します．
- 患者の療養状況を観察します．
- 埃を立てないように，気持ちよく療養ができるように整えます．

b．感染性リネンの扱い

- リネン類から汚染を広げないように取り扱います．
- 使用前リネン類は蓋や覆いができる清潔なワゴンで搬入します．
- 清潔リネンと汚染リネン（血液・体液・分泌物・排泄物等付着したリネン，感染経路別予防策が必要な患者使用済みリネン）は別々に運搬します．

c．リネンの洗濯

- 米国疾病管理予防センター（Centers for Disease Control and Prevention：CDC）推奨の洗濯方法：温水で洗濯する場合，洗剤を用い71℃以上，熱水で25分以上．低水温（70℃未満）で洗濯する場合，正しい濃度で最適になるような洗剤を選びます．
- 厚生労働省推奨の洗濯方法：洗濯洗剤＋80℃以上，10分以上．

d．シーツ交換のない病床の環境整備

- シーツ上の埃やゴミを粘着テープ付きローラークリーナーで，頭部方向から下肢方向に，中心部から側面に回転させ，除去します．
- シワがないように，シーツを伸ばし，整えます．

▶**5．ベッド回りや病室の清掃**

　入院患者に清潔で衛生的，安寧な入院生活環境を整えます．清掃にあたっては患者のプライバシーに配慮し，埃を立てないように行います．病室は清浄度クラスⅣの一般清潔区域に該当します．

- 病室は奥から出口に向かって清掃します．

第3章　感染予防のための基本テクニック

- 拭き取りは一方向にします．環境を清掃するときは，シングルユースのもの(粘着テープ付きローラークリーナー，ペーパータオルなど)を使います．
- 埃を立てないように湿式清掃をします．
- 病室，洗面所，トイレ，汚染された場所など，清掃場所ごとにモップを区別します．
- 汚れや埃，嘔吐物，排泄物，血液などに汚染されたカーテンは交換します．
- 汚染度の高い箇所は最後に清掃します．
- 患者や看護師が頻繁に接触する高頻度接触表面のドアノブ，ベッド柵，照明スイッチ，テレビリモコン，ナースコール，床頭台，病室の洗面台・トイレなどは1日1回以上清掃します．
- 病室での消毒薬噴霧，ホルマリン燻蒸，オゾン処理は禁忌です．
- 使用後のモップや拭布の清浄，乾燥，保管は雑菌や病原菌に汚染されないようにします．
- 清掃後も手洗いをします．

▶6. スタッフエリアの清掃

ナースステーションは清浄度クラスIVの一般清潔区域に区分されます．
- 埃を立てないように奥から出口に向かって一方向に湿式清掃します．
- 清掃場所ごとにモップや拭布を区別します．
- シンクや汚物処理などの水周りは，病原性の微生物が付着・繁殖しやすいため，頻回に清掃します．
- 清掃後は手洗いをします．

文献

・厚生労働省：医療機関における院内感染対策について．https://www.mhlw.go.jp/topics/bukyoku/isei/i-anzen/hourei/dl/141219-1.pdf(平成26年12月19日通知)
・一般社団法人日本医療機器学会：医療現場における滅菌保証のガイドライン2015．http://www.jsmi.gr.jp/wp-content/uploads/2015/07/Guideline2015ver3.pdf(2015年5月25日)
・厚生労働省：ノロウイルスに関するQ&A．https://www.mhlw.go.jp/stf/seisakunitsuite/bunya/kenkou_iryou/shokuhin/syokuchu/kanren/yobou/040204-1.html(最終改定：2018年5月31日)
・厚生労働省：医療施設等における感染対策ガイドライン．https://www.mhlw.go.jp/bunya/kenkou/kekkaku-kansenshou04/pdf/08-06-04.pdf
・国公立大学附属病院感染対策協議会：病院感染対策ガイドライン，改訂版．じほう，2012
・日本医療福祉設備協会：病院空調設備の設計・管理指針：HEAS-2-2004．2004
・厚生労働省：高齢者施設における感染対策マニュアル(平成25年3月)．https://www.mhlw.go.jp/topics/kaigo/osirase/tp0628-1/index.html
・満田年宏(監訳)：医療施設における環境感染管理のためのCDCガイドライン．2004．https://med.saraya.com/gakujutsu/guideline/pdf/kankyocdc.pdf

(波川京子)

NOTE

清浄度クラス，区域，室内気圧

清浄度クラス	区域	該当箇所	室内気圧
I	高度清潔区域	バイオクリーン手術室，バイオクリーン病室	陽圧
II	清潔区域	一般手術室	陽圧
III	準清潔区域	ICU，CCU，NICU，血管造影室，分娩室	陽圧
IV	一般清潔区域	一般病室，診察室，新生児室，救急外来，消化器内視鏡室，処置室，材料部，X線撮影室，CT室，MRI室，製剤室，ナースステーション	等圧
		人工透析室	陰圧
V	汚染管理区域	隔離診察室，空気感染症病室，RI室	陰圧
	拡散防止区域	トイレ，汚物処理室，使用済みリネン室，ゴミ処理室	陰圧

F. 物品の管理

> **POINT**
> ☑ 物品の保管場所や保管方法，保管数，利用状況，補充時期を確認しやすいように管理する．
> ☑ 保管されている物品は，誰が，どこで使用しているかを把握する．
> ☑ 清潔な物品と不潔になった物品を接触させない．
> ☑ 物品を適時使用できるように管理する．

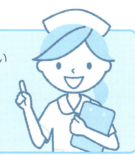

物品管理とは

　病院で使用する物品は形状，用途，使用期限，保存方法，素材，メンテナンスの有無・期間，価格など多種多様です．安全で衛生的な適時・適材の使用と適切な廃棄で，医療事故や感染を予防します．
　物品は決められた方法で整理，整頓し，必要に応じて清掃し，清浄度クラスに応じた管理をします．また，慣れると手順良く使用することができますが，基本を忘れることもあります．適切な使用方法を遵守します．

物品管理のポイント

- 物品の取り扱い前には手洗いをします．
- 入院患者の治療方針や病状，身体的特性に応じた物品の準備をします．
- 医療廃棄物，感染性廃棄物，放射性廃棄物，化学性廃棄物などは定められた廃棄方法に従って行います．
- 注射針などの針は専用の廃棄容器などに廃棄し，職業感染を予防します．

1. 物品管理の基本

- 物品は過不足なく適切に準備し，清潔区分に応じて管理します．
- 物品を介した感染を防止します．
- 汚染した物品は洗浄，消毒または滅菌を行います．
- 使用済み物品は汚染されているものとして密閉搬送し，汚染拡散を防止します．
- 汚染した物品の洗浄，消毒，滅菌の手順に従って行います[1]．
- 定期的に物品の在庫チェックを行い，台帳との差異を生じないようにします．

2. 特に清潔な物品を保管する際の注意事項

- 清潔な物品は手洗いをし，手を乾燥させて取り扱います．
- 衛生材料などの物品は，汚染を受けないように扉付きの棚に保管します．
- 扉がない棚で保管する場合は床上30 cm以上で保管をします．
- 目の高さを超え，開放された棚の上は埃が溜まりやすいため，保管には適しません．
- 使用済みの物品，汚染された物品と接触しないようにします．

3. ケア用ワゴンの管理

　ワゴンは回診用カルテ，ベッドサイドでの医療処置，清拭・更衣など物品の搬送に使用します．ワ

ゴンで運ぶ物品は清潔な物品と不潔な物品が混在します．病院内が清浄度クラスで区域が分けられているように，ワゴンは立体的にゾーニングし，2段のワゴンは上段を清潔区域と準清潔区域，下段を不潔区域に分けます．3段のワゴンは上段から清潔区域，準清潔区域，汚染区域に分けます．

a．医療処置3段ワゴンへの物品配置

①上段：静脈注射用器材，採血用器材，注射器，アルコール綿．

②中段：標準予防策用物品，血圧計，SpO₂ モニター，血糖測定器．

③下段：体液・汚物などの感染性廃棄物，使用済み器材・リネン類．

b．全身清拭2段ワゴン

①上段：タオル，着替え，ピッチャー，洗面器，石鹸．

②下段：汚水バケツ，清拭用湯運搬用蓋付きバケツ．

▶4．患者に使用した検査・治療器具の保管

a．患者に接触した検査器材

- 患者に接触した検査器材は，患者に使用した器材の取り扱い[2]に準じて行います．
- 血液，体液，分泌物，排泄物などで汚染した使用済み器材は，皮膚，衣服，他の患者環境を汚染しないよう取り扱います．
- 血液，体液，分泌物，排泄物などで汚染した器材を取り扱うときは，手袋やエプロンなど個人防護具を装着します．
- 再使用可能な器材は，他の患者ケアに安全に使用できるように，適切な洗浄，消毒，滅菌方法を選択し，確実に処理をしてから使用します（→ NOTE）．
- 使い捨ての物品は適切に廃棄します．
- 汚染された器材に接触した場合は，手指衛生をします．

b．患者に接触した治療器具の保管

- 治療器具の洗浄，消毒，滅菌は院内感染対策[2]の1つです．
- 治療器具を安全に管理し，適切な洗浄，消毒，滅菌を行います．
- 患者に接触した治療器具は，可能な限り中央部門で一括して十分な洗浄を行います．
- 中央部門で洗浄する場合は，密閉搬送し，汚染拡散を防止します．
- 洗浄，消毒，滅菌の手順は指針[3]に沿って行います．

文献

1) 厚生労働省：感染症法に基づく消毒・滅菌の手引き．https://www.mhlw.go.jp/file/06-Seisakujouhou-10900000-Kenkoukyoku/0000164701.pdf（2004年1月30日通知）

2) 厚生労働省：医療機関における院内感染対策について．https://www.mhlw.go.jp/topics/bukyoku/isei/i-anzen/hourei/dl/141219-1.pdf（2014年12月19日通知）

3) 日本臨床工学技士会医療機器管理業務検討委員会：医療機器を介した感染予防のための指針 ―感染対策の基礎知識―．2016，http://www.ja-ces.or.jp/ce/wp-content/uploads/2013/03/50e316add8be37f0e1c0a628edcd0829.pdf（閲覧：2018年8月29日）

（波川京子）

F.　物品の管理

NOTE

物品の分類

器材の分類		該当器材		清掃・処理方法
クリティカル器材	無菌組織や血管系に挿入する器材	手術用器材，血管内留置カテーテル，インプラント器材，注射針等針類，点滴器材		滅菌，高水準消毒薬に長時間接触
セミクリティカル器材	粘膜，創のある皮膚と接触する器材	人工呼吸器回路，麻酔関連器材，喉頭鏡，消化器内視鏡		高水準消毒
		体温計（口腔）		中水準消毒，低水準消毒
ノンクリティカル器材	医療機器表面	モニター面，X線機器		未使用時カバー掛け，清拭清掃
	健常な皮膚に接触し，粘膜に接触しない器材	尿便器，血圧計のマンシェット，聴診器		低水準消毒，アルコール清拭
	高頻度接触表面	ドアノブ，ベッド柵，オーバーテーブル，照明スイッチ，床頭台，ナースコール，テレビリモコン，トイレ周辺の壁		1日1回以上の定期清掃，定期消毒
	低頻度接触表面	水平面	床，窓の敷居	定期清掃，汚染時清掃，退院時清掃
		垂直面	壁，カーテン，ブラインド	汚染時清掃，汚染時洗浄

第3章　感染予防のための基本テクニック

A. 注射・点滴

POINT
- ☑ 医療行為の中でも注射・点滴は，患者・医療者への感染・切創の危険性が高い．
- ☑ 注射薬は直接体内に取り込まれるものなので，無菌的操作で薬剤を準備する．
- ☑ 実施前の手指衛生，確実な皮膚消毒，注射刺入時の清潔操作など，感染予防行動を遵守する．
- ☑ 注射針の誤刺入だけでなく誤薬，副作用など患者に及ぼす影響が大きいため与薬後の観察を怠らない．
- ☑ 患者に使用した注射針は，針刺し損傷による感染につながるためリキャップしない．

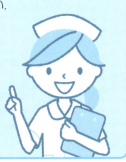

✚ 使用物品と患者側の準備

▶1. 使用物品の準備
①注射指示内容の確認：6R（right purpose：目的，right patient：患者氏名，right drug：薬剤名，right route：用法，right dose：用量，right time：実施時間）．
②準備環境の整備：薬液準備の調整台（点滴作成台）をアルコール含有クロスで清拭消毒します．
③薬液準備前に手指衛生（流水での手洗いまたは手指消毒）を行います．
④注射指示箋と薬液を照合：誤薬防止（反復確認，指差し呼称，ダブルチェック）．
⑤目的，薬液量に応じた注射器，注射針，点滴セットなど必要物品を準備します．滅菌性が失われていないか，注射器・注射針の汚染，外装の破損，使用期限を確認します．
⑥薬液とトレイを患者別に準備し，トレイはアルコール綿で拭いて乾燥させます．

▶2. バイアル薬液の注射器への吸い上げ
①薬液を取り扱う前に，手指消毒し清潔な未滅菌手袋を装着します．
②注射器，注射針の外装を開封し，無菌操作で取り出してから接続します．
③バイアルの蓋を取り，ゴム栓の刺入部分をアルコール綿で消毒します．
④針先で指を傷つけないように注意して注射針のキャップを外します．
⑤コアリング防止のため，注射針をバイアルのゴム口の中央部に垂直に刺入し（図1），薬液を吸い上げるときはバイアル瓶を逆さにします．
⑥注射器の針先を上向きにして，空気を抜いてから指示量に合わせます．
⑦針先がキャップに触れないように注意しながらリキャップします．

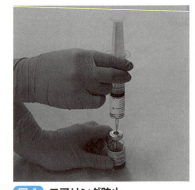

図1 コアリング防止
注射針をバイアルのゴム栓に刺すときに，ゴム片が削り取られ容器内に混入（コアリング）するため，針は斜めに刺さない．

A. 注射・点滴

●アンプルの場合(▶動画9)

①②は同上(④⑥⑦も同様).

③アンプルの頸部(カット部分)をアルコール綿で全周拭き,アンプルをカットします.

⑤アンプルのカット口と注射針が触れないように,また注射器の内筒(吸子)に指が触れないように注意しながら必要量の薬液を吸い上げます.

▶3. 点滴の準備

①閉鎖式点滴セットでない場合,点滴セットに延長チューブや三方活栓を連結するときは,接続部に触れないように素早く組み立てます.

②点滴製剤のキャップ(シール)を外し,ゴム栓部分をしっかりアルコール綿で消毒します.

③点滴セットのクレンメを閉じて,点滴製剤のゴム栓に点滴セットのボトル針を刺します.

④点滴筒(ドリップチャンバー)に薬液を1/3 ~ 1/2を満たした後,点滴セットのクレンメを開いてライン内に薬液を流し先端まで満たします.

⑤点滴ラインの接続部のゆるみや液漏れがないか確認し,クレンメを閉じます.

▶4. 患者の準備

①患者に注射(点滴)の目的・注意事項等の説明を行い,同意を得ます.

②注射部位に応じた安楽な体位にして,適切な注射部位を露出します.

③静脈注射,点滴の場合は血液汚染防止のため防水(処置用)シートを敷きます.

➕ 注射穿刺時のポイント

●静脈注射の手順

①物品を取り扱いやすい位置に配置し,手袋を装着します.

なお,手袋だけで針刺しは防げませんが,万一の受傷時の曝露血液量を少しでも減らすことに役立ちます.

②適切な注射部位を選び,注射部位から7 ~ 10 cm中枢側を駆血帯で駆血します.

麻痺側,乳がん術後の患側上肢,血液透析患者のシャント側上肢は避けます.

③注射部位の皮膚(7 × 5 cm)をアルコール綿で消毒します(→ NOTE).

④注射針刺入部位の皮膚を末梢へ伸展し,10 ~ 20°の角度で刺入します.

⑤刺入後は,神経障害(指先にかけてのしびれ,電撃痛,放散痛)がないことを確認します.

⑥内筒を引き血液の逆流を確認したら駆血帯をゆるめ,薬液をゆっくり注入します.

●皮下・筋肉注射の場合

①~③は同上.標的とする組織に到達するよう注射針の皮膚に対する角度・深さを考慮します.刺入後は神経障害がなく,血液の逆流がないことを確認してから薬液を注入します.

➕ 点滴穿刺(静脈注射以外)時のポイント(静脈留置針の場合)

●点滴スタンドに点滴ボトルを吊り下げて,固定用のテープ他も取り扱いやすい位置に用意します.

●注射部位は,下肢より静脈炎を起こしにくい上肢を選択します(関節運動に支障なく固定のしやすい前腕が第一選択,手背も可).

●注射部位に静脈留置針を刺入して,血管確保できたかどうかは静脈留置針先端への血液の逆流で確認します.駆血帯をゆるめ,内筒針を引き抜いたら内筒針はただちに針捨て容器に廃棄します.

- クレンメをゆるめ滴下を確認し，静脈留置針挿入部の腫脹や疼痛の有無を確認，観察します．
- 静脈留置針挿入部は観察しやすいように，透明の滅菌ドレッシング材で被覆します（図2）．
- 点滴チューブは，抜けないようループを作って絆創膏で固定します．

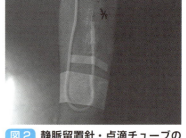

図2 静脈留置針・点滴チューブの固定法
針の差替え時期が分かるようにドレッシング材に日付を記載．

注射・点滴終了時のポイント

① 静脈注射では，抜針後，アルコール綿で止血するまで押さえます．必要時は絆創膏を貼布します．点滴の場合は，クレンメを閉じて固定用テープを剥がしてから抜針し，止血します．点滴用の静脈留置針や翼状針が安全機能付きのものであれば，確実に安全装置を作動させます．
② 使用した注射針はリキャップせず速やかに針捨て容器に廃棄します（→第4章「B．採血」参照）．
③ 患者の体位・寝衣を整え，ナースコールなどベッド周囲の環境を整えます．
④ 全身および局所に注射による異常や影響がないか観察し，注射後の注意事項を説明します．
⑤ 使用した注射器は医療用廃棄物へ，その他の物品も所定の方法で片づけます．
⑥ 実施内容，観察事項などを記録します．

点滴中の観察・管理のポイント

- 点滴ボトルの残量，滴下速度，点滴ラインの接続部のゆるみ，漏れ，屈曲，圧迫の有無など．
- 注射針刺入部の観察：静脈炎の徴候（熱感，圧痛，紅斑など），感染，出血，漏れ，発疹など．
- 患者の全身状態，薬理効果，副作用の有無．
- 点滴ボトルの交換の際，必ずアルコール綿で点滴ボトルの刺入部をゴシゴシ強く拭うように消毒します（▶動画10，11）．点滴ライン側管からの注入口も同じです．
  芽胞菌はアルコールでは死滅しないため，しっかり拭い取るように消毒します．

患者アセスメントのポイント

① 注射針刺入時に，患者さんに痛みやしびれの有無を確認し，異常があれば抜針して，末梢神経障害や血腫などへの対応をします．
② 注射・点滴後は，副作用，アレルギー反応など，全身状態あるいは局所の変化が起こる可能性があるため，薬液注入後も継続して観察します．
③ 持続点滴中は，患者さんの体位や腕の向き，動作によって滴下状態に影響（漏れ，血液の逆流，閉塞，出血など）するため，適宜訪室し，滴下状態に注意します．

文献

- 坂本史衣：血管内留置カテーテル由来血流感染予防策：基礎から学ぶ医療関連感染対策．南江堂，2008
- 黒山政一，他：注射薬の微生物汚染はこうして防ぐ！INFECTION CONTOROL 2013；22：140-144
- 吉田里香：ここがポイント！クリーンベンチのない環境での注射薬混合．INFECTION CONTOROL 2013；22：151-154

（岡田みどり）

A. 注射・点滴

皮膚消毒用のアルコール（エタノール）綿
　エタノールは，抗微生物スペクトルが広くほとんどの微生物に有効です．皮膚消毒後，アルコール成分が揮発し消毒効果をもたらすのに 15 秒程度要します．消毒直後の皮膚が湿潤している状態では消毒効果が確実とはいえないため，消毒薬が乾かないうちに刺入しません．

持続点滴の静脈留置針・点滴ラインの交換時期
　血液，血液製剤，脂肪乳剤の投与時を除いて輸液ラインは原則 7 日以内に交換し，その頻度は各施設で定めます．ただし，汚染や静脈炎など合併症が疑われたときは抜去します．

薬液準備（▶動画 12）
　病棟で薬剤を調整する（輸液等，調剤された薬品を患者に投与しやすいように混合すること）場合は，調整薬剤の回数が増えて，感染リスクを増大させないように 3 剤を超えないこと．また，調整後の薬剤は 2 時間以内に使い切るようにします．薬剤をミキシング（多剤を同一注射器，あるいは輸液ボトルに混注すること）する際は，注射針の刺入回数を最低限に抑えます．

B. 採血

POINT
- ☑ 清潔で十分な処置スペースを確保し，安全で確実な物品準備を行う．
- ☑ 採血に関する正しい知識・的確な手技や器具の取り扱いが感染予防には必要不可欠である．
- ☑ 使用後の物品の処理・廃棄を適切に行い，自分や患者や第三者を感染の危険から守る．

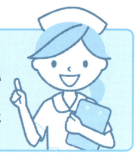

✚ 使用物品と患者の準備

▶1. 使用物品の準備
① 身支度を整えます．頭髪の乱れを正して手洗いをします．清潔な白衣の上にエプロンを着用し，足先・踵が覆われた靴を履いて血液や体液の曝露から自身を保護するとともに，細菌・ウイルスなどを媒介するのを防ぎます．
② 清潔で十分なスペースが確保できる場所で準備を行います．
③ 清潔なトレイに注射器，注射針，アルコール綿，止血用パッドを準備します．注射器での採血の場合には分注器を準備します．また手袋，駆血帯，処置用シーツ，肘枕，針捨てボックス，真空採血管，試験管立てなどを準備します(図1)．
④ 各滅菌物が有効期限内であること，外袋に汚れ・破れ・濡れなどがないことを確認します．
⑤ 手指を洗浄して手袋をはめ，注射器を包装から取り出して注射針を接続します．

▶2. 患者の準備
① 穿刺する場所を選択し，処置用シーツを下に敷きます．
② 静脈を触知し，血管の位置・弾力・走行などを確かめて穿刺部位を決めます．
③ 駆血帯を巻きます(図2)．
④ アルコール綿で穿刺部の消毒をします．まず穿刺点から皺を伸ばすように圧を加えながら拭きます(図2)．
- 穿刺部周囲がかなり汚れている場合は，先に洗浄するか清拭をします．
- 患者さんにはあらかじめアルコールアレルギーの有無を確認し，必要な場合は別種類の消毒綿を準備します．

✚ 穿刺時のポイント　(▶動画8-②)

① 注射器(採血ホルダー)のキャップを外します(図3)．
② 穿刺点の3〜5cm手前を引っぱり皮膚を伸展させ，10〜20°の角度で針を刺入します．注射器を持った手を患者さんの皮膚に当てて接触面を作り，ぶれないようにします．
③ 逆血を確認したら注射器を患者側に少し倒しさらに進めて針先を安定させます．
④ 神経に当たったような激しいしびれや痛みが無いかを患者さんに確認します．

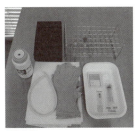

図1 使用物品

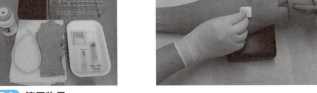

図2 駆血・消毒の方法
穿刺点から 7 ～ 10 cm 中枢側を駆血するように巻く．徐々に外側に向かって円を描くように 5 ～ 7 cm 周囲を拭く．

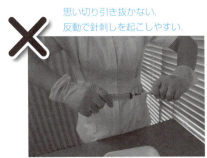

思い切り引き抜かない．
反動で針刺しを起こしやすい．

すべり落として外さない．
キャップの縁や外に針先が触れることによって針が不潔になる．

図3 キャップの外し方（カラー口絵参照）

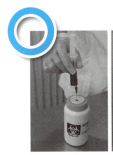
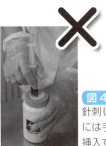

図4 使用後の針の処理
針刺し予防のため，針捨てボックスには手を添えず上からまっすぐ針を挿入する．

✚ 血液採取・検体処理・終了時のポイント （▶動画 8-②，13）

▶1．注射器の場合
①注射器を固定したまま吸子頭をゆっくり引いて必要量の血液を採取します．
②駆血帯を外します．
③止血用パッドを刺入点に軽く当てた状態で注射針を抜きます．
④針を抜くと同時に止血用パッドの上から刺入点を指で圧迫します．
⑤針先を針捨てボックスに挿入して針を注射器から外します（図4）．
⑥分注器に注射器の筒先を接続し，採血管を差し込みます．血液の流入が停止したら採血管を抜き，次の採血管を差し込みます（図5）．
⑦分注が終了したら分注器は鋭利器材用廃棄容器に，注射器は感染性医療廃棄物容器に捨てます．分注器を使用しない場合は採血管をスタンドに立て，採血管に針を刺して血液を注入します（図6）．

▶2．真空採血管の場合
①採血ホルダーを固定したまま真空採血管をまっすぐに押し込み，血液の流入を確認します．流入が

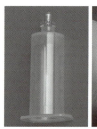 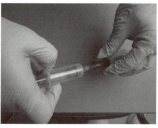

図5 分注器の使用方法（カラー口絵参照）

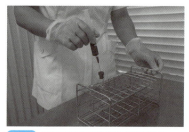

図6 採血管に直接注入する場合（カラー口絵参照）

針刺し予防のため，採血管に手を添えずゴム栓をまっすぐ刺す．

止まったらただちに採血管をホルダーからまっすぐ抜去します．順次，採血管に血液を採取します．
②最後の採血管をホルダーから抜去し，その後駆血帯を外します．
③止血用パッドを刺入点に軽く当てた状態で注射針を抜きます．
④針を抜くと同時にパッドの上から刺入点を指で圧迫します．
⑤針とホルダーを一体のまま鋭利器材専用廃棄ボックスに捨てます．

患者アセスメントのポイント

①穿刺時に強い痛みやしびれを訴えた場合は，採血を中断し，しびれの程度および性質を尋ね，神経誤穿刺の可能性がある場合は，針を抜き医師に報告します．
②気分不快・悪心・意識消失などに注意し，症状が生じた場合はただちに採血を中止し，必要であればベッドに休ませます．
③採血後は刺入点の真上を強く圧迫し，止血を確認します（圧迫は5分程度）．

▶1. 駆血帯解除のタイミング

a．逆流圧の発生

真空採血管がホルダーに差し込まれたまま駆血帯を外すと，圧力差によって採血管から血管内に血液の逆流が起きることがあります．これを予防するために，駆血帯を外す前に真空採血管を抜去します．もしも逆流が起きた場合は，ただちに患者の腕を下げて逆流を防止します（アームダウン）．

b．採血が不成功に終わった場合

針を抜く前に駆血帯を解除します．止血用パッドを軽く当てながら針を抜き，抜針後はただちに圧迫して穿刺部を観察します．

c．駆血の限度

1分を限度とします．それを超えると検査値の変動などが起きる危険性があります．

▶2. 血液を採血管に入れるときのポイント

①流入時は，血液が採血管の内壁を伝うように採血管をやや傾けて流入させます．
②抗凝固薬または凝固促進剤入りの採血管は血液流入が止まった後すぐに，5～6回ゆっくりと転倒混和します．

（黒田裕子）

C. 血管内カテーテル（中心静脈）

POINT
- ☑ 安全性，病態，使用目的，使用期間を考慮してデバイスを選択する．
- ☑ 挿入時はマキシマルバリアプリコーションを実施する．
- ☑ 毎日刺入部の観察を行い，異常を早期に発見する．

中心静脈カテーテル（central venous catheter：CVC）は，高カロリー輸液投与・中心静脈圧測定・末梢でのルート確保が困難な場合など全身管理に非常に有用ですが，同時にカテーテル挿入時・留置期間中に重篤な合併症を引き起こす危険性があります．カテーテルに起因する合併症の中でカテーテル関連血流感染は最も重要なものであり，重篤化する可能性があります．これらは発生要因をアセスメントし，予防策を実施することで防止可能です．

中心静脈カテーテルの微生物侵入経路と要因（図1）

カテーテルの汚染には次の4ルートが確認されています．
① 挿入部位の皮膚微生物が皮下のカテーテル経路に侵入したり，カテーテルの表面に沿って入り込んだりして，カテーテル先端でコロニーを形成します．これは最も一般的な感染経路です．
② 汚染された手指や輸液剤または汚染した器具の接触によるカテーテルまたはカテーテルハブの直接的な汚染です．
③ まれに輸液汚染が血流感染をまねくこともあります．
④ あまり一般的ではありませんが，別の感染病巣からカテーテルに血行性の播種が起こることもあります．

デバイスの種類

中心静脈カテーテルを挿入する際には，デバイスに特有のリスクとメリットを考慮し，留置の安全性，病態，使用目的，使用期間を考慮してデバイスを選択します（図2）．

▶1. 非皮下トンネル式中心静脈カテーテル：通常の中心静脈カテーテル（CVC）（図3）
挿入部位には鎖骨下静脈，内頸静脈，大腿静脈などがあります（→NOTE）．

▶2. 末梢挿入型中心静脈カテーテル（peripherally inserted central catheter：PICC）（図4）
肘の静脈（尺側皮静脈，橈側皮静脈，肘正中皮静脈など）を穿刺してカテーテルを挿入し，腋窩静脈，鎖骨下静脈を経由して上大静脈に先端を位置させます．挿入時に，気胸や血胸などの合併症が起こらないことが最大の利点です．肘を屈曲しても安定した輸液速度が保てることや穿刺時の安全性が高いなどの理由で，欧米では中心静脈カテーテル挿入の第一選択となってきています．

▶3. 完全皮下埋め込み式カテーテル（ポート）（図5）
直径2〜3cmほどの円盤状のリザーバーを皮下に埋め込み，中心のセプタム（シリコーン製膜）に専用の針（Huber針）を刺して薬液の注入を行い，カテーテルを通じて血管内に投与されます．セプタムは21ゲージ針の場合には2,000回の穿刺に耐えるとされています．

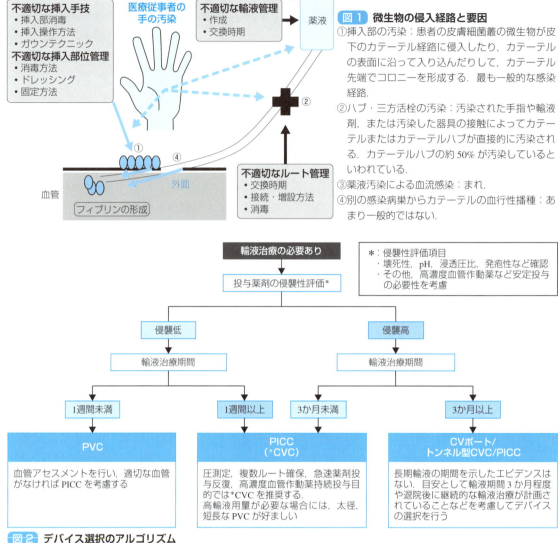

図2 デバイス選択のアルゴリズム
*CVC：非トンネル型中心静脈カテーテル.
〔日本VADコンソーシアム（編）：輸液カテーテル管理の実践基準 輸液治療の穿刺部位・デバイス選択とカテーテル管理ガイドライン．南山堂，46，2016〕

▶4. 長期留置用のトンネル型CVC（Broviac，Hickmanカテーテル）（図6）

年余にわたる長期留置を目的に開発されたカテーテルで，材質はシリコーンです．抜去防止のため，皮下に埋め込んで線維性に癒着させるカフがあります．カテーテルを抜去する場合にはカフ部分の皮膚を切開して周囲組織から剝離する必要があります．

✚ 中心静脈カテーテル挿入時

CVC挿入時に実施する手指衛生とマキシマルバリアプリコーションは，中心静脈カテーテル関連感染予防において最も推奨度の高い感染対策です．

C. 血管内カテーテル(中心静脈)

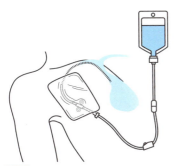

図3 中心静脈カテーテル(CVC)
〔メディコン:化学療法サポート 中心静脈カテーテル. http://chemo-support.jp/medical-apparatus/cv-catheter.html より一部改変〕

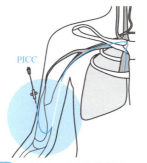

図4 末梢挿入型中心静脈カテーテル(PICC)
〔メディコン:化学療法サポート PICC(ピック). http://chemo-support.jp/medical-apparatus/picc.html より一部改変〕

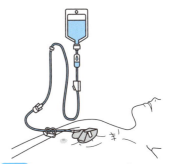

図5 完全皮下埋め込み型カテーテル(ポート)
〔メディコン:化学療法サポート CVポート. http://chemo-support.jp/medical-apparatus/cvport.html より一部改変〕

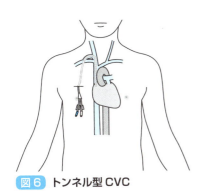

図6 トンネル型CVC

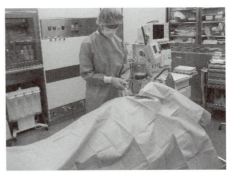

図7 マキシマルバリアプリコーション

▶1. 環境
挿入処置時は余裕をもって必要物品の準備を行い,スタッフの出入りを最小限にします.

▶2. 手洗い
● 普通石鹸と水で手を洗うか擦式アルコール製剤を使って手指衛生を行います.
● 手指衛生は,皮膚消毒前,CVC挿入前,CVC挿入後(手袋を外した後)にも行う必要があります.

▶3. マキシマルバリアプリコーション(図7)
挿入時はマキシマルバリアプリコーション(高度無菌遮断予防策)を行います.マキシマルバリアプリコーションとは,カテーテル挿入時に①滅菌手袋,②サージカルマスク,③滅菌ガウン,④キャップ,⑤大型ドレープ〔頭部と体全体を覆うドレープ(full body drape)といわれています〕を使用して挿入する予防策です.

▶4. 皮膚の消毒
①挿入前:可能であれば,挿入部位のシャワー浴または石鹸清拭を行い,皮膚の常在菌を減少させましょう.
②挿入直前:CVCの挿入前およびドレッシング交換時には,0.5%を超えるクロルヘキシジングルコン酸塩アルコールで消毒します.生後2か月未満の乳児やクロルヘキシジングルコン酸塩に対する禁忌症状がある場合は,10%ポビドンヨード(消毒後は2分間程度の接触時間をとることが重要),

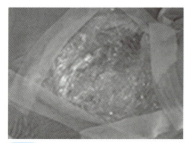
図8 入浴・シャワー浴時
（カラー口絵参照）

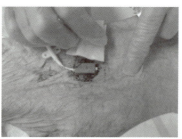
図9 挿入部位の汚染の除去
（カラー口絵参照）

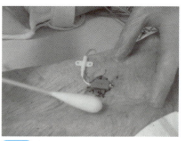
図10 挿入部位の消毒
（カラー口絵参照）

70%アルコールを代用消毒薬として使用することができます．

中心静脈カテーテル挿入中の管理

▶1. ドレッシング材の交換

a. ドレッシング材の選択（→ NOTE）

カテーテル部位を覆うために，滅菌透明半透性フィルムドレッシング材と滅菌ガーゼドレッシング材があり，どちらを使用しても感染率に差はありません．

観察が容易で早期に感染徴候が発見できるので，多くが滅菌透明半透性フィルムドレッシング材を使用しますが，発汗のある患者の場合や部位が出血または滲出している場合は滅菌ガーゼドレッシング材を使用します．

b. 交換頻度

フィルムドレッシングは7日ごと，ガーゼドレッシングは2日ごとに交換します．交換した日付がわかるように明記し，湿ったり緩んだり目に見えて汚れたりした場合にはただちに交換します．

入浴やシャワーの際は，挿入部位が濡れないようフィルムドレッシング材などで覆います（図8）．

c. 交換方法

①手指衛生を行い，手袋を装着します．
②古いドレッシング材を剝がします．
③手袋を外し，手指衛生を行い新しい手袋を装着します．
④挿入部位周囲の皮脂や血液などの汚染を除去します（図9）．その後，皮膚だけでなくカテーテルも含めて消毒します．消毒範囲は挿入部位を中心に円を描くように外に向かって，貼用するドレッシング材より大きめに広げます（図10，▶動画14）．消毒薬の乾燥を待ちます．
⑤穿刺部位を観察して異常がないか確認した後，新しいドレッシング材を貼ります．
⑥手袋を外して手指衛生を行います．

▶2. ルート交換

- 血液，血液製剤，脂肪製剤を使用していない患者では，持続的に使用する点滴セットは96時間を超えない頻度で交換しますが，少なくとも7日ごとに交換する必要があります．
- 血液，血液製剤，脂肪製剤を投与するのに用いられた点滴セットは点滴開始から24時間以内に交換します．
- プロポフォールの投与に使用した点滴セットは，6または12時間ごとに交換します．

C. 血管内カテーテル（中心静脈）

⚠ DON'T!! （▶動画 10, 11）

三方活栓や注射ポートは細菌の侵入口になるため，接続前には手指衛生を行い，未滅菌手袋を装着し，アルコール綿等で接続部をゴシゴシ拭います．

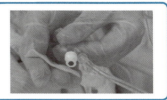

➕ 患者アセスメント

- 各勤務帯で，患者の全身状態（発熱，血圧の低下，脈拍数や呼吸数の増加など）やカテーテル挿入部位の感染徴候を観察し，看護記録の観察項目に記載するなどで感染の早期発見に努めます．
- 観察のポイントは，発熱，熱感，腫脹，圧痛，出血，滲出液，排膿，臭気の異常などです．
- 患者には「カテーテルの必要性」や「感染予防の必要性」「剥がれそうなとき，汚染時は早急に申し出る」「挿入部位の異常を感じれば早急に申し出る」などを伝えておきます．
- 中心静脈カテーテル関連血流感染においてカンジダ血症による真菌性眼内炎が問題になることがあります．患者に目のかすみ，視力の低下，飛蚊症のような症状などの問診を行うことが早期発見につながります．
- 不要になったカテーテルは速やかに抜去します．

文献

- O'Grady NP, et al.：Guidelines for the prevention of intravascular catheter-related infections, 2011, https://www.cdc.gov/hai/pdfs/bsi-guidelines-2011.pdf
- 日本 VAD コンソーシアム（編）：輸液カテーテル管理の実践基準 輸液治療の穿刺部位・デバイス選択とカテーテル管理ガイドライン．南山堂，2016

（篠原久恵）

NOTE

CVC 挿入部位の選択

カテーテル挿入部位の皮膚常在菌叢の密度は中心静脈カテーテル関連血流感染の主なリスク因子です．内頸静脈に挿入したカテーテルのほうが，鎖骨下静脈に挿入したものと比べてコロニー形成や感染のリスクが高くなることが明らかになっています．感染を減らすために推奨部位に挿入することのメリットと機械的合併症（例：気胸，鎖骨下動脈穿刺，鎖骨下静脈裂傷，鎖骨下静脈狭窄症，血胸，血栓症，空気塞栓症，カテーテル誤留置）のリスクを比較して挿入部位を選択します．また，成人患者ではコロニー数，深部静脈血栓症の発生からも大腿静脈を使用することは避けることが望ましいとされています．

クロルヘキシジングルコン酸塩含有スポンジドレッシング材

基本的な予防策を講じても中心ライン関連血流感染（CLABSI）の割合が減少しなければ，生後 2 か月を超える患者で使用します．

D. 尿道留置カテーテル

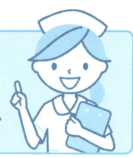

POINT
- ☑ 尿道留置カテーテルはそれ自体が尿路感染のリスクである．
- ☑ 尿道留置カテーテル挿入時の無菌操作を徹底する．
- ☑ 挿入中の尿流を保ち，閉鎖回路を維持する．
- ☑ カテーテル関連尿路感染の防止のためには，不必要な尿道留置カテーテルの使用を避ける．

➕ 尿道留置カテーテル挿入時のポイント

▶1. 適応の判断

尿道留置カテーテルの適応(表1)があるかどうかを判断します．尿失禁のある患者の看護ケアの代わりや培養，その他の診断検査の採尿手段にするなど，不必要な挿入は避けます．

▶2. 使用物品の準備

a. 尿道留置カテーテルの選択

留置するカテーテルは治療上必要な場合を除き，十分な排尿を確保できる可能な限り最小径のものを選び，膀胱頸部や尿道の外傷を最小限にします．カテーテル・採尿バッグは閉鎖式導尿システムを使用すると良いでしょう．

b. 消毒薬

挿入時の消毒として通常10%ポビドンヨード(イソジン®液10%，ポピヨドン®液10%など)を使用します．0.02～0.05%ベンザルコニウム塩化物も適応となります．0.02%クロルヘキシジングルコン酸塩は外陰，外性器の皮膚消毒への適応はありますが，腟や膀胱などの粘膜への使用でショックを起こした事例があり，粘膜への使用は禁忌となっています．

▶3. 患者の準備

尿道留置カテーテル挿入前には入浴やシャワーもしくは陰部洗浄を行い，陰部を清潔にしておきます．

▶4. 尿道留置カテーテル挿入手順

①挿入前に手指衛生を実施し，滅菌手袋を装着します．十分な無菌エリアを確保し，無菌器材を使用し無菌操作で挿入します．

②挿入時の消毒は男性では尿道口を広げ，尿道口を中心に同心円状に包皮まで消毒します．女性は小陰唇を開き，腹部側から肛門側に一方向に，中心，両側の消毒を綿球を変えて2回行い，3回目に中心を消毒します．

③カテーテルの固定：挿入後は牽引による損傷やカテーテルの移動による感染防止のため，体動によりカテーテルが引っ張られないよう少し長さにゆとりをもたせ，適切に固定します．男性は外尿道口や陰茎陰嚢角部に圧が加わると尿道粘膜のびらんや尿道瘻が発生するため，陰茎を上に向け腹壁に固定します．女性は大腿内側で固定します(図1)．固定には医療用テープを使用することが多いですが，皮膚への負担も少なく確実な固定が期待できる尿道留置カテーテルの専用の固定器具も

表1 尿道留置カテーテルの適切な使用例

①急性の尿閉または下部尿路閉塞のある患者
②正確な尿量測定を必要とする重症患者
③泌尿器系あるいは隣接する臓器の手術特定の手術処置における周術期
　・泌尿器の手術や泌尿生殖器の隣接組織の手術を受けた患者
　・長時間の手術が予想される患者
　・術中に大量の輸液や利尿剤を投与されることが予想される患者
　・尿量の術中モニタリングが必要な場合
④尿失禁による仙骨や会陰部の創汚染の回避
⑤長期間の固定を要する患者（例：胸椎または腰椎が不安定，骨盤骨折のような多発外傷など）
⑥終末期ケアにおける QOL の維持

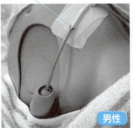
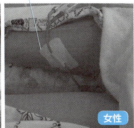
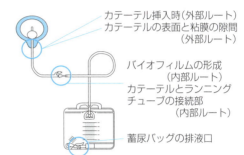

図1 カテーテルの固定方法
土台となるテープを貼り，その上から両側にY字の切り込みを入れたテープでカテーテルを固定する．Ωのような形にカテーテルをしっかり包むように貼りつける．

図2 尿道留置カテーテル使用時の感染経路

発売されています．

尿道留置カテーテル挿入中の管理

▶1．尿道留置カテーテルの必要性の評価

留置中は毎日カテーテルの必要性を検討し，適応がなくなったら迅速に抜去しましょう．

▶2．観察と管理

- 微生物の侵入経路としてカテーテルの外部ルートと内部ルートが考えられます（図2，→ NOTE）．
- カテーテル留置中は尿の性状，流出状態，尿漏れの有無，さらにカテーテル留置による違和感や疼痛，外尿道口の状態を確認します．
- 尿の流出が滞らないように，カテーテルと採尿バッグは屈曲や身体への敷き込みがないように注意しましょう．
- 尿の逆流を防止するため，採尿バッグは常に膀胱より低い位置にします．また，バッグ内の尿は定期的に空にして逆流を防止します．特に車いす乗車時やストレッチャーへの移動時にはバッグ内を空にし，バッグの高さに注意する必要があります．
- 採尿バッグからの廃棄時は尿排出口を回収容器に接触させないように注意してください（図3）．誤って接触した場合は尿排出口をエタノールで清拭消毒します．回収容器は患者ごとに準備し，使用するたびに洗浄消毒します．異なる患者間で使い回ししてはいけません．
- 採尿バッグを床に接触させないように注意しましょう．特に低床ベッドではバッグの形状や設置方

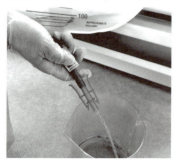
尿排出口を回収容器に接触させない

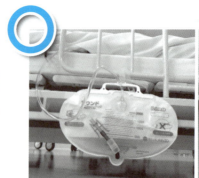

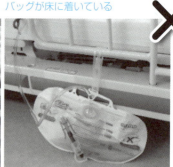
バッグが床に着いている

図3 採尿バッグからの廃棄時　　図4 低床ベッドでの採尿バッグの位置

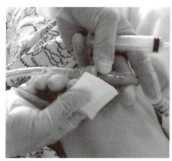
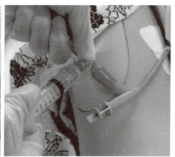

図5 採尿ポートからの検体採取(カラー口絵参照)

法に配慮します(図4).
- 閉鎖式導尿システムの接続部を安易に外してはいけません.尿検体は採尿ポートを70%エタノール綿で消毒し,無菌的に採取します(図5).

尿道留置カテーテルの交換

尿道留置カテーテルは早期抜去が原則です.

定期的・頻回な交換による尿路感染症を予防するエビデンスはありません.ただし,長期間の留置になる場合はメーカーの推奨により交換します.また,採尿バッグの破損や何らかの理由により閉鎖システムが維持できなくなったときや血塊などによるカテーテルの閉塞を認めた場合には,カテーテルと採尿バッグを同時に交換します.

挿入中の清潔援助と患者アセスメントのポイント

①外尿道口の清潔を保つため,日常的に陰部洗浄や陰部清拭を行います.消毒や局所抗菌薬は必要ありません.
②石鹸を使用し外尿道口周囲を洗浄しますが,石鹸成分を残さないよう注意してください.ケアの際,固定状況や外尿道口周囲の観察を行います.
③尿道留置カテーテル挿入中でも入浴やシャワー浴が可能な場合は,採尿バッグをカテーテルから外さず,採尿バッグを空にした後,ビニール袋などでカバーして援助します(図6).

D. 尿道留置カテーテル

バッグを空にし，膀胱より低い位置に設置する

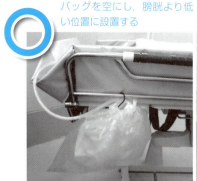
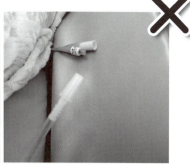

図6 シャワー・入浴時の採尿バッグ
シャワーや入浴時も採尿バッグは外さない．

⚠ DON'T!!

尿道留置カテーテル挿入中の尿漏れに対し，安易に固定液の増量や径の太いカテーテルへの交換を行ってはいけない．固定液を増やすことで残尿量が増え，径を太くすることで尿道や膀胱への刺激症状が増し，かえって尿漏れや感染を招く恐れがあり，尿道損傷のリスクも増す．

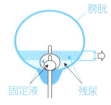

固定液の容量が増えると残尿量も増える

文献

- Gould CV, et al.：CDC Guideline for Prevention of Catheter-associated Urinary Tract Infections 2009, https://www.cdc.gov/infectioncontrol/pdf/guidelines/cauti-guidelines.pdf（閲覧：2018年11月15日）
- 満田年宏(訳著)：カテーテル関連尿路感染予防のためのCDCガイドライン2009，ヴァンメディカル，2010
- 小山田玲子：尿路カテーテル留置における器具類固定の維持と管理のポイント．感染対策ICTジャーナル 2010；5：288-293
- 高見陽子：採尿システムの知識と適切な管理のポイント．感染対策ICTジャーナル 2010；5：294-297
- 国公立大学附属病院感染対策協議会(編)：カテーテル関連尿路感染．病院感染対策ガイドライン2018年版．じほう，2018

（平田早苗）

NOTE

尿道留置カテーテルの微生物の侵入経路（図2）

外部ルートではカテーテル挿入時に細菌が押し込まれる場合と留置中に尿道口からカテーテルと粘膜の隙間を伝って侵入する場合があります．内部ルートからの感染では，カテーテルと採尿バッグの接続部や採尿バッグの排尿口から逆行性に侵入する場合と長期間のカテーテル留置によってバイオフィルムを形成し，微生物が放出される場合が考えられます．

E. 人工呼吸器

> **POINT**
> - ☑ 気管挿管中の患者では人工呼吸器関連肺炎（VAP）発生のリスクがある．
> - ☑ VAPの予防は単一ケアでなく複数のケアを同時に実施することで高い効果が得られる．
> - ☑ VAP予防のためには全身状態の評価とともに適切なタイミングでのケア介入が必要である．

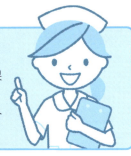

気管挿管時の介助のポイント

1. 気管挿管介助時の準備物品

気管挿管時の準備物品の一例を図1に示します．これらに加え，挿管中の急変に備え救急カートを準備しておきます．

2. 気管挿管介助時の注意点

挿管の実施中，医師は手技に集中します．医師の視野を遮らないようスムーズに介助するとともに，急変に備え，常にモニタリングを行いながら状態を把握しておく必要があります．

気管挿管中の管理

1. 人工呼吸器関連肺炎（VAP）

人工呼吸器関連肺炎（ventilator-associated pneumonia：VAP）は「気管挿管による人工呼吸開始48時間以降に発症する肺炎」と定義されており，人工呼吸管理前に肺炎がないことが前提です．人工呼吸管理中は，感染防御機能をもっている鼻腔や咽頭に空気が触れることなく肺に到達するため，上気道の細菌が直接下気道に侵入し，肺炎を発症します．

また，人工呼吸中は口腔内のチューブにより，口腔ケア時に視野を確保できず十分な洗浄ができないまま常に開口している状況となります．そのため口腔内が乾燥して唾液による自浄作用が働かず，細菌が発生しやすくなることもVAP発生の要因となります．

VAPの明確な診断基準はありませんが，人工呼吸管理開始後48時間経過した患者で，①胸部X線での新規に発生した浸潤陰影の存在，②体温38℃以上，③白血球数（WBC）4,000/μL以下，もしくは12,000/μL以上，④酸素化の悪化，⑤濃性痰の存在などが診断の項目としてあります．この中で「①＋②〜⑤のうち少なくとも2項目」が該当する場合にVAPであると診断されます．

2. 人工呼吸中の基本的患者管理

a. VAPバンドル

人工呼吸を実施中の患者は，身体的にも侵襲が加わっているため，感染への防御能力の低下から易感染状態にあることが多いです．そのような状況で，VAP発生を防ぐために，日本集中治療医学会ICU機能評価委員会から，人工呼吸器関連肺炎予防バンドル（VAPバンドル）が提唱されています．これは，以下に示す①〜⑤のケアを1つひとつ単独で実施するのではなく「束＝バンドル」として同時実施することで，科学的にも高い効果が得られるとされています．

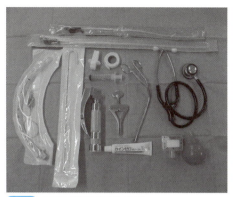

図1 気管挿管に必要な物品

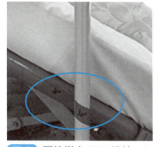

図2 頭位挙上30°維持のための工夫

このVAPバンドルの実施を基盤として行われた調査では,体位管理や鎮静管理がVAP発症の危険因子であったという結果が出ています[1].

①手指衛生を確実に実施する

②人工呼吸器回路を頻回に交換しない

人工呼吸器回路の開放は,回路内腔を通じた下気道汚染の危険性が高まります.7日以上は同一回路を使用し,目に見える汚れや破損がある場合などに限って交換する必要があります.また,回路内に水滴がある場合は無菌的な手技で除去する必要があります.

③適切な鎮静・鎮痛をはかる.特に過鎮静を避ける(→NOTE)

人工呼吸中には鎮静・鎮痛薬を適切に用いる必要があります.過鎮静は人工呼吸期間延長の原因となり,VAPの発生頻度が増加します.

④人工呼吸中の患者を仰臥位で管理しない

仰臥位で患者を管理すると,胃内容物が口腔咽頭に逆流し,VAPの発症率が増加します.人工呼吸中の体位は頭部30°以上の挙上が推奨されており,仰臥位と比較してVAPの発生率を低下させます.患者の状況によっては頭部挙上が制限されている場合もありますので,事前に確認が必要です.

図2のようにベッドにマーキングするなどして,いつでも確認できるような工夫をすると良いでしょう.

⑤人工呼吸器からの離脱ができるかどうか,毎日評価する

人工呼吸管理に伴う気管挿管はそれ自体がVAPのリスク因子です.気管挿管期間を短縮するために,1)人工呼吸器からの離脱の手順(プロトコル)を定めて定期的に評価を行う,2)自発呼吸トライアル(spontaneous breathing trial:SBT,図3)[2]を用いて1日1回人工呼吸器離脱の可能性を検討する,以上の2項目を実施していく必要があります.

b. その他人工呼吸中のケア

①口腔ケア

口腔内の細菌繁殖はVAP発生のリスクを増加させます.また,口腔内の自浄作用を低下させないためにも人工呼吸中の口腔ケアは適切に実施する必要があります.口腔ケア時は気管チューブの抜去やずれに注意し,複数の看護師でケアに当たるなどして安全を担保する必要があります.

②気管吸引(▶動画15)

気管吸引は貯留した気道分泌物を除去し,気道を開存させるために実施する手技です.気管チュー

		①酸素化が十分である ▶FiO₂≦0.5 かつ PEEP≦8 cmH₂O のもとで SpO₂＞90%
開始基準	原疾患を行ういしょうでSBTの評価と判断を行う.いい患者で原疾患の改善を認め，①〜⑤をすべてクリアしたうえで，それ以外の原因を特定したうえで，翌日再度行う．SBTを行う準備ができた場合の	②血行動態が安定している ▶急性の心筋虚血，重篤な不整脈がない ▶心拍数≦140 bpm ▶昇圧薬の使用について少量は容認する ▶DOA≦5 μg/kg/ 分，DOB≦5 μg/kg/ 分，NAD≦5 μg/kg/ 分
		③十分な吸気努力がある ▶1 回換気量＞5 mL/kg ▶分時換気量＞15 L/ 分 ▶Rapid shallow breathing index（1 分間の呼吸回数 /1 回換気量［L］）＜105 回 / 分 /L ▶呼吸性アシドーシスがない（pH＞7.25）
		④異常呼吸パターンを認めない ▶呼吸補助筋の過剰な使用がない ▶シーソー呼吸（奇異性呼吸）がない
		⑤全身状態が安定している ▶発熱がない ▶重篤な電解質異常を認めない ▶重篤な貧血を認めない ▶重篤な体液過剰を認めない

方法	**患者が以下の条件に耐えられるかどうかを 1 日 1 回，評価する** 条件：吸入酸素濃度（FiO₂）50% 以下の設定で，持続気道陽圧（CPAP）≦5 cmH₂O（プレッシャーサポート［PS］≦5 cmH₂O）または T ピース 30 分間継続し，成功基準に基づいて評価する（120 分以上は継続しない）．耐えられなければ，SBT 前の条件設定に戻し，不適合の原因について検討し，対策を講じる．

成功基準	▶呼吸数＜30 回 / 分 ▶開始前と比べて明らかな低下がない（たとえば，SpO₂≧94%，PaO₂≧70 mmHg） ▶心拍数＜140 bpm，新たな不整脈や心筋虚血の徴候を認めない ▶過度の血圧上昇を認めない ▶以下の呼吸窮迫の徴候を認めない（SBT 前の状態と比較する） 1. 呼吸補助筋の過剰な使用がない 2. シーソー呼吸（奇異性呼吸） 3. 冷汗 4. 重度の呼吸困難感，不安感，不穏状態

図3 SBT の流れ

〔齋藤伸行：自発呼吸トライアル（SBT）．日本クリティカルケア看護学会（監）：人工呼吸器離脱のための標準テキスト．学研メディカル秀潤社，2015：182-189 より作成〕

ブの存在は，気道分泌物の産生量と粘稠度を増加させ，生理的な粘液繊毛輸送機構を傷害して気道感染のリスクを高めます．

　最近では閉鎖式吸引が普及しており，より感染のリスクを低下させる手技へと変わっています．また，閉鎖式吸引は人工呼吸器との接続を外さずに実施できるため，肺の虚脱や酸素化を維持しやすいというメリットがあります．

③カフ圧管理

　カフ圧は必ずカフ圧計を用いて常時 20 〜 30 mmHg のあいだに維持されるように調節します．カフ圧の低下によって口腔内の分泌物が気管に流入しやすくなるため，VAP 予防のためにも適正なカフ圧管理を行う必要があります．

　カフ圧は経時的な自然脱気に加え，カフ圧系の着脱手技でも低下するため，調整の際は上限である 30 mmHg 程度とし，調整は 8 時間以内に行います．さらに，口腔ケアなど分泌物が垂れこみやすいケアの前などには適宜調整する必要があります．

表1 気管吸引の適応となる状態

1. 努力性呼吸が強くなっている（呼吸仕事量増加所見：呼吸数増加，浅速呼吸，陥没呼吸，補助筋活動の増加，呼気の延長など）
2. 視覚的に分泌物が確認できる
3. 胸部聴診で気管から左右主気管支にかけて分泌物の存在を示唆する副雑音（低温性連続性ラ音：rhonchi）が聴取される，または呼吸音の減弱が認められる
4. 気道分泌物により咳嗽が誘発されている場合であり，咳嗽に伴って気道分泌物の存在を疑わせる音が聞こえる（湿性咳嗽）
5. 胸部を聴診しガスの移動に伴った振動が感じられる
6. 誤嚥した場合
7. ガス交換障害がある，動脈血ガス分析や経皮的酸素飽和度モニタで低酸素血症を認める
8. 人工呼吸器使用時
   a. 量設定モード使用の場合：気道内圧の上昇を認める
   b. 圧設定モード使用の場合：換気量の低下を認める
   c. フローボリュームカーブで特徴的な「のこぎり歯状の波形（sawtooth pattern）」を認める

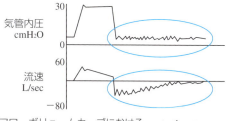

フローボリュームカーブにおける sawtooth pattern

〔日本呼吸療法医学会気管吸引ガイドライン改訂ワーキンググループ：気管吸引ガイドライン 2013（成人で人工気道を有する患者のための）．人工呼吸 2013；30：80 より作成〕

患者アセスメントのポイント

▶1. 口腔内評価

口腔内の汚染は VAP 発生のリスクを高めます．日々の口腔ケアの際には口腔内の状態を評価しながら実施し，看護師の対応のみで不十分な場合は専門職種へ洗浄を依頼するなど，ケア方法を考えていく必要があります．

▶2. 気管吸引実施のための評価

『気管吸引ガイドライン 2013』（日本呼吸療法医学会）では，「患者自身の咳嗽やその他の侵襲性の少ない方法を実施したにもかかわらず，気道内から分泌物を喀出することが困難であり，表1に示す所見で気管内または人工気道内に分泌物があると評価された場合に適応となる．時間を決めてルーチンに行うべきでなく，必要と判断された状況においてのみ気管吸引を行うことを強く推奨する」とされています[3]．

表1に示した所見がないかを常に情報収集しながら気管吸引の必要性をアセスメントしていく必要があります．

▶3. 感染徴候の評価

人工呼吸管理を行う患者は，全身状態の悪化から免疫機能の低下など，易感染状態に置かれている場合がほとんどです．人工呼吸管理開始後 48 時間以降，VAP の診断基準を念頭に置いて患者評価を行い，早期発見・早期治療ができるようにしましょう．

文献

1) 宮沢玲子，他：人工呼吸器関連予防のための看護ケアの臨床的評価．ICU と CCU 2012；36：53-57
2) 齋藤伸行：自発呼吸トライアル（SBT）．一般社団法人日本クリティカルケア看護学会（監）：人工呼吸器離脱のための標準テキスト，初版．学研，2015：182-189
3) 日本呼吸療法医学会気管吸引ガイドライン改訂ワーキンググループ：気管吸引ガイドライン 2013（成人で人工気道を有する患者のための）．人工呼吸 2013；30：75-91

・日本集中治療医学会 ICU 機能評価委員会：人工呼吸関連肺炎予防バンドル 2010 改訂版．2010
・塚原大輔：VAP（人工呼吸器関連肺炎）．道又元裕（編）：新 人工呼吸ケアのすべてがわかる本．照林社，2014
・中楠智彩：VAP の発生率がわかって対策を立てている．道又元裕（監）：人工呼吸管理の合格ポイント 一般病棟でも・ベテランがいなくても使いこなせる 100 のコツ．学研メディカル秀潤社，2016

（大坂　卓）

Richmond Agitation-Sedation Scale（RASS）

RASS を用いてスコアが −3 〜 0 となるよう鎮静薬を調整することが推奨されていますが，患者の状態にあわせてスタッフ間で目標共有することが大切です．

スコア	状態	臨床症状
4	闘争的，好戦的	明らかに好戦的，暴力的，医療スタッフに対する差し迫った危険がある
3	非常に興奮した過度の不穏状態	攻撃的，チューブ類またはカテーテル類を自己抜去する
2	興奮した不穏状態	頻繁に非意図的体動があり，人工呼吸器に抵抗性を示しファイティングが起こる
1	落ち着きのない不安状態	不安で絶えずそわそわしている，しかし動きは攻撃的でも活発でもない
0	覚醒，静穏状態	意識清明で落ち着いている
−1	傾眠状態	完全に清明ではないが，呼びかけに 10 秒以上の開眼およびアイコンタクトで応答する
−2	軽い鎮静状態	呼びかけに開眼し，10 秒未満のアイコンタクトで応答する
−3	中等度鎮静状態	呼びかけに体動または開眼で応答するが，アイコンタクトなし
−4	深い鎮静状態	呼びかけに無反応，しかし身体刺激で体動または開眼する
−5	昏睡	呼びかけにも身体刺激にも無反応

F. 口腔ケア

> **POINT**
> - ☑ 口腔内には300種類を超える細菌が数千億個住みつき，バイオフィルムを形成して付着している．
> - ☑ 口腔ケアの目的は，歯垢（プラーク）を除去し口腔内の環境を改善することである．
> - ☑ 全身の感染症を予防するためにも，口腔ケアは必ず必要である．

口腔ケアを必要とする患者のアセスメントのポイント

　口唇，舌，歯肉，歯や義歯の状態および指示に従って開口できるかどうかなどを確認します．食事をしていなくても菌が口腔内で繁殖し，それを飲み込むことで肺炎などの原因になります．また，歯茎から出血したり腫れていたりすると疼痛で食事ができなくなったり，触られることを嫌がったりすることにつながり，そのことがさらにケアを行いにくくし，感染のリスクが高くなります．

　口腔内のアセスメントとして，歯，歯垢，歯石，食物残渣の有無，口臭，歯肉の状態，歯，義歯の有無，口腔粘膜，舌，唾液，口腔機能などをしっかりと観察することが大切です．唾液の状況や嚥下機能，発声状況もあわせて確認します．唾液が少ないと口腔内の自浄作用の低下が考えられます．特に高齢者や長期の臥床患者などは嚥下機能が低下していますので注意が必要です．経口挿管中の患者に行う場合は，不慮の抜去などを予防し安全確保のためにも必ず2名以上か医師とともに行うほうが良いでしょう．

口腔ケア実施の際のポイント　（→ NOTE）

▶ 1. 口腔ケア実施前のケア

　市販されている物品の中で，患者の口腔や嚥下の状態に合わせたケア物品を選び準備します．挿管中の患者や気管切開をしている患者などは，カフ圧が適正（20〜23 mmHg）であることを確認してから行いましょう．

▶ 2. 口腔ケア実施中のケア

　誤嚥を予防するためにも，患者はできるだけ座位かファーラー位で，頸部は前傾姿勢で行いましょう（図1）．挙上がむずかしい場合は，顔を横に向ける，枕を入れて頸部前屈位で行うなど工夫して行いましょう．また，麻痺があるような場合は健側が下になるようにします．

- 口腔ケア実施者は手をきれいに洗い，手袋をします．
- 口腔内の観察：歯，歯垢，歯石，食物残渣の有無，口臭，歯肉の状態，口腔粘膜，舌，唾液，口腔機能などをしっかりと観察します．
- 嚥下機能が障害されている場合は，排唾管を用いて吸引しながら行いますが（図2），ブラシと吸引が一体型になったものを使用すると行いやすいでしょう．吸引がない場合は，ブラシではなく固く絞ったガーゼなどで拭き取りましょう．
- 歯磨剤が使用できる場合は，フッ素や抗菌薬を配合したものを使用します．

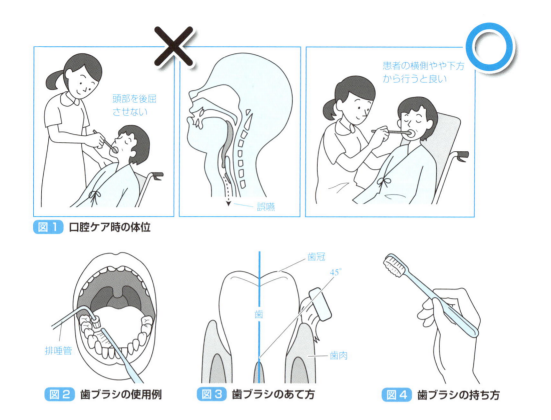

図1 口腔ケア時の体位

図2 歯ブラシの使用例

図3 歯ブラシのあて方

図4 歯ブラシの持ち方

- 歯垢を除去するために，歯ブラシは歯面に垂直にあてて振動させたり，歯と歯肉の境目に45°の角度であてて前後に小刻みに動かしたりして磨きます（図3，4）．電動歯ブラシを用いると短時間で歯面清掃ができます．これだけでは歯垢除去には十分ではないので，歯間ブラシなどを併用すると良いでしょう．
- ブラシが使用できない場合は，スポンジブラシなどに洗口液をつけて行いましょう．
- 含嗽が行える場合は，口腔ケアの最後に必ず行いましょう．
- リユース可能な物品は水洗いして片付けます．ただし個々の患者専用で使い，共有してはいけません．なるべくディスポーザブル製品を使用し，使用後は廃棄します．
- 経口挿管中の場合や唾液量が少ない患者は，口腔内が乾燥し様々な症状がみられる場合があるため，口腔ケア後は口腔内の乾燥を防ぐために市販の湿潤ジェルを使用したり，人口唾液を使用したりして乾燥を防ぐことも必要です．

DON'T!!

①不穏やせん妄，認知障害などがあり口腔ケアに協力が得られない場合や，開口障害があるような場合には，無理に行ってはいけない．使用物品を工夫したり，口腔周囲をマッサージしたり，リラクゼーションからはじめるなど工夫してみると良い．
②舌苔などは無理にとろうとせず，毎日のケアを続けていく中でキレイになることを目指す．

文献

- 日本口腔ケア学会(編):改訂版　口腔ケア基礎知識　口腔ケア4級・5級認定資格基準準拠. 永末書店, 2017
- 深井喜代子(編):新体系　看護学全書　基礎看護学③基礎看護技術Ⅱ, 第4版. メヂカルフレンド社, 2017

(桝本朋子)

NOTE

口腔内の常在菌

通常であれば問題ありませんが,歯周病や潰瘍などの部位から体内に入ると,敗血症,感染性心内膜炎などを起こすことがあります.

易感染宿主

気管チューブ挿管中の患者や経管栄養チューブを留置している患者は特に感染が起こりやすいため注意が必要です.また,基礎疾患に糖尿病がある患者,化学療法・放射線療法を受けている患者,胸部や消化管などの大きな手術後で易感染状態にある患者なども同時に注意が必要です.食事摂取の有無にかかわらず口腔ケアを勧めましょう.

口腔ケアで使用されている物品

使用物品には吸い飲みやコップ,ガーグルベースンの他に,歯ブラシ,電動歯ブラシ,歯間ブラシ,スポンジブラシなどがあります.また,洗口液やデンタルリンス,デンタルミラー,プラスティック口角鉤,舌ブラシ,ペンライトなどもあると口腔ケアが行いやすくなります.

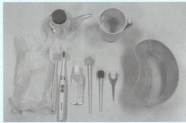 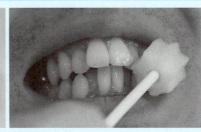

口腔ケアに使用される物品例
上:吸い飲み,コップ.
下:左から,ディスポーザブル手袋,歯ブラシ,電動歯ブラシ,歯磨剤,スポンジブラシ,歯間ブラシ,ガーグルベースン.

口腔ケアで使用されるディスポーザブル製品

口腔ケアを行っている間,口をあけていることが困難なときには開口のためにバイトブロック(デンタルブロック)を使ったり,口角開口器を使うと安全に行えます.

また,傷つきやすい口腔粘膜にはモアブラシ,くるりーなブラシ,舌ブラシ,スポンジブラシ,吸引くるりーなブラシ・ミニを使いましょう.

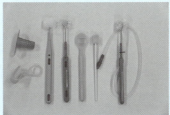 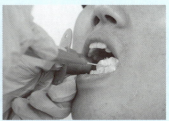

口腔ケア補助具(デンタルブロック),くるりーなブラシの使用例

G. 手術

POINT
- ☑ 手術部位感染(SSI)を予防するためには周術期(術前・術中・術後)の感染予防対策が重要である.
- ☑ SSIに影響する要因として内的要因と外的要因がある(表1).周術期を通して患者の状態をアセスメントし,SSIのリスク要因を理解したうえで早期から介入することが重要である.
- ☑ 術後においては全身状態の観察やアセスメント,創傷管理を行い,感染徴候の早期発見が重要である.

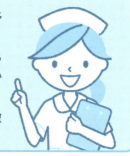

手術を受ける患者のアセスメントのポイント

　周術期看護は手術が決定した時点からすでにはじまっています.術前からの早期介入が重要であり,近年では周術期外来で多職種が連携して術前に問診,情報収集,リスク評価,禁煙指導,栄養管理,術前リハビリテーションなどを実施している施設が増えています.術前の患者の状態をアセスメントし,合併症を予測して早期から手術部位感染(surgical site infection:SSI)を予防します(→ NOTE).術中は,既往歴,術式,バイタルサイン,出血量などから患者の状態をアセスメントし随時必要なケアを実践します.術後は患者の訴えをよく聞き,手術侵襲と生体反応をアセスメントし全身管理を行います.また,創傷治癒過程を理解したうえでの創傷管理やドレーン管理と総合的な患者のアセスメントを行い,感染徴候を早期に察知し対処することが重要になります.

周術期の看護ケア(表1)

▶1. SSI予防策(術前の対策)

a. 皮膚の準備

　皮膚切開部の消毒効果を高めるために,洗浄により物理的に汚れを除去し皮膚を清潔に保つことが重要です.少なくとも手術前日には石鹸(抗菌性あるいは非抗菌性),または消毒薬を用いた入浴を行います.緊急手術などで手術部位が汚染されている場合は手術部位の十分な洗浄を行います.

　術前の剃刀を使用した剃毛は行いません.剃刀による剃毛は微小創や微小擦過傷ができ,細菌の増殖巣になりSSIのリスクを高めます.どうしても剃毛が必要な場合はサージカルクリッパーを用いて手術直前に行います.

b. 禁煙

　喫煙は血液循環を障害し,組織への酸素供給を減少させるため,創傷治癒を遅らせ感染リスクを上昇させます.よって手術前4～6週間の禁煙が推奨されます.周術期外来などで早期に介入することが重要になります.

c. 血糖コントロール

　糖尿病の有無にかかわらず血糖値200 mg/dL未満に設定して,周術期を通して適切な範囲で血糖コントロールを行います.高血糖状態は好中球の機能を低下させSSIのリスクを高めるため,術前から

G. 手術

表1 SSI 発生に影響する要因

内的要因(患者の要因)	外的要因(手術の要因)	
・年齢　　・栄養状態 ・喫煙　　・免疫応答 ・肥満　　・微生物の保菌 ・糖尿病	・術前除毛 ・手術時手洗い ・術野消毒 ・手術前皮膚処置 ・手術時間 ・予防的抗菌薬投与のタイミング	・無菌操作 ・手術器具の洗浄・滅菌 ・手術室換気 ・異物挿入 ・手術手技 ・ドレーン

血糖コントロールを行い,特に術後は高血糖状態を避けることが重要になります.

d. 鼻腔メチシリン耐性黄色ブドウ球菌(methicillin-resistant *Staphylococcus aureus*：MRSA)除菌

人工関節置換術や心臓手術ではスクリーニングと除菌などが導入されることが多いです.

▶2. SSI 予防策(術中・術直後の対策)

a. 手術時手洗い

手術時手洗いに使用する水は水道水でも可能です.手洗い方法には,スクラブ法とラビング法があります(→第3章「A. 手指衛生」参照).手荒れの低減,手洗い時間の短縮,コスト削減などからラビング法に移行する施設が増えています.両法において「SSIの発生率」には有意な差がないことが報告されています.

b. 術野の消毒

術野の消毒薬にはアルコール製剤,ポビドンヨードやクロルヘキシジングルコン酸塩,オラネジングルコン酸塩液などが用いられます.消毒部位によって適切な消毒薬を選択する必要があります.

c. 予防的抗菌薬

皮膚切開時に血清および組織に薬剤の殺菌濃度が確立されるように投与する必要があります.通常皮膚切開前30〜60分前までに投与します.術中も血中濃度を維持すべく追加投与を行います.予防的抗菌薬の投与は,手術創の部位・汚染度を考慮して決定されます.清潔および準清潔手術で創部が閉鎖された後,ドレーンが留置されていても予防的抗菌薬を追加投与すべきではないとされています.

d. 体温管理

周術期の正常体温を維持する必要があるとされています.低体温は好中球貪食能の低下や血小板機能低下などによりSSIの危険因子になります.術前・術中の加温装置を用いた加温はすべての症例に推奨されます.

e. 手術時間

手術時間が長くなればなるほど,細菌による汚染が増えます.手術操作や乾燥などによる組織傷害によりSSIのリスクは増大します.手術室担当の看護師は,手術が円滑に進むよう環境調整や事前準備が重要になります.

▶3. SSI 予防策(術後)

a. 術後の創傷管理

●感染徴候の早期発見：局所的な感染徴候として,創部の発赤・腫脹・疼痛・熱感および浸出液の有無と性状を観察します.また全身的な感染徴候として,バイタルサインや炎症反応(WBC・CRPなど)の上昇を注意深く観察します.これらの感染徴候の早期発見が重要になります.

●創部の処置は,スタンダードプリコーションの概念に基づき標準予防策にて無菌操作で行います.

切開創が上皮化される術後48〜72時間までは，滅菌されたドレッシング材で保護され，感染が疑われた場合以外はドレッシング材の交換は行いません．術後72時間以降は皮膚の状態を観察しながら，創周囲の皮膚を清潔に保ちます．ドレーンが留置されていれば，ドレーン挿入部の皮膚の観察も行います．

- 湿潤環境では創部から湧出する細胞成分やサイトカイン，細胞増殖因子などを含んだ液性成分の温存が可能で，自己融解デブリードマン作用や物理的損傷からの保護効果などの利点があります[1]．このことから創部の湿潤環境を保つことが創傷治癒過程で重要であり，湿潤環境が保てるドレッシング材の選択が必要になります．感染のない創部では，ポリウレタンフィルムやハイドロコロイドが多用されています．

b．ドレーン管理

- ドレーンを挿入する際は，できるだけ閉鎖式ドレーンを選択し，早期に抜去することが重要です．留置期間が長くなるほど感染のリスクが高まります．
- ドレーン留置の目的・留置部位・管理方法を把握し，排液の性状（混濁などの感染徴候）・色・量・臭い（悪臭）を継時的に観察します．ドレーン刺入部の汚染はSSIのリスクを高めます．刺入部が汚染されないように管理することが重要になります．
- 効果的なドレナージのために，適切にドレーン固定を行いドレーンの閉塞や屈曲を防ぎます．また，医師の指示にて排液が滞らないようミルキングする必要があります．
- 処置前後に手指衛生を徹底し，マスクと手袋着用にてガーゼ交換・排液バッグ・ドレーンキャップの処理など清潔操作にて行います．

文献

1) 大慈弥裕之：創傷治癒における湿潤環境－湿潤療法の普及から適応の時代へ．医学のあゆみ 2011；237：9-13
2) 岩田健太郎（監）：感染予防，そしてコントロールのマニュアル．メディカルサイエンスインターナショナル 2013；272-276
- Berríos-Torres SI, et al：Centers for Disease Control and Prevention Guideline for the Prevention of Surgical Site Infection, 2017．JAMA Surg 2017；152：784-791．http://mfch.cz/wp-content/uploads/2017/04/jama_surgery.pdf（閲覧：2018年9月14日）
- 竹末芳生，他：術後ケアとドレーン管理のすべて．照林社，2016；234-241

（世良紳語）

NOTE

SSIの定義

SSIは術後30日以内に生じれば院内感染であると判断され，何らかのデバイス/異物が挿入されている場合は，1年以内に生じれば院内感染であると判断されます．手術室で成立した感染は通常，深部で発生し，術後3日以内ないし最初のドレッシング交換までに生じることが多いです．一部のSSI，特に人工物を挿入する手術では，数週〜数か月が過ぎてはじめて感染が判明することもあります[2]．

米国疾病管理予防センター（Centers for Disease Control and Prevention：CDC）では，SSIを"表層切開創SSI"・"深層切開創SSI"・"臓器/体腔SSI"に分類しています．

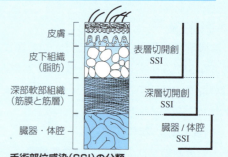

手術部位感染（SSI）の分類
〔佐藤正美：術後感染．雄西智恵美（編）：成人看護学 周手術期看護論，第2版．ヌーヴェルヒロカワ，2009：165〕

H. 人工透析

> **POINT**
> - ☑ 慢性腎不全（糖尿病・低栄養状態・貧血などによる免疫低下）により透析患者は易感染状態である．
> - ☑ 透析室は血液に接触・曝露する機会が非常に高く，環境表面を介した感染の危険性が高い部門である．
> - ☑ 透析室の感染対策は徹底したスタンダードプリコーションに追加した感染対策が必要となる．

透析患者のアセスメントのポイント

透析患者は易感染状態の患者であり，徹底したスタンダードプリコーション（標準予防策）が必要となります．また透析室では特殊な体外循環治療が必要であることから，図1のような感染経路が考えられるため，それぞれに対した感染対策を実施・検討することが必要です．患者・スタッフでB型肝炎ウイルス（hepatitis B virus：HBV）に感染していない場合はHBワクチン接種を勧めます．

透析時の管理

1. バスキュラーアクセスの管理

a. バスキュラーアクセスの清潔管理について
- 患者は穿刺前にシャント部を中心に石鹸＋流水で洗浄します．自分で洗浄できない場合は，皮膚に汚れがないことを確認し，擦式アルコール製剤を用います．
- 透析患者は，長期治療が必要であり，シャントの管理（感染徴候の確認・清潔管理）についての教育を導入時から行うことが重要です．

b. シャント穿刺・抜針・止血時の注意点
- 穿刺・抜針・止血時は手指衛生を実施後，清潔な手袋，エプロン（またはガウン），サージカルマスク，ゴーグルを着用し操作します．
- 開始・返血操作では，患者側・装置側を決めて清潔操作の徹底を行います（→ NOTE）．
- シャント・グラフトの皮膚消毒は0.5％を超えるクロルヘキシジングルコン酸塩含有アルコール，10％ポビドンヨード，消毒用エタノール，70％イソプロパノールのいずれかを用います．

2. 注射・抗凝固薬の管理
- 注射，薬液は清潔エリアで準備し，患者のエリアで準備をしないようにします（→ NOTE）．
- 患者ベッドサイドに薬剤を持参する場合は，必ず患者ごとに清潔なトレイを準備します．
- 透析液供給装置（コンソール）の上は汚染の危険性があるので，直接薬剤を置かないようにします．
- 透析に使用する薬剤は単回使用バイアル・プレフィルドシリンジ製品を選択・導入します．

3. 血液回路，圧・トランスデューサフィルターの管理
- 血液回路はルアーロック機能付き，圧・トランスデューサフィルター付きの回路を使用します．
- 薬剤注入時は，手指衛生を実施後に清潔な手袋を着用します．

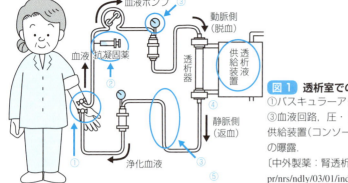

図1 透析室での特殊な感染経路
①バスキュラーアクセス(シャント)、②注射・抗凝固薬、③血液回路、圧・トランスデューサフィルター、④透析液供給装置(コンソール)および患者周辺環境、⑤血液・体液の曝露.
〔中外製薬:腎透析イラスト集, https://chugai-pharm.jp/hc/ss/pr/nrs/ndly/03/01/index.html より改変〕

- 透析用カテーテルを回路に接続する場合に使用する消毒薬は、カテーテルの材質に適合したものを使用します.

▶4. 透析液供給装置(コンソール)、患者周辺環境(ベッド柵、テーブルなど)の管理

- コンソールは透析操作を行うため血液汚染の危険性が高く、交差感染の原因となり得る物として扱う必要があります. また、患者周辺環境についても同様に注意が必要です.
- 開始・返血操作を2名で実施することで、コンソール・患者周辺環境への血液汚染が減少します.
- 患者周辺環境・コンソールは血液汚染のリスクがあるものとし、接触前後には手指衛生を実施します.
- コンソール外装や患者周辺環境は透析終了ごとにHBVやC型肝炎ウイルス(hepatitis C virus:HCV)を考慮した消毒薬(0.05〜0.1%次亜塩素酸ナトリウムやペルオキソー硫酸水素カリウムなど)で消毒します.
- リネンが汚染されることが予想される場合には、ディスポーザブルシーツなどを使用し予防します. また、リネンが目に見えて汚染された場合は交換します.
- 患者から離れた場所で患者やスタッフが頻回に接触する場所(体重計・扉の取っ手、スタッフステーションテーブルなど)を1日1回以上は清拭・消毒を行います.

▶5. 血液・体液曝露および肝炎ウイルス・HIVの感染対策

a. 血液体液曝露の対策

- 透析患者はHBVやHCVの保有率が高く、院内感染対策上、血液・体液曝露への対策は非常に重要です.
- 穿刺・抜針・止血などの場面で、手袋・エプロン(またはガウン)・マスク・ゴーグルを着用し体液曝露を適切に予防します.
- 安全機材(穿刺針、ニードルレスアクセスポートなど)を適切に使用・導入します(図2).

b. HBV, HCV, HIV対策

- 透析導入期・転入時および定期的に、HBs抗原・抗体、HCV抗体の測定を行います.
- 透析医療従事者は定期的にHBs抗原・抗体、HCV抗体の測定を行います.
- 患者および医療従事者でHBs抗体がない場合は、HBVワクチンの接種を推奨します.
- HBV, HCV陽性患者のベッド配置は個室隔離やベッド固定を実施し、専用の透析装置や透析関連物品を使用します. また、オープンフロアでHBV陽性患者の透析を行う場合はHBV陽性患者の

H. 人工透析

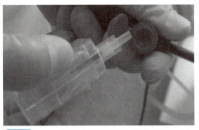

図2 ニードルレスポイントによる採血
（カラー口絵参照）
手袋を装着し採血.

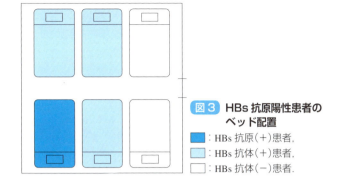

図3 HBs抗原陽性患者の
ベッド配置
■：HBs抗原（＋）患者，
■：HBs抗体（＋）患者，
□：HBs抗体（－）患者.

周辺にHBs抗体陽性者を配置します（図3）.
● 透析施設でのHIVへの感染対策はスタンダードプリコーションによる対応を行い，患者を個室隔離する必要はありません．

文献
・厚生労働科学研究費補助金エイズ対策研究事業 HIV感染症及びその合併症の課題を克服する研究・HIV感染患者における透析医療の推進に関する研究：透析施設における標準的な透析操作と感染予防に関するガイドライン（四訂版）．日本透析医会，2017
・矢野邦夫（訳）：慢性血液透析患者における感染予防のためのCDCガイドライン．メディカ出版，2001
・矢野邦夫（監），冨山広子（編）：透析室の感染対策パーフェクトマニュアル CDCガイドラインを実践！ メディカ出版，2007
・秋葉 隆（編）：解説 透析医療における感染症予防・治療マニュアル．日本メディカルセンター，2005

（松田真哉）

NOTE

開始・返血操作を2名で行うことの利点
開始・返血操作時に患者側（穿刺・抜針者），装置側（機械操作者）の2名で実施することは清潔操作が徹底されるだけでなく，コンソールや患者周辺環境の血液汚染予防につながります．1名で実施する場合は，血液で汚染した手袋のまま機械操作を行わないように徹底が必要です．

清潔・不潔のエリア区分について
採血などの汚染検体を清潔エリアに持ち込んではいけません．そのためには，清潔・不潔エリアを検討し，採血検体などの不潔物品の置き場所を明確化することが重要です．また逆に，薬剤の準備などを汚染エリア（ベッドサイド）で準備をしないように注意します．

I. 経管栄養（経鼻，PEG）

POINT

☑ 栄養剤を調整する前に手指衛生を行い，マスクを着用して調整者からの細菌汚染を防ぐ．
☑ 調整場所は清潔で十分なスペースがある場所で行い，人の出入りが多い所や埃がたつ所は避ける．
☑ 経管栄養に使用する器具は適切に洗浄されたものを使用し，清潔に取り扱う．
☑ 栄養剤は作り置きせず，8時間以内に投与して終了する量を調整する．
☑ 栄養剤は継ぎ足してはいけない．

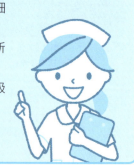

経管栄養を必要とする患者のアセスメント

　経管栄養法とは，口から食事をとれない，あるいは摂取が不十分な患者の胃や腸にチューブを挿入して栄養剤を注入し，栄養状態の維持・改善を行う方法です．経管栄養法は，管を挿入した経路により，①経鼻胃管，②胃瘻，③空腸瘻栄養法に分けられます．「経鼻胃管栄養法」では鼻から胃へチューブを挿入し，栄養剤を注入します．「胃瘻栄養法」「空腸瘻栄養法」は経皮内視鏡的胃瘻造設術（percutaneous endoscopic gastrostomy：PEG）で造設術を行い，腹壁と胃・空腸壁との間にカテーテルを通し，そこから直接胃や空腸に栄養剤を注入します（図1）．

経鼻栄養カテーテル挿入時のケア

- 経鼻カテーテルの留置に関連した合併症を防止するために適切な口径（5〜12Fr）の柔らかい経腸栄養専用カテーテルを用います．
- 挿入時は必要物品を準備してカテーテル挿入の説明を行い，患者の協力を得ます．
- カテーテル挿入後は経鼻カテーテルの先端が胃内に留置されていることを確認します．
- カテーテル挿入時は手指衛生を行い，手袋，マスクを着用して行います．

PEG挿入部の管理

- 瘻孔が形成されるまではPEG挿入部の皮膚の状態を観察します．
- PEG挿入部は微温湯で湿らせたガーゼと石鹸で汚れを落とし清潔を保ちます．
- 瘻孔形成後はシャワーや入浴も可能になります．

栄養剤の準備

- 栄養剤を取り扱うときは手指衛生後にマスクを着用して清潔な場所で行います．
- 点滴や注射を取り扱う場所では準備しません（図2）．
- 作り置きせず使用する直前に準備します．
- 栄養剤は開封後8時間で投与を終了します．

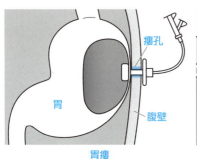

図1 胃瘻の構造
〔上野文昭：NPO法人PDNホームページ Chapter.1 PEG 1. 胃瘻とは. http://www.peg.or.jp/lecture/peg/01.html より改変〕

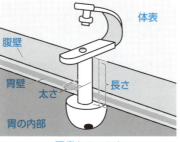

図2 準備室

- 栄養剤を容器に移し替える場合は，容器の内側や接続部に触れないよう汚染のリスクに注意しながら取り扱います．
- RTH（ready-to-hang）製剤は容器に移し替える必要がなく，容器自体が汚染されるリスクも少ないため，栄養剤の汚染防止には極めて有用です．

栄養剤の注入とルート管理

- 栄養剤の逆流を防止するため，食後30分くらい座位または半座位を保ちます．
- 胃瘻の場合，胃瘻周囲から栄養剤が漏れていないか，胃瘻周辺の発赤・腫脹・不良肉芽の有無がないか，チューブが抜けかけていないかを観察します．
- 栄養剤の注ぎ足しはしません．
- 栄養剤に使用する容器や接続チューブは，栄養剤の汚染を防止し清潔を保つような管理を行います．

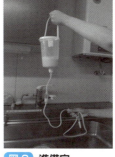

落し蓋などがなく，容器全体が浸漬できていない状態

図3 消毒用浸漬容器
〔ミルトン：6. 浸漬容器の保管場所・状態に注意する. http://www.milton.jp/nursing/contents/cont_b_06.html〕

栄養剤投与容器を再利用するため消毒する場合の管理

- 栄養剤に使用する容器や接続チューブは，本来はディスポーザブル製品として使用することが望ましいですが，コスト面を考慮して再利用していることもあります．
- ボトル型の容器はノンクリティカル器材に分類され，中性洗剤で洗浄後，熱水処理（80℃ 10分）し，完全に乾燥した状態で清潔に取り扱います．食器洗浄機の使用も推奨されます．
- 非耐熱性の製品の場合は，0.01％（100 ppm）次亜塩素酸ナトリウムに次回使用時まで浸漬消毒します．容器全体が浸漬するように注意し，容器が浮かないように落し蓋などを使用し蓋をして浸漬消毒を行います（図3）．

文献
・日本静脈経腸栄養学会（編）：静脈経腸栄養ガイドライン，第3版．2013

（溝内育子）

J. 創傷(褥瘡を含む)

POINT

- ☑ 創傷部位は，皮膚が本来持っている外界から受ける刺激や変化に対して身を守るための防御機能が破壊され，微生物の侵入や恒常性の破綻などのリスクがある.
- ☑ 創傷治癒のメカニズムを理解し，生体の防御・修復反応が速やかに回復するようにケアする.
- ☑ 医療従事者にとっての感染予防対策を十分に心得たうえで創傷のケアにあたる.

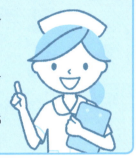

原因・臨床症状[1)2)]　(→NOTE)

創傷とは，種々の原因によって体組織の連続性が破壊された状態を示します．熱傷や外傷のような新鮮な損傷を急性創傷といい，褥瘡や難治性潰瘍などを慢性創傷といいます．慢性創傷の原因として外因性，神経障害，血管障害，代謝異常，腫瘍，感染，血液疾患などがあります．急性創傷と慢性創傷では，体質的・全身的，さらに局所的因子にも大きな違いがみられますが，特に年齢，栄養状態，基礎疾患などの面で大きな違いがあります．

▶1. 創傷治癒のメカニズム[3)]

創傷の修復はすべて細胞レベルの炎症期から始まり，赤色の肉芽細胞と創傷の萎縮があらわれる増殖期へと進みます．最終的に創傷が閉鎖するのは，コラーゲンの再形成，毛細血管の退化，瘢痕組織の形成などが起こる成熟期です．

創傷は湿潤環境のほうが早く治るという創面環境整備と湿潤環境下療法の概念が提唱されています．創部の滲出液には，細胞増殖因子が豊富に含まれています．

湿潤環境下療法の実践においては，創面を整備することが重要です．

a. 創傷治癒過程の4つの段階

皮膚創傷治癒過程は4期に分けられます．①血液凝固期，②炎症期，③(細胞)増殖期，④成熟期(再構築期)となります(図1)[4)].

それぞれ簡単に説明します．

①血液凝固期：この時期は受傷直後~数時間以内です．皮膚に損傷が生じると創面

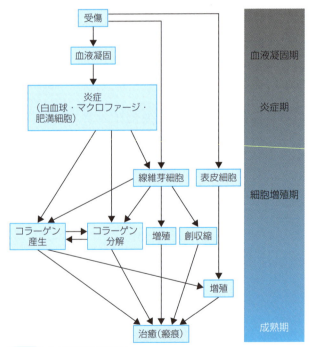

図1　皮膚創傷治癒過程
〔内藤亜由美，他(編)：病態・予防・対応が全てわかる！ スキントラブルケアパーフェクトガイド．学研メディカル秀潤社, 2013, 27〕

は血液に満たされ血小板が凝集し止血されます.

②炎症期：この時期は受傷数時間後〜約 3 日間程度です. 血小板から細胞増殖因子や炎症惹起物質が放出され, 毛細血管の透過性亢進, 好中球の血管内皮細胞への接着と血管外遊走などが起こり, 貪食能を有するマクロファージが出現し, 多くの増殖因子を産生分泌します. またリンパ球も出現し, 創傷治癒を制御します.

③(細胞)増殖期：この時期は受傷 3 日後からの時期です. 創傷周囲に存在する線維芽細胞が, 多数の増殖因子により活性化され, 組織欠損部へ遊走し, 真皮細胞外基質の主要構成成分であるコラーゲンなどを産生し, 肉芽形成を促進します. この期の最終段階として, 上皮化となります.

④成熟期(再構築期)：この時期は時に数年にわたって続くこともあります. 創が閉鎖した後, 各種蛋白分解酵素やその活性抑制物質などの相互作用によって, 創面はより強固になります.

▶2. 創部感染のアセスメント[5]

● 紅斑(発赤, 赤み)：境界のはっきりした非常に強い赤みのある紅斑は, 感染の徴候です.

● 発熱(熱, 熱感)：全身的な発熱と倦怠感の訴えは感染の徴候と考えます.

● 悪臭：悪臭があれば必ず感染しているわけではないが, 壊死の結果, 悪臭が起こると考えられます.

● 腫脹：腫脹のある部位が限局しており, 熱感が伴えば感染徴候と考えます.

● 滲出液：色・粘性・臭い・量・持続期間が観察の対象となります. 滲出液は感染によるものとは限りませんが, 感染を伴うものかどうかの判断が重要となります.

● 痛み：痛みは感染の有無と相関はしませんが, 皮下脂肪までの創で強い痛みが一定期間(1 〜 2 日)以上続いたら感染の徴候と考えます.

● 全身状況：年齢, 糖尿病, 低栄養, 肥満, ステロイド療法, 他部位の感染の存在などがあれば, 感染のリスクは高くなります. また, 創部の便や尿による汚染は感染を引き起こしやすくします.

✚ 感染予防の具体策

▶1. 創洗浄

創洗浄により細菌数を減少させて表面の汚染を除去するとともに, 成長を始めたばかりの新たな傷つきやすい上皮組織と肉芽組織を保護します. 開放創ではすべて包帯交換のたびに洗浄を行い, 創面から創傷の挫滅組織片と細菌を効果的に除去します.

健全な治癒過程を維持するためには, 毒性のない創洗浄液を選択することが非常に重要となります. 化学洗浄剤には抗菌作用と消毒作用がありますが, 治癒を遅延させます.

創傷治癒に障害を及ぼす一般的な洗浄剤は, ヘキサクロロフェン, クロルヘキシジン, 次亜塩素酸ナトリウム液, ポビドンヨード, 石鹸, 洗剤, 過酸化水素などです. 生理食塩液や非イオン界面活性剤による創洗浄が最も効果的な方法だと報告されています.

▶2. 創傷の治癒過程における感染防止ポイント

治癒過程における増殖期にみられる肉芽組織は血流に富み, 感染には抵抗性があります. したがって, 創面の消毒は行いません. むしろ消毒によって肉芽組織が障害され壊死に陥り, 細菌の温床となります. また, 炎症性細胞が障害され創の防御機構が減弱し, 創感染の原因となることからも創面の消毒は厳禁です.

入浴については, 増殖期には積極的に勧めます. 肉芽組織からの出血の危険がない場合, ドレッシング材なしで入浴します. 入浴によって創内の血流が増加するとともに創面の異物が処理され, 感染

①汚染 （wound contamination） 創に細菌が存在するが，増殖しない状態	→	②定着 （wound colonization） 細菌（増殖能あり）が創に付着しているが，創には害を与えない状態	→	③臨界的定着 （critical colonization） 細菌数が②より多くなり，創感染に移行する可能性がある状態．または炎症防御反応により創治癒が遅滞した状態．消毒薬を使用	→	④感染 （wound infection） 細菌が増殖し，組織内部に侵入して創に深部感染する状態．消毒薬を使用

図2 汚染から感染までの流れ

〔内藤亜由美，他（編）：病態・予防・対応が全てわかる！　スキントラブルケアパーフェクトガイド．学研メディカル秀潤社，2013，29 を参考に作成〕

予防の効果があり，治癒も促進されます．

在宅などで生理食塩液での洗浄が行えない場合，微温湯あるいは冷水で代用します．

a. 感染または炎症（図2）[4]

細菌感染が創傷治癒を阻害する事実は明らかですが，その機序は複雑です．創部の有菌状態を「汚染（contamination）」「定着（colonization）」「感染（infection）」と連続的にとらえ，その菌の創部への負担と生体側の抵抗力のバランスにより感染が生じるという考え方が主流となってきています．このうち「感染」とは潰瘍創面に分裂増殖する細菌が著しく増加し，宿主の免疫力に対して細菌の増殖力が勝っている状態です．

b. 浸出液の不均衡

近年，湿潤環境下療法（moist wound healing）の概念の普及により，創傷治癒には適切な湿潤環境が重要であることが明らかにされてきました．創部に存在する滲出液とは血管内から血管外へと漏出した液体であり，細胞や各種の生理活性物質を含有します．正常な創傷治癒過程においては滲出液をはじめとしたさまざまな細胞由来の生理活性物質が複雑に作用することで創傷は治癒していきます．

▶3. 医療従事者における感染予防策

感染予防策は，医療従事者の保護と同時に多くの病原体の伝播を予防し，院内感染の減少に大きく貢献しています．

- 手指衛生[6]：処置前には手指衛生を行います．処置時に手指が血液，体液，分泌物や湿性粘膜などの蛋白や有機物に汚染された場合には，石鹸と流水による手洗いを行います．また，手袋着用の場合は，手袋のピンホールや手袋の着脱に伴って発生する手指の汚染の可能性があるため，患者との接触後には石鹸と流水あるいは擦式アルコール製剤を用いて，手指衛生を行います．

▼ DON'T!!

手袋の着用を行うことで手洗いが不要になるわけではない．汚染した手袋を外すときに汚染した表面に触れることで手が汚染する．また，装着中に手袋にピンホールが開いて，手を汚染することもある．手袋によってある程度の汚染から身を守ることはできるが，微生物の侵入を遮断するには不十分であることを知っておく必要がある[7]．

文献

1) 日本看護協会認定看護師制度委員会創傷ケア基準検討会：創傷とは．創傷ケア基準シリーズ1 褥創ケアガイダンス．日本看護協会出版会，1999：29

2) 森口隆彦，他：代表的な創傷．褥瘡ポケットマニュアル．医歯薬出版，2008：12

3) 宮地良樹，他：褥瘡発生から治療へ．エキスパートナース・ガイド 褥瘡治療・ケアトータルガイド．照林社，2009：33-111

4) 内藤亜由美, 他(編):病態・予防・対応がすべてわかる! スキントラブルケアパーフェクトガイド. 学研メディカル秀潤社, 2013:27-29
5) 日本看護協会認定看護師制度委員会創傷ケア基準検討会:感染. 創傷ケア基準シリーズ1 褥創ケアガイダンス. 日本看護協会出版会, 1999:88-90
6) Schaffer SD, et al.(編著), 藤村龍子(監訳):感染制御の方略, 手洗いに最も重要な感染予防および制御. 感染管理看護の考え方と実際. 医学書院, 1997:55-56
7) COE感染制御科学講座:標準予防策ガイドライン2004年8月版. http://www.infection-control.jp/2010/09/15/precaution.pdf

(松本啓子)

NOTE

皮膚の構造と機能

皮膚は表皮,真皮,皮下組織から構成され,体を保護するいろいろな役割を担っています.表皮である角質層には,水分喪失防止と外部の刺激物を侵入させないための2つのバリア機能があります.

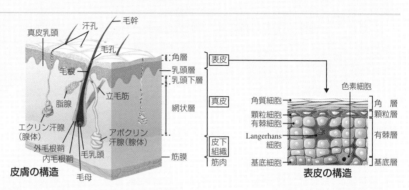

角質層のバリア機能(イメージ図)

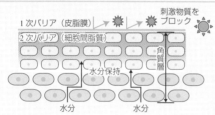

〔溝上祐子:創傷ケアに必要な基礎知識, 皮膚の構造と機能. 創傷ケアの基礎知識と実践-褥瘡・手術部位感染・糖尿病性足潰瘍. メディカ出版, 2011:9〕

褥瘡

褥瘡とは,持続的な圧迫によって発生する皮膚および皮下組織の損傷のすべてを指します.褥瘡の治癒を遷延させる因子として,体圧以外に,年齢,合併症,低栄養状態,貧血,感染の存在,壊死組織の存在,劣悪な介護の状態などがあげられます.褥瘡の感染は治癒を遅らせ,褥瘡の主な合併症である敗血症や骨髄炎を引き起こし,生命を脅かします.臨床では,保菌と感染の区別をつけることが重要となります.細菌の保菌とは,褥瘡の表面に細菌が存在しているが,組織に炎症反応を起こしたり,創傷治療過程に影響しない状況を示します.細菌の感染とは,発赤,熱感,悪臭,腫脹,滲出液,痛みなどの臨床症状で判断します.

褥瘡は,感染創でなくても一般的に耐性菌を保菌している場合が多く,院内感染に配慮する必要があります.処置の前後での流水による手洗いを励行し,ディスポーザブル手袋を使用し,創部以外に触れないように十分気を付けます.

浸潤環境下療法の利点

①痂皮形成の抑制:痂皮は上皮化する表皮細胞の遊走の妨げになる.
②自己融解デブリードマンの促進:壊死組織の自己融解が進む.
③細胞活動の支持:乾燥による創部の細胞の脱水を防ぐ.
④滲出液の保持:創傷治癒に有益なサイトカインなどの働きを助ける.
⑤物理的損傷からの保護:乾いたガーゼなどは創に固着し,交換時に組織を損傷する.

K. 内視鏡

> **POINT**
> - ☑ 血液・体液曝露の危険性を伴うため，内視鏡室は全般的に職業感染対策が必要である．
> - ☑ 感染予防の基本であるスタンダードプリコーションとSpauldingの分類に基づいた再生処理を行う．
> - ☑ 消化器や気管支用の軟性内視鏡は，複雑な構造のため洗浄・消毒が非常に困難であり，内視鏡と処置具の洗浄・消毒・滅菌を確実に行うことが重要である．
> - ☑ 内視鏡からの感染防止のため，年1回は無作為に抽出した内視鏡機器，処置具の表面やチャンネルなどの培養検査を実施し，品質の保証をすることが推奨されている．

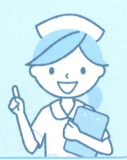

内視鏡の基礎知識

　内視鏡は人体内を観察することを目的とした医療器具です．開発・発展により内視鏡の治療や手技は大きく変化しました．内視鏡を大別すると，硬性鏡と軟性鏡とカプセル型があります．代表的な硬性鏡には腹腔鏡や膀胱鏡，軟性鏡には消化器内視鏡や気管支鏡などがあります（表1）[1]．

　多種多様な内視鏡の中でよく利用されるのが，消化器や気管支用の軟性鏡です．軟性鏡は器械の構造上（図1）[2]，洗浄・消毒が難しいうえ，内視鏡の保有本数に比べて検査件数が非常に多く，同一機器を繰り返し使用しなければいけない環境にあります．そのため，不十分な洗浄・消毒の危険性，血液・体液曝露の可能性の高さなどから，感染のリスクは高くなります．

感染予防の基礎知識

▶1. 器械類の処理

a. 洗浄

　洗浄・消毒を行う場合は，スタンダードプリコーション（標準予防策）を遵守してガウン・手袋・ゴーグル・マスクを着用します（図2）．

　内視鏡自動洗浄装置を用いる前には，必ず用手洗浄を行う必要があります．

　内視鏡表面，内視鏡チャンネルの洗浄を怠ってはいけません．洗浄をせずにいきなり消毒を行うと内視鏡に付着した有機物を凝固させ，洗浄効果を低下させるばかりでなく，感染の原因となることがあります．内視鏡外表面は血液や体液が付着しているので，濡れたガーゼやクロスなどで速やかに拭き取った後，洗浄剤で汚れを落とします．

　送気・送水ボタン，吸引ボタン，鉗子栓を外して，穴の部分までそれぞれのチャンネルをブラッシング洗浄します．吸引・鉗子チャンネルの3か所すべてからブラッシング洗浄を行い，ブラシが先端から出るたびにもみ洗いをしながら各方向に3回以上ブラッシング洗浄し，目視で汚れが落ちているか確認します（図3）[2]．ブラシは1スコープごとに交換することが望ましく，劣化や変形により洗浄

K. 内視鏡

表1 Spauldingの分類(内視鏡器材の分類と処理方法)

	器材の例	使用部位や目的	処置方法
硬性鏡	腹腔鏡 関節鏡など	血流のある皮膚や粘膜を貫通し,身体の無菌的な内腔に挿入する(クリティカル)	・滅菌が必要(滅菌ができない場合は高レベル消毒) ・耐熱性の器材⇒過熱による滅菌を第一選択とする
	膀胱鏡	粘膜または創傷のある皮膚と接触する (セミクリティカル)	・滅菌が望ましいが高レベル消毒でも可
軟性鏡	消化器内視鏡 気管支鏡など		・内視鏡本体⇒高レベル消毒 ・メーカー指定の消毒(滅菌)方法で行う
処置具	生検鉗子 スネアクリップ 装置など	血流のある皮膚や粘膜を貫通し,身体の無菌的な内腔に挿入する(クリティカル)	・滅菌が必要 ・処置具はディスポーザブル製品の使用も考慮する

〔日本看護協会:内視鏡室.感染管理に関するガイドブック 改訂版,日本看護協会,2004;45 より改変〕

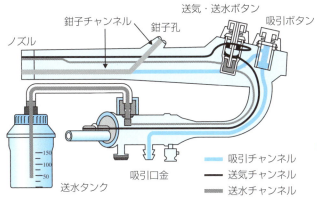

図1 消化管用内視鏡の内部管路構成
〔日本消化器内視鏡技師会安全管理委員会:内視鏡の構造と洗浄・消毒.内視鏡の洗浄・消毒に関するガイドライン,第2版.日本消化器内視鏡技師会,2004:9〕

効果が低下するため,適切に交換する必要があります.

b. 消毒(表2)

軟性鏡の消毒には,高水準消毒薬(グルタラール,フタラール,過酢酸)が用いられますが,それぞれの特徴を把握したうえで内視鏡自動洗浄装置にあった消毒薬を使用しましょう.

過酢酸には金属腐食作用があるため,材質を傷めることがあるという欠点がありますが,強力な酸化力によって殺菌し,分解後は酢酸,過酸化水素,酸素,水になり,有害な分解産物がないため,毒性が残留しません.また,過酢酸は軟性膀胱鏡などの消毒後もアナフィラキシーショックなどの報告がないことや,殺菌力が強く,芽胞に対しても有効であり,短時間(5分)で高水準消毒が可能なことから,グルタラールに代わり使用されるようになってきています.

さらに過酢酸は0.3%で約1週間繰り返し使用が可能とされていますが,経時的な分解や水による希釈によって使用期限が左右されるため,使用する前には濃度判定用試験紙や簡易濃度測定機器を用いて実用下限濃度(0.2%)以上であることを確認する必要があります.夏は気化するため,濃度管理には特に注意が必要です.

c. 乾燥

微生物汚染を防ぐために,70~90%アルコールフラッシュ後,送気または吸引をして乾燥させます.

d. 保管(図4)

内視鏡を横に置いたり,巻いたりせず,送気・送水ボタン,吸引ボタン,鉗子栓などを外して,伸

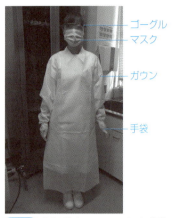

図2 内視鏡室における個人防護具の着用

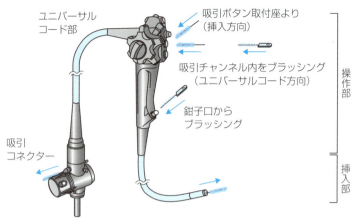

図3 消化器内視鏡の基本構成とブラシによる洗浄方法
〔日本消化器内視鏡技師会安全管理委員会：内視鏡の構造と洗浄・消毒，内視鏡の洗浄・消毒に関するガイドライン，第2版．日本消化器内視鏡技師会，2004：9，11より改変〕

表2 高レベル消毒に用いられる消毒薬の使用法と特徴

消毒薬	使用法	特徴
グルタラール	内視鏡自動洗浄装置，用手法 2%で10分間浸漬消毒．1週間使用可能であるが，水の混入で濃度低下が早まる	・緩衝化剤を入れアルカリ性にし，活性化してから使用する ・金属，ゴム，プラスチックに対して腐食性がない ・グルタラール蒸気による結膜炎，鼻炎，喘息，グルタラール付着による皮膚炎が報告されている
フタラール	内視鏡自動洗浄装置 0.55%で，最長14日の繰り返し使用が可能	・短時間(5分)で高レベル消毒 ・有機物に反応して着色する ・アナフィラキシーショックの報告あり，膀胱鏡には使用しない
過酢酸	内視鏡自動洗浄装置 0.3%で約1週間繰り返し使用が可能	・短時間(5分)で高レベル消毒 ・銅，真鍮，青銅，純鉄，亜鉛メッキ鉄板などを腐食しやすい ・刺激臭があり，蒸気は目・呼吸器などの粘膜を，原液は皮膚を刺激する

〔小野和代：内視鏡室での感染とその管理．洪　愛子（編）：ベストプラクティスNEW感染管理ナーシング．学研メディカル秀潤社，2006；204-211，渡邉都貴子：内視鏡検査部門．ICPテキスト編集委員会（監）：ICPテキスト　感染管理実践者のために．メディカ出版，2006；217-224，消化器内視鏡の感染制御に関するマルチソサエティガイドライン作成委員会：消化器内視鏡の洗浄・消毒マルチソサエティガイドライン．日本環境感染学会，日本消化器内視鏡学会，日本消化器内視鏡技師会，2008，S18-S20より作成〕

展した状態でつるして保管します．その際には，先端を床面につけないようにしましょう．

▶2. 付属品・処置具の処理

　送水ボトルは，使用後に洗浄と乾燥を毎日行い，少なくとも週1回は滅菌をします．滅菌ができない送水ボトルの場合は，次亜塩素酸ナトリウムによる消毒を毎日行います．

　生検鉗子やスネアクリップなどの処置具は，粘膜を通過して無菌組織に入るため滅菌したものを使用します（表1）[1]．

　リユーザブル処置具の洗浄には用手洗浄や酵素洗浄に追加して超音波洗浄をすると良いでしょう．

　血液や粘液・組織片が付着し汚染すると洗浄・滅菌が難しくなるので，ディスポーザブル製品の処置具を使用するほうが良いでしょう．

3. 職業感染防止対策

血液や体液に曝露される可能性が高いため、防水性またはバリア性のあるガウンと手袋を着用し、患者ごとに交換します。目や顔面への血液・体液の飛散防止として、ゴーグルやフェイスシールド付マスクを着用します（図2）。

結核疑いの患者の気管支内視鏡検査を行う場合は空気感染予防策をする必要があり、N95マスクを着用します（→第2章「C. 感染経路別予防策の考え方」参照）。

内視鏡消毒の際にグルタラールを使用する場合は、皮膚や粘膜などに影響があるので、蒸気吸入を防ぐために専用のマスクを使用します。

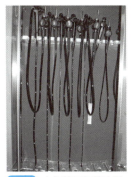

図4 内視鏡の保管方法

4. 環境管理

検査用ベッドや内視鏡システムなどは、血液・体液の飛散や医療従事者の汚染された手袋が接触するため、汚染されやすい環境にあります。検査終了ごとにベッドや内視鏡システムの清掃が必要です。検査用ベッドや枕は掃除がしやすい防水性のものとし、ディスポーザブルシーツで覆い、検査終了後は患者ごとに交換することが望ましいでしょう。

目に見える血液による汚染が床などにあった場合は、血液を拭き取った後、0.1%の次亜塩素酸ナトリウムで清拭します。

処置具ハンガーを使用する場合は、洗浄後は乾燥して消毒用エタノールで消毒をする必要があります。処置具先端部を入れる防水袋は症例ごとに交換しましょう。

文献

1) 日本看護協会：内視鏡室．感染管理に関するガイドブック　改訂版．日本看護協会，2004；44-48
2) 日本消化器内視鏡技師会安全管理委員会：内視鏡の構造と洗浄・消毒．内視鏡の洗浄・消毒に関するガイドライン，第2版．日本消化器内視鏡技師会，2004：9，11
・小野和代：内視鏡室での感染とその管理．洪　愛子（編）：ベストプラクティスNEW 感染管理ナーシング．学研メディカル秀潤社，2006
・渡邉都貴子：内視鏡検査部門，ICPテキスト編集委員会（監）：ICPテキスト　感染管理実践者のために．メディカ出版，2006
・消化器内視鏡の感染制御に関するマルチソサエティガイドライン作成委員会：消化器内視鏡の洗浄・消毒マルチソサエティガイドライン．日本環境感染学会，日本消化器内視鏡学会，日本消化器内視鏡技師会，2008
・日本消化器内視鏡技師会安全管理委員会：内視鏡の洗浄・消毒に関するガイドライン，第2版．日本消化器内視鏡技師会，2004
・田村秀代：内視鏡室での感染対策．藤田　烈（編著）：Nursing Mook 66巻　疑問解決　現場で即役立つ！　感染対策パーフェクトガイド．学研メディカル秀潤社，2011
・消化器内視鏡の感染制御に関するマルチソサエティ実践ガイド作成委員会：消化器内視鏡の感染制御に関するマルチソサエティ実践ガイド【改訂版】．環境感染誌 2013；28：S1-S27
・宮下義弘，他：内視鏡処理のDo Not & エビデンス．大久保　憲（編）：ICT・中材担当者のための洗浄・消毒・滅菌のDo Not & エビデンス125．メディカ出版，2012
・満田年宏（訳著）：医療施設における消毒と滅菌のためのCDCガイドライン2008．ヴァンメディカル，2009
・内視鏡機器等検討委員会（監），オリンパス：消化器内視鏡技師制度規則に基づくテキスト　消化器内視鏡機器取扱いテキスト，第3版．日本消化器内視鏡技師会

（吉岡ゆかり）

L. 在宅での医療廃棄物の処理方法

> **POINT**
> - ☑ 在宅での医療廃棄物は，一般廃棄物に分類される．
> - ☑ 地域により廃棄方法がそれぞれ違う場合があるので，必ず確認することが必要である．
> - ☑ 注射針など鋭利で感染性の危険性が高いものは，蓋付きの硬いプラスチックボトルの容器に入れ，しっかりと蓋を閉めた状態で医療機関などへ持ち帰る．

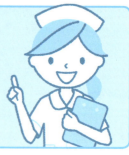

＋ 在宅医療と医療廃棄物

利用者，患者に行われている医療処置や看護処置，およびそれに伴って使用される医療廃棄物の種類を確認しましょう．在宅医療のうち最も多いのは在宅自己注射であり（約68％），次いで在宅酸素療法，持続陽圧呼吸法，自己導尿，寝たきり患者処置，自己腹膜灌流です．

＋ 感染予防の具体策

▶1. 在宅医療廃棄物の形状別の廃棄方法

在宅医療廃棄物は，①鋭利でないもの，②鋭利であるが安全な仕組みをもつもの，③鋭利なもの（医療用注射針，点滴針）の3つがあります．それぞれに廃棄の仕方が違うことと，住んでいる市町村により廃棄方法が細かく指定されている場合が多いため，医療者側が確認し，よく理解して指導する必要があります（表1）．

▶2. 医療処置・看護処置時の廃棄物に関して

- 医師や看護師が行った医療処置や看護処置での廃棄物（血液の付着した注射器など），防水エプロンや非滅菌手袋を持ち帰るための容器・ポリ袋を持参し，患者ごとに密封し丈夫なプラスチック製の袋で二重梱包して持ち帰り，病院で廃棄します（図1）．
- また，汚染された医療器具等は血液などが飛散しないように非貫通性の蓋のできる容器に入れて安全に管理し，病院へ持ち帰り廃棄します．
- 採血時には必ず手袋を装着し，注射針などは針刺し予防用の携帯用針捨て専用容器に入れて病院に持ち帰り廃棄します（図2）．
- 処置などは清潔操作が必要なものからはじめて，創の処置やカテーテルの交換などの前後は，そのつど必ず手洗いを実施します．擦式アルコール製剤などを使用しても良いでしょう．
- 手を洗った後はペーパータオルを使うか，または布製タオルなどを使用する場合は，患者ごとに交換して交差感染を防ぎます．
- 在宅ではケア提供者や使用薬剤が限定されているため，交差感染は起こりにくいといわれています．在宅医療廃棄物は正しくルールを守って廃棄すれば，問題になることはありません．

L. 在宅での医療廃棄物の処理方法

表1 在宅医療廃棄物の形状による分類と廃棄の仕方

分類	医療器具・医療材料	廃棄時の処理と注意点	廃棄方法
Ⅰ. 鋭利でないもの	注射器，注射筒，針のついていないチューブ，カテーテルなどストーマ袋，導尿バッグ，カテーテル類など	残液や廃液は捨てて空にする 中身が見えないように新聞紙に一度包み，小さなポリ袋に入れる 他の廃棄物と一緒にポリ袋に入れて（2重梱包），空気を抜いて口をしっかり閉じる	地域によって**「燃えるごみ」**として廃棄するか，医療機関へ返却する*
	栄養剤バッグ，腹膜透析（CAPD）バッグ，点滴バッグ，プラスチックボトルなど	残液や廃液は捨てて空にする プラマークを確認後，プラスチック製の袋に入れてまとめる	地域によって**「燃えるごみ」**として廃棄するか，「資源ごみ」としてリサイクルするか，医療機関へ返却する*
	紙オムツ，ガーゼ，脱脂綿など	汚物はごみに出す前にトイレに流し，随時，新聞紙などでくるみ，小さなポリ袋に梱包した後，他の可燃ごみと一緒に大きなポリ袋に入れて（2重梱包），空気を抜いて口をしっかり閉じる	**「燃えるごみ」**として廃棄する
	薬，経管栄養剤の容器（ビン・缶類），ガラス製点滴ボトルなど	残液などは捨て，空にする	**「燃えないごみ」**として廃棄する 基本的にリサイクルはしない*
Ⅱ. 鋭利であるが安全な仕組みをもつもの	ペン型自己注射針	非貫通性のプラスチック容器に収納後，「感染性廃棄物（注射針）」と記入し，ポリ袋に入れる（→NOTE）	原則，医療機関へ返却するが，地域によっては**「燃えるごみ」**として廃棄する*
Ⅲ. 鋭利なもの	注射針，針のついたチューブ（針ごとチューブを切断し，針のついたほうを医療機関へ） ペン型以外の自己注射針，血糖測定器の針など	非貫通性の蓋がきちんとできるプラスチック容器に収納する	医師・看護師等が医療機関へ持ち帰るか，医療機関へ返却する

＊：市町村により廃棄方法が違うため，確認が必要なもの．

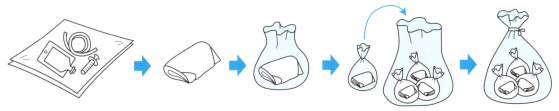

図1 一般廃棄物として廃棄する場合の廃棄方法

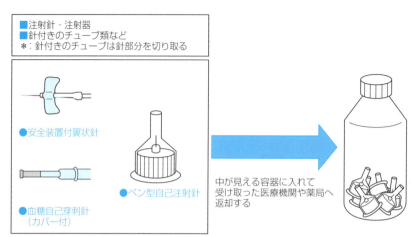

図2 取り扱いに注意を要する鋭利なものの廃棄方法

!!DON'T!!

回収時に針刺し損傷などが起こっている．鋭利で感染性の危険性が高いものは決して一般廃棄物に捨ててはいけない．また針などの返却時，ビンなどのガラス容器は落下や破損の危険性がある．また，空き缶などに入れるとリサイクル物品と間違われる可能性があるので患者や家族に使用しないようにきちんと指導する．

文献

- 環境省　在宅医療廃棄物の処理の在り方検討会：在宅医療廃棄物の処理に関する取組推進のための手引き．https://www.env.go.jp/recycle/misc/gl_tmwh/full.pdf（平成20年3月）
- 日本医師会：地域の協力で支えられる在宅医療　在宅医療廃棄物の取り扱いガイド．2008，http://dl.med.or.jp/dl-med/teireikaiken/20110309_12.pdf（2008年3月）

（桝本朋子）

NOTE

感染性廃棄物のボトル

医療機関から渡された廃棄用の指定容器（ステッカー貼付）などに入れて，決められた医療機関へ返却します．バイオハザードマーク（黄色）をつけるか，「感染性廃棄物（注射針等）」などと明記します．

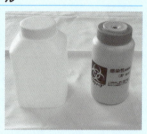

ペットボトルで返却する場合

ペットボトルを使用する場合は返却する病院などに確認し，固くて丈夫なものを選びます．

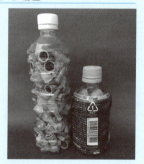

A. インフルエンザ

> **POINT**
> - ☑ インフルエンザウイルスを病原体とし，毎年冬季を中心に流行する急性の呼吸器感染症で，一般の「かぜ」（通常感冒）に比べて全身症状が強いことを特徴とする．
> - ☑ 感染症法により，インフルエンザ（季節性インフルエンザともいう），鳥インフルエンザ，新型インフルエンザ，再興型インフルエンザに分類される．
> - ☑ 感染防止対策は，流行前の予防接種，流行期の飛沫感染・接触感染予防が基本となる．
> - ☑ 医療従事者には，自身の感染防止，患者や他職員への施設内感染防止の観点から，予防接種が推奨される．

原因

インフルエンザウイルスへの感染が原因です．インフルエンザウイルスは抗原性の違いにより，A型，B型，C型の3型に分類されますが，流行するのはA型とB型です．ウイルス粒子の表面には，赤血球凝集素（HA）とノイラミニダーゼ（NA）という2つの糖蛋白があり，各々抗原性が異なる複数の亜型をもち，この変異により流行を繰り返します．

感染経路は，咳，くしゃみなどから発生する飛沫を吸い込むことによる感染（飛沫感染）と，飛沫の付着物に触れた手指を介した接触感染です．

臨床症状

感染から1～3日ほどの潜伏期間のあと，発熱（通常38℃以上の高熱），頭痛，全身倦怠感，筋肉痛や関節痛が突然あらわれ，咳，鼻汁などの上気道炎症状が続き，約1週間で軽快するのが典型的なインフルエンザの症状です．新型インフルエンザは未確定部分が多いものの，季節性インフルエンザよりも感染性や重篤性が高いと予測されています．

合併症として，高齢者では肺炎や気管支炎，小児ではこれらに加えて，中耳炎や気管支喘息，熱性けいれん，インフルエンザ脳症などにも注意が必要です．また，インフルエンザに罹患すると重症化しやすい人が示されています（表1）[1)2)]．

診断・鑑別診断　（→ NOTE）

アデノウイルスやRSウイルスなど，インフルエンザウイルスと似た呼吸器症状を引き起こすウイルスは多数存在するため，インフルエンザの確実な診断には，ウイルス検査や抗体検査を実施します．現在，日本の医療機関では30分以内に結果がわかる抗原迅速診断キットが広く使用されています．

表1	重症化リスクの高い人

- 妊婦，5歳未満の小児，高齢者
- 下記の疾患・状態の人
  慢性呼吸器疾患（喘息，慢性閉塞性肺疾患など），慢性心疾患，腎機能障害，糖尿病など代謝性疾患，免疫抑制状態（HIV感染，ステロイドや抗がん剤などの薬物治療を含む）

〔World Health Organization（WHO）：Influenza（Seasonal）. http://www.who.int/en/news-room/fact-sheets/detail/influenza-（seasonal）/Centers for Disease Control and Prevention（CDC）：People at High Risk of Developing Serious Flu–Related Complications. https://www.cdc.gov/flu/about/disease/high_risk.htm より作成〕

表2	抗インフルエンザ薬の種類

一般名（商品名）	用法
オセルタミビル（タミフル®）	5日間内服
バロキサビルマルボキシル（ゾフルーザ®）	1回内服
ザナミビル（リレンザ®）	5日間吸入
ラニナミビル（イナビル®）	1回吸入
ペラミビル（ラピアクタ®）	点滴静注

〔厚生労働省：医療公衆衛生分科会（第3回）資料 抗インフルエンザウイルス薬について．2012, https://www.mhlw.go.jp/stf/shingi/2r9852000002n2pk-att/2r9852000002n2r1.pdf を参考に作成〕

治療と看護ケアのポイント

▶1. 治療

対症療法と薬物療法が主になります.

抗インフルエンザ薬（表2）[3]は，発病後48時間以内の開始が有効であり，オセルタミビル（タミフル®）とザナミビル（リレンザ®），ラニナミビル（イナビル®）は予防投与の適応になっています．解熱剤が必要な場合は，アセトアミノフェン（カロナール®，アンヒバ®など）を使用します．小児にアスピリン，ジクロフェナクナトリウム（ボルタレン®など），メフェナム酸（ポンタール®など）は脳症の危険性が増加するため原則使用しません.

▶2. 看護

- 空調設備を利用しての排気，または窓を定期的・持続的に開放するなど換気を十分に行います．湿度は加湿器を使用するなどして，50〜60%程度を保つようにします.
- 発熱には，解熱剤の使用，室温や衣服の調整，悪寒のあるときは保温などを行います.
- 脱水予防のため水分補給を行います.
- 安静と休養，栄養補給により，体力の保持・回復を促します.
- 他者への感染の恐れがある期間は，患者が病室外に出ないようにします．検査などで室外に出る場合は，サージカルマスクを着用してもらい短時間で済ませます.
- 患者に使用する体温計，血圧計，聴診器などは患者専用とします.

▶3. 家族が感染しないために

- 患者はサージカルマスクを着用し，家族とは別室で療養してもらいます.
- 患者に接するときは，家族もサージカルマスクを着用します．看護行為ごとに手洗いを行います.
- 患者と食器や箸などの共有はしないようにします.

感染防止対策のポイント

インフルエンザ対策は，「感染症の予防及び感染症の患者に対する医療に関する法律（感染症法）」（1998年制定）や「新型インフルエンザ等対策特別措置法」（2012年制定）など法律と関連して対策が講じられます．また医療従事者として，各医療機関の院内感染対策マニュアルなども把握しておきましょう.

A. インフルエンザ

●新型インフルエンザ対策は季節性インフルエンザ対策の延長線上にあり，感染防止対策の基本は同様です．

●医療機関内では，スタンダードプリコーション(標準予防策)と，飛沫感染・接触感染予防策を実施します．

●インフルエンザ発症後7～10日間まではウイルスを排出していると考えられていますが[4]，他者への感染の恐れがあるのは，成人で発症前日から発症5～7日間，小児はこれよりやや長期化すると考えられています[5]．

▶1. インフルエンザワクチンの接種

●インフルエンザウイルスは連続抗原変異を起こすため，インフルエンザワクチンも毎年専門家による流行予測のもと作られます．毎年予防接種を受けることが最も有効な感染予防対策となります．

●接種は流行がはじまる12月より前に受けるようにしましょう．抗体が形成されるまで約2週間を要するため，接種後すぐに効果を発揮するものではありません．

●接種は生後6か月から受けることができます．世界保健機関(World Health Organization：WHO)は妊婦には最優先，生後6か月以降5歳未満の子ども，高齢者，慢性疾患をもつ人，医療従事者には優先的な予防接種を推奨しています[1]．

▶2. 咳エチケットの徹底

●咳やくしゃみの際はティッシュなどで鼻と口を被い，他の人から顔をそむけ，1～2m離れます．

●ティッシュなどがない場合は，口を前腕部(袖口)で押さえて，飛沫が拡散しないようにしましょう．前腕部で押さえると他の場所に触れることが少なく，接触感染の機会を低減できます．

●呼吸器系分泌物(鼻汁・痰など)を含んだティッシュは，すぐにゴミ箱に捨てましょう．医療機関内では，密閉し，感染性医療廃棄物として処理します．

●咳をしている人にマスクの着用を積極的に促します．

▶3. 正しいマスクの着用

●マスク表面に病原体が付着する可能性があるため，原則使い捨てとし(1日1枚程度)，捨てる場所や捨て方に注意して，他の人が触れないようにしましょう．

●インフルエンザ患者や類似症状を呈する患者に接する医療従事者は，サージカルマスクを着用します．

●気道吸引や気管支鏡検査，気管挿管などを行う医療従事者は，N95マスクを着用します．

●新型インフルエンザ発生時に使用する家庭用マスクは，不織布製マスクが推奨されています．

▶4. 手指衛生

●手洗いは流水と石鹸を使用して15秒以上行い，水分を十分に拭き取りましょう．

●擦式アルコール製剤(アルコールが60～80%程度含まれている消毒薬)は，アルコールが完全に揮発するまで両手を擦り合わせましょう．

●病室の入り口付近には手指衛生設備の設置を検討しましょう．

●医療現場において手指衛生のための5つのタイミング[6]がWHOにより示されているので参考にしてください(→第3章「A. 手指衛生」参照)．

▶5. 適切な距離の確保

●通常，飛沫はある程度の重さがあるため，発した人から1～2m以内に落下します．感染者の2m以内に近づかないことが基本となります．

- 患者は個室管理，もしくは同一疾患患者を同室に集め，他疾患患者と接触しないようにします．他疾患患者が同室になる場合，ベッドは 2 m 以上離しカーテンなどで仕切ります．

▶6. 清掃・消毒

- 通常の清掃に加えて，水と洗剤を用いて，机，ドアノブ，スイッチ，階段の手すり，テーブル，いす，エレベーターの押しボタン，トイレの流水レバー，便座等，人がよく触れるところを拭き取り清掃します．頻度は最低でも 1 日 1 回行います．
- 拭き取り清掃・消毒作業のときは，マスクや手袋を着用し，作業後は，流水・石鹸または擦式アルコール製剤により手を洗います．
- 消毒剤は，インフルエンザウイルスには次亜塩素酸ナトリウム，イソプロパノール，消毒用エタノールなどが有効です．噴霧は不完全な消毒，ウイルスが舞い上がる可能性，消毒実施者の健康被害につながる危険性もあるため，実施するべきではありません．

文献

1) World Health Organization(WHO)：Influenza(Seasonal). http://www.who.int/en/news-room/fact-sheets/detail/influenza-(seasonal) (閲覧：2018 年 8 月)
2) Centers for Disease Control and Prevention(CDC)：People at High Risk of Developing Serious Flu–Related Complications. https://www.cdc.gov/flu/about/disease/high_risk.htm(閲覧：2018 年 8 月)
3) 厚生労働省：医療公衆衛生分科会(第 3 回)資料　抗インフルエンザウイルス薬について．2012，https://www.mhlw.go.jp/stf/shingi/2r9852000002n2pk-att/2r9852000002n2r1.pdf
4) 三田由美子：インフルエンザ．藤村響男，他(監)：感染対策 まるわかりガイド．学研メディカル秀潤社，2014：34-37
5) Centers for Disease Control and Prevention(CDC)：Key Facts About Influenza. https://www.cdc.gov/flu/keyfacts.htm(閲覧：2018 年 8 月)
6) World Health Organization(WHO)：WHO Guidelines on Hand Hygiene in Health Care. 2009，http://apps.who.int/iris/bitstream/handle/10665/44102/9789241597906_eng.pdf(閲覧：2018 年 8 月)
・日本環境感染学会新型インフルエンザ病院感染対策のための提言検討委員会(編)：医療施設における新型インフルエンザ A(H1N1)感染対策の手引き，第 1 版．2009，http://www.kankyokansen.org/modules/publication/index.php?content_id=5(閲覧：2018 年 8 月)
・新型インフルエンザ等に対する関係省庁対策会議：新型インフルエンザ等対策ガイドライン．2016．https://www.cas.go.jp/jp/seisaku/ful/keikaku/pdf/gl_guideline.pdf(閲覧：2018 年 8 月)

(石井陽子)

NOTE

インフルエンザウイルスの変異

- 連続抗原変異：同じ亜型内で抗原が少しずつ変化することをいいます．インフルエンザが毎年流行を繰り返す原因です．
- 不連続抗原変異：突然別の亜型が出現し，従来の亜型ウイルスと交代することをいいます．2010 年に流行した新型インフルエンザ A(H1N1)※など，A 型はこの変異により過去に世界的大流行(パンデミック)を繰り返しています．
※ 2011 年から季節性インフルエンザとして扱われています．

迅速診断キット

　ウイルス量の少ない発病初期などではウイルスを検出できない場合があります．キットの検査結果が陰性でもインフルエンザウイルスへの感染を否定することはできず，流行状況や臨床症状などから総合的に診断されます．

B. 細菌性腸炎

> **POINT**
> - ☑ 最も頻度が高い細菌はカンピロバクターで，次にサルモネラ属が多い．
> - ☑ 原因細菌の種類により感染型と毒素型に分けられる．
> - ☑ 感染型は腹痛，発熱，下痢，粘液便の頻度が高く，時に血液が混入することもある．
> - ☑ 毒素型は潜伏期間が短く，発熱はほとんどみられず，嘔吐，腹痛が主症状である．

原因

　原因と考えられる細菌が付着した飲食物などを摂取することにより感染します．また，サルモネラ属菌は飼育しているカメやヘビなどから，また，カンピロバクター属菌では鳥やイヌ，ネコなどのペットから感染することもあります．
　細菌性腸炎は，食品に混入した菌が腸管内で増殖して症状が出現する感染型と，食品内で菌が増殖する際に産生した毒素を摂取することにより症状が出現する毒素型に分けられます．

臨床症状

- 原因細菌により潜伏期間や症状，経過は異なります（表1）．
- サルモネラ腸炎に乳幼児や高齢者が罹患した場合は脱水や菌血症で重症化しやすい傾向にあります．
- ベロ毒素を産生する腸管出血性大腸菌の代表であるO157は，汚染された食材や飲料水などから経口感染します．O157による細菌性腸炎は，水様性の下痢ではじまり鮮血便がみられるのが特徴で，ベロ毒素により腎臓や脳の血管内皮細胞が傷害され，重篤な合併症（溶血性尿毒症症候群や脳症）を引き起こすことがあります（→ NOTE）．

診断・鑑別診断

　細菌性腸炎を疑う症状として，高熱，強い腹痛，下痢，血便などがあり，腹部エコーにより回腸末端から上行結腸などに浮腫性の壁肥厚，リンパ節腫脹などの病変を認めます．また，血中CRPが上昇します．
　培養検査では診断がつくまでに時間がかかるため，発症時期，食歴，渡航歴などの確認，家族または身近（学校・園・職場など）において，下痢や嘔吐など感染性が疑われる患者がいるかなどの確認が必要です．

治療と看護ケアのポイント

▶1. 治療

- 治療の原則は脱水の予防と輸液などの対症療法で改善がみられるため抗菌薬は投与しませんが，原因菌や患者の状態によっては抗菌薬が必要となる場合があります．

表1	主な原因細菌
感染型	下痢原性大腸菌(腸管毒素原性大腸菌, 腸管出血性大腸菌など), サルモネラ属菌, カンピロバクター菌, 腸炎ビブリオ, ウェルシュ菌, エルシニア菌, 赤痢菌, コレラ菌, チフス菌
毒素型	黄色ブドウ球菌, セレウス菌, ボツリヌス菌, クロストリジウム・ディフィシル

- 軽度から中等度の脱水と神経症状などの合併症がないものに対しては, 経口補水療法(oral rehydration therapy：ORT)による水分電解質の補正が基本治療になります.
- 嘔吐や下痢が頻回に続く場合は経静脈輸液が行われます.

▶2. 看護ケアと観察

- 原則, 血圧計, 聴診器, 体温計は, 患者専用の物として準備しましょう. 共有する場合は, 使用ごとに 0.1% 次亜塩素酸ナトリウムで消毒をします.
- 血液検査により脱水の程度, 電解質バランスをチェックしましょう.
- 尿量の確認と検尿により腎機能異常の早期発見に努めましょう. 血便がみられる患者では特に注意が必要です.
- 脱水の程度が軽症であっても, 嘔吐や下痢などの症状がみられた時点から速やかに経口補水液(oral rehydration solution/oral rehydration salts：ORS)の投与を開始し, 様子をみながら少しずつ 1 回量を増やして, 摂取間隔を徐々に短くしていきます.
- 食事の摂取状況を観察し, 適切な食事に漸次進めていくようにします.
- 経口摂取が不可能, あるいは不十分な場合は輸液療法が中心となるため, 摂取量と尿・便などの排泄量のバランスをできるだけ正確に把握しましょう.

▶3. 患者・家族への対応および指導

- 安静, 水分摂取, 便の性状, 排便と排尿の回数の確認などの必要性について説明します.
- 一度に多量の水分は摂取できないため, スプーンを使用して, ひとさじずつ無理をせず ORS を与えるのが効果的です.
- ORS を嘔吐してしまっても効果はあるため, 少量ずつ頻繁に飲ませるように指導しましょう.
- 食事前は, 必ず石鹸を用いて流水で手洗いを行うように指導しましょう.
- なるべく個室管理を行い, 症状が回復するまでは周囲との接触もなるべく避けるように指導しましょう.
- トイレに行ったときには, 液体ハンドソープを用い, 洗い残しがないよう丁寧に手洗いを実施してもらいましょう.
- 不潔な手で, 手すり, ドアノブなどさまざまな箇所に触らないように指導しましょう.
- 入浴する場合は, 浴槽に浸かることは控え, シャワー浴にするように指導しましょう.

✚ 感染防止対策のポイント

▶1. 排泄物に対する接触予防策

- 患者の看護ケアをする際は, 衣服が排泄物などで汚染する可能性が高いため, 必ずガウンやディスポーザブルの手袋を使用します.
- 下痢, 嘔吐の介助, おむつ交換, 糞便・嘔吐物の処理時には必ず個人防護具を着用します(→第3章「B. 個人防護具の使用方法」参照).

B. 細菌性腸炎

表2 次亜塩素酸ナトリウムの希釈方法

用途	必要な濃度	原液の濃度*	希釈倍率	1 Lの希釈液を作成する場合に必要な原液量
・便や嘔吐物が付着した床などの清掃 ・衣類などの浸け置き	1,000 ppm (0.1%)	5%	50 倍	20 mL
		10%	100 倍	10 mL
・トイレの便座やドアノブ，手すり，床などの清掃 ・食器などの浸け置き	200 ppm (0.02%)	5%	250 倍	4 mL
		10%	500 倍	2 mL

＊：次亜塩素酸ナトリウム濃度5%：ハイター，ブリーチ，次亜塩素酸ナトリウム濃度10%：ピューラックス-10，ハイポライト10．

● 準備しておくものとしては，①ディスポーザブルの手袋2双（色付き手袋と透明手袋），②マスク，③ディスポーザブルのガウンまたはエプロン，④汚染処理用のためのペーパータオル，⑤ポリ袋2枚（一次回収袋・二次回収袋），⑥専用のゴミ箱，⑦次亜塩素酸ナトリウム，⑧専用のバケツなどがあります．

● 使用した個人防護具は，目に見える汚染がなくても，感染性廃棄物として処理しましょう．

▶ **2. 準備をするときのポイント**

①個人防護具を装着する際は，装飾品は外しましょう．

②ディスポーザブルの手袋を着用する際は，色付き手袋を先にはめてから透明手袋を着用し，2枚重ねて着用しましょう．

③2枚の回収用ポリ袋の口は広く開けて用意しておきましょう．

④0.1%（1,000 ppm）以上の次亜塩素酸ナトリウム液を準備しましょう（表2，→第5章「C. ウイルス性胃腸炎（ノロウイルス，ロタウイルス，アデノウイルスなど）」，「E. クロストリジジウム・ディフィシル感染症（CDI）」参照）．

文献

・日本感染症学会・日本化学療法学会　JAID/JSC 感染症治療ガイド・ガイドライン作成委員会：JAID/JSC 感染症治療ガイドライン2015 —腸管感染症—．日本化学療法学会雑誌 2016；64：31-65
・五十嵐　隆（総編集），細矢光亮（専門編集）：小児感染症 —最新カレンダー＆マップ　小児科臨床ピクシス 25．中山書店，2011
・五十嵐　隆（編），清水俊明（専門編集）：下痢・便秘　小児科臨床ピクシス 18．中山書店，2010
・白倉良太，他（編）：感染制御ナーシングプラクティス．文光堂，2007

（阿部裕美）

NOTE

下痢原性大腸菌

ヒトに病原性を示す下痢原性大腸菌は，腸管病原性大腸菌（Enteropathogenic *Escherichia coli*：EPEC），腸管組織侵入性大腸菌（Enteroinvasive *Escherichia coli*：EIEC），腸管毒素原性大腸菌（Enterotoxigenic *Escherichia coli*：ETEC），腸管凝集付着性大腸菌（Enteroaggregative *Escherichia coli*：EAEC），腸管出血性大腸菌（Enterohemorrhagic *Escherichia coli*：EHEC）の5種類が報告されています．

腸管出血性大腸菌（EHEC）

赤痢菌毒素様のベロ毒素を産生し，2次感染もみられます．わずか 10～100 個の菌数でも発症し，わが国では 70～90% が O157 です．初期症状は泥状，水様下痢便で，1～2日後に激しい鮮血便を呈し出血性大腸炎を起こし，鮮血様の血便となります．下痢がはじまって8日前後に溶血性尿毒症症候群や脳症を続発することがあります．EHEC 感染症は，感染症法に基づく3類感染症です．

C. ウイルス性胃腸炎(ノロウイルス, ロタウイルス, アデノウイルスなど)

POINT
- ☑ ウイルス性胃腸炎の頻度は、ノロウイルス、ロタウイルス、腸管アデノウイルスの順に高い。
- ☑ ノロウイルスやロタウイルスは冬季に流行し、腸管アデノウイルスは年間を通じて散発する。
- ☑ ウイルス性では、嘔吐などの上部消化管症状を合併しやすく、腹痛や水様便が主体。

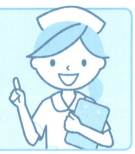

原因

ウイルス性胃腸炎の原因ウイルスとしては、ノロウイルス、ロタウイルス、アデノウイルス、サポウイルス、エンテロウイルスなどがあります。

ウイルスに汚染された食品や飲料水を摂取することにより発症します(経口感染)。また、ウイルスで汚染された手指や物品に触れることによって感染することもあります(接触感染)。

ノロウイルスでは、感染した患者の嘔吐物や水様の下痢便が床などに飛び散り、その飛沫を吸い込むことにより感染することもあります(飛沫感染)。さらに、ノロウイルスは非常に小さい微生物(直径約27〜35 nm)のため、嘔吐物や下痢便が乾燥すると容易に宙に舞い上がり、呼吸で吸い込まれて感染する場合もあります(空気感染)。

臨床症状

- 主要症状は下痢と腹痛で、嘔吐、発熱、血便などを伴うこともあります(表1)。
- 高齢者や抗がん剤投与中または免疫抑制薬使用中などの免疫不全患者がウイルス性胃腸炎に罹患し、症状が遷延した場合は、重症化することがあります。また、ロタウイルスは乳幼児では重症化します。
- ノロウイルスでは、症状が消失していてもウイルスの排泄が続くことがあります。また、感染していても症状がでない(不顕性感染)場合があります。

診断・鑑別診断

下痢が長く続く場合や高熱の場合では細菌性腸炎が疑われるため、検便や血液検査を含めた各種検査を行う必要があります。ロタウイルス、ノロウイルスに関しては、原因ウイルスの早期診断・鑑別診断としてイムノクロマト法による迅速診断検査があります。便を用いてウイルス抗原を抗原抗体反応で検出する方法で、15分程度で結果が判明します(→ NOTE)。

治療と看護ケアのポイント

▶1. 治療
- 基本的には対症療法であり、脱水症状の評価が重要となります。

C. ウイルス性胃腸炎(ノロウイルス, ロタウイルス, アデノウイルスなど)

表1 主なウイルス性胃腸炎の原因菌の特徴と症状

原因ウイルス 特徴・症状	ロタウイルス	ノロウイルス	アデノウイルス (40型, 41型)
罹患年齢	乳幼児	小児~成人	乳幼児
流行時期	冬~春	秋~冬	通年
感染経路	食物, 水, 糞便	二枚貝, 水, 糞便	糞便
潜伏期間	約1~2日	約1~2日	約2~14日
便の症状	水様性の下痢(酸臭), 白色~黄白色便	下痢	水様性の下痢, 白色~黄色便
症状	嘔吐, 下痢, 腹痛, 37℃台の発熱, 脱水症状	嘔吐, 下痢, 腹痛, 悪心, 感冒の症状	嘔吐, 下痢, 腹痛
罹患期間	約5~6日間	約1~2日間	約8~12日間

- 軽度から中等度の脱水症状に対しては経口補水療法(oral rehydration therapy:ORT, → NOTE)が適応され, 重度の脱水症状や経口摂取ができない場合は, 経静脈輸液が行われます.
- 食事制限は特になく, 経口摂取ができる場合は食事を勧めます.
- 母乳や人工乳を飲んでいる乳児では, ORT中も母乳またはミルクを継続することが大切です.

▶**2. 看護ケアと観察**

- 乳幼児や高齢者では嘔吐や下痢などによる脱水症状を生じることがあるため, 注意が必要です. 特に18か月未満では重症化しやすいため, 体重減少, 大泉門陥凹, 皮膚緊張の低下, 頻脈, 多呼吸, 血圧の変動などの症状に注意しましょう.
- 高齢者の場合, 嘔吐物が気管に入り誤嚥性肺炎を起こすことがあるため, 体調の変化に注意しましょう.

▶**3. 患者・家族への対応および指導**

- 安静, 水分摂取, 便の性状, 排便と排尿の回数の確認などの必要性について説明します.
- 症状が回復するまでは周囲との接触もなるべく避けるよう指導しましょう.
- 手洗いは必ず石鹸を用いて流水で行い, 手洗いに使用するタオルは共有せず, 個人ごとに専用とするか, ペーパータオルを使用するように指導しましょう.
- 不潔な手で, 手すり, ドアノブなど色々な箇所に触らないように指導しましょう.
- 症状が消失しても約1週間は便の中にウイルスが排出される可能性があるため, 入浴する場合は浴槽に浸かることは控え, シャワー浴にするようにし, 家族の後に入浴するように指導しましょう.
- 乳幼児に対してはロタウイルスの予防接種が可能となったため, ワクチン接種の有効性について指導しましょう.

✚ 感染防止対策のポイント

▶**1. 排泄物に対する感染予防策**

- 糞便や吐物の処理は, 処理する医療者自身への感染や院内への汚染拡大を予防するために, 適切な方法で, 迅速かつ確実に行う必要があります. 下痢便はおむつに吸収させてビニール袋を密閉させ, 廃棄する方法が有効です.

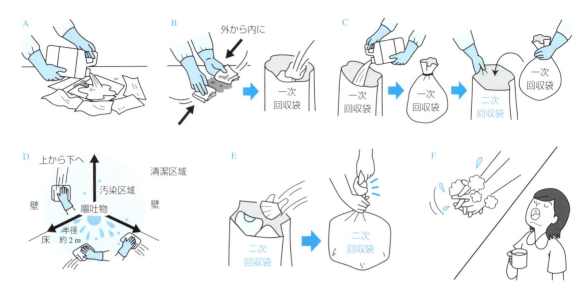

図1 吐物処理の手順(▶動画16)
①ディスポーザブルの手袋，マスク，ガウン(またはエプロン)をしっかり着用する．
②嘔吐物や糞便はペーパータオルなどで覆い，0.1%次亜塩素酸ナトリウム液を汚物が飛び散らないように静かにかけ，少し時間を置く(A)．
③ペーパータオルなどを使って，汚物を外側から内側に向けて拭き取り面を折り込むようにして拭き取る．このとき，同一面で擦ると汚染を拡大するので注意(B)．
④拭き取ったペーパータオルなどは一次回収袋に入れ，0.1%次亜塩素酸ナトリウムを染み込む程度に入れ，口を結んで密閉し，その後，二次回収袋に入れる(C)．
⑤嘔吐物や糞便が付着していた床とその周囲(壁など)は，0.1%次亜塩素酸ナトリウムを染み込ませたペーパータオルなどで覆い，10分間放置後，新しいペーパータオルなどで拭き取る．さらにその後，水拭きをする．床は外から内に，壁は上から下に向かって拭く(D)．ここで使用したペーパータオルなどは二次回収袋に入れる．
⑥処理後は，使用した手袋，ガウン(またはエプロン)，マスクの順に，表面に触れないように外し，二次回収袋に入れ処分する(E)．
⑦流水と石鹸による衛生的手洗いを2回実施する(F)．手洗い時には蛇口の栓に手を触れないよう工夫が必要．センサー式でなければ開閉の際にペーパータオルを使用する．

- 患者の処置およびその周囲に触れた場合には，必ず石鹸を用い，流水による手洗いが必要になります．ノロウイルスやアデノウイルスはアルコールに対し抵抗性があるため，擦式アルコール製剤は効果が低いです．
- 嘔吐などで汚染された場所はしばらくの間立ち入り禁止とし，感染を拡大させないように注意が必要です．
- 準備しておくものとしては，①ディスポーザブルの手袋2双(色付き手袋と透明手袋)，②マスク，③ディスポーザブルのガウンまたはエプロン，④汚染処理用のためのペーパータオル，⑤ポリ袋2枚(一次回収用・二次回収用)，⑥専用のゴミ箱，⑦次亜塩素酸ナトリウム，⑧専用のバケツなどがあります．

▶2．吐物処理の手順(ノロウイルス胃腸炎の場合)(図1，▶動画16)

- 汚物を処理する際は，窓を開け，空気中のウイルスが屋外に出ていくよう十分に換気をします．
- 汚染場所には関係者以外の人は近づけないようにします．
- 嘔吐した場合は，目に見える以上に吐物が飛び散っていることが多いです．そのため，汚物を中心

C. ウイルス性胃腸炎(ノロウイルス，ロタウイルス，アデノウイルスなど)

に広い範囲を汚染エリアとして処理します．

文献

・日本感染症学会・日本化学療法学会　JAID/JSC 感染症治療ガイド・ガイドライン作成委員会：JAID/JSC 感染症治療ガイドライン 2015
　—腸管感染症—．日本化学療法学会雑誌　2016；64：31-65
・日本小児救急医学会　診療ガイドライン作成委員会(編)：エビデンスに基づいた子どもの腹部救急診療ガイドライン 2017　第Ⅰ部小児
　急性胃腸炎診療ガイドライン．日本小児救急医学会，2017
・五十嵐　隆(総編集)，細矢光亮(専門編集)：小児感染症 —最新カレンダー&マップ　小児科臨床ピクシス 25．中山書店，2011
・五十嵐　隆(編)，清水俊明(専門編集)：下痢・便秘　小児科臨床ピクシス 18．中山書店，2010
・国立感染症研究所感染症情報センター：ノロウイルス感染症．http://idsc.nih.go.jp./disease/norovirus/taio-b.html(閲覧：2018 年 10 月 3 日)
・厚生労働省：ノロウイルスに関する Q & A．http://www.mhlw.go.jp/topics/syokuchu/kanren/yobou/040204-1.html(最終改定：2018 年 5 月 31
　日)

(阿部裕美)

NOTE

■ 迅速診断検査

　ノロウイルスの迅速診断検査は，重症化しやすい 3 歳未満の乳幼児と 65 歳以上の高齢者，悪性腫瘍の患者，臓器移植後の患者，抗がん剤，免疫抑制薬または免疫抑制効果のある薬を投与中の患者などに保険が適応されます．ロタウイルスの迅速診断検査は，全年齢で保険が適応されています．

■ 経口補水療法(ORT)

　経口補水療法(oral rehydration therapy：ORT)は，急性胃腸炎による脱水を予防もしくは補正するために，経口補水液(oral rehydration solution/oral rehydration salts：ORS)を適切に飲むことで経静脈輸液と同等の水・電解質補給効果があることがエビデンスで示されています．

第 5 章　ナースの疾患別看護のポイント

D. メチシリン耐性黄色ブドウ球菌(MRSA)感染症

POINT
- ☑ 黄色ブドウ球菌はヒトに常在する菌で，黄色ブドウ球菌の中で特定の抗菌薬への耐性を示すものをメチシリン耐性黄色ブドウ球菌(MRSA)という．
- ☑ MRSAは健常者では無害だが，易感染状態である患者が感染症を起こした場合，重症化することがあるため院内感染対策上重要な微生物である．
- ☑ MRSAの院内感染対策は接触感染対策(個室隔離，個人防護具着用など)を行う．
- ☑ 個室隔離・集団隔離のできない場合があるため，患者背景(保菌・感染，分離部位，ケア内容など)による感染拡大リスクを日頃から考慮することが重要である．

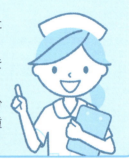

➕原因

黄色ブドウ球菌はヒトに常在する菌で，鼻腔粘膜・髪の毛・皮膚・消化管などに存在し，自然環境中でも長期間生存することができます．黄色ブドウ球菌は健常者では無害ですが，易感染状態である患者(免疫抑制者，術後の創，カテーテル・ドレーン留置など)では感染症を起こし重症化することがあります．また，メチシリン耐性黄色ブドウ球菌(methicillin-resistant *Staphylococcus aureus*：MRSA)は特定の抗菌薬への耐性を示すため，通常の黄色ブドウ球菌より感染症治療がむずかしくなることからも，院内感染対策上注意すべき微生物です．

また，MRSAによって起こる感染症は「皮膚・軟部組織感染」「手術部位感染」「カテーテル関連感染」「尿路感染」「呼吸器感染」など，さまざまな感染症を引き起こします．

➕診断と鑑別

MRSA感染症の診断・鑑別で看護師が最もかかわる重要な検査は「培養検査」です．疑われる感染症によって採取する検体は異なり，痰・尿・血液・膿などさまざまな検体が必要となります．そのため看護師は正しく診断・鑑別が行われるように正しい検体の採取方法や注意点について理解しておくことが重要です．

➕感染予防対策のポイント

MRSAは環境中で長期間生存できることから，感染経路は接触感染(直接接触感染・間接接触感染)であり，「標準予防策(スタンダードプリコーション)」に追加して「接触感染対策」を行うことが必要となります．しかし，MRSA分離患者数や各施設の個室の数などの事情により，個室隔離や集団隔離ができない場合もあります．そんな場合は患者背景(保菌・菌の分離部位・ケアの量など)や同室者の背景を考慮した接触感染対策を検討する必要があります．

▶1. 接触感染：直接接触感染・間接接触感染

MRSAは接触感染によって微生物が広がっていきます．そのため下記の2つの経路を理解し，意

D. メチシリン耐性黄色ブドウ球菌(MRSA)感染症

識して接触感染予防策を実施することが重要です.

①直接接触感染：医療行為(体位変換，入浴介助など)で，患者に医療者が直接触れることで微生物が伝播していきます.

②間接接触感染：患者周辺環境(ベッド柵，リネンなど)や患者に使用した物品(聴診器，血圧計など)は，患者の微生物に汚染されており，環境や物を介して微生物が伝播していきます.

▶2. 接触感染予防策

a. 手指衛生

MRSA対策で最も重要で効果のある感染対策は適切な手指衛生です.

●入退室での手指衛生の実施，世界保健機関(World Health Organization：WHO)の5つのタイミングでの手指衛生を徹底します(→第3章「A. 手指衛生」参照).

●MRSA保有者自身を感染から守るためにも，WHOの5つのタイミングの清潔操作前直前の手指衛生を行うことが重要です.

●MRSA分離患者へ，室外へ出るときの手指衛生の実施について説明します.

●近年電子カルテをベッドサイドまでもって行く施設が増加しており，患者接触後にパソコンを使用する場合は手指衛生を行うことが重要です.

b. 病室管理

原則として個室隔離が必要ですが，各施設の個室の数や患者数によって

①患者は原則として個室隔離とします.

②個室隔離が実施できない場合は，MRSAが分離されている患者を同室(集団隔離)として対策を行います.

③個室隔離，集団隔離がむずかしい場合は，病原体の排菌量，分離部位，同室者の感染リスクを考慮した病室の配置を行います(表1).

c. 適切な個人防護具の使用と注意点

個人防護具の使用は自分と患者双方の安全を守ることを理解し，正しい着脱と手指衛生が重要です.

●病室へ必要な個人防護具(手袋，エプロン・ガウン，マスクなど)を設置します.

●患者に接触する場合は，ディスポーザブルの手袋を着用します.

●患者と高濃度に接触する場合は，ディスポーザブルのエプロンもしくはガウンを着用します.

●個人防護具の「装着直前」と「外した直後」には手指衛生を行います.

●痰からMRSAが分離し呼吸器症状がある患者が室外へ出る場合は，マスクの着用を指導します.

d. 医療器具，環境表面の管理方法

MRSAは環境中で長期間生存するため，医療器具・医療環境を介して院内感染を起こします. そのため適切な方法で管理・消毒を行うことが必要です.

①医療器具の対策

●可能な限り患者に使用する医療器具を専用化することが望ましく，特に頻回に使用する医療器具(聴診器・血圧計など)は専用化します.

●専用化できない器具は次の患者に使用する前に適切に消毒(低レベル消毒，中レベル消毒)を行います.

●不特定の患者に使用する医療器具(回診車・パソコンカート等)は，なるべく患者のベッドサイドに持ち込まないようにし，使用する前には必ず手指衛生を行うことが重要です.

第5章　ナースの疾患別看護のポイント

表1 MRSA 分離患者の感染拡大のリスク評価・同室者への配慮の 1 例

≪MRSA 分離者の感染拡大のリスク評価の 1 例≫

		感染拡大のリスクが高い	
分離検体	鼻腔・咽頭・口腔	・呼吸器症状がある(咳・鼻水など)	
	痰	・吸引処置を実施している ・呼吸器症状(咳・痰)がある	
	創・皮膚	・大きな傷がある(熱傷・褥瘡など) ・洗浄処置の有無	・頻回な創部処置が必要
	便	・下痢症状がある ・ストーマがある	・おむつ交換が必要 ・排泄後に衛生行動ができない
	ドレーン排液	・開放式ドレナージ	
患者背景		・医療行為(吸引・体位変換・トイレ介助など)の量が多い ・患者周辺環境を汚染するリスクが高い患者(認知症患者・小児など)	
医療環境		・重傷集中治療を行う部門(ICU/HCU, NICU など)	

≪同室者への配慮が必要な患者の 1 例≫

・手術前の患者および術後早期の患者
・医療行為の多い患者(吸引・おむつ交換・創部洗浄など), 大きな創のある患者
・易感染状態の患者(悪性疾患, 抗がん剤治療, 免疫抑制治療など)

②環境表面の対策

●高頻度に医療従事者・患者が接触する環境表面(ベッド柵, 床頭台, ドアノブ, 吸引コックなど)は低水準消毒か中水準消毒で 1 日 1 回以上清掃・消毒を行います.

●医療従事者や患者がほとんど接触しない環境表面(床, 壁など)は通常清掃を行います.

▶3. MRSA 保菌者への対応

　保菌者とは, MRSA が鼻腔・皮膚・便などから分離されていますが, 発熱, 炎症, 下痢などの症状がない状態をいいます. 保菌者への感染対策は, 各施設の背景によって異なります. しかし, どの施設でも考慮すべきことは, 保菌者であっても「感染拡大リスクの有無」の評価であり「患者背景・症状」などから感染対策の実施内容を検討する必要があります. また, 日頃からすべての患者に対して標準予防策を行うことが重要です.

▶4. MRSA 分離患者自身を MRSA 感染から守る感染対策

●MRSA 分離患者への医療行為(吸引・ガーゼ交換・清拭など)で, 標準予防策(スタンダードプリコーション)および WHO の 5 つのタイミングを徹底します.

●特に「清潔操作直前の手指衛生」を実施することで, その患者自身の MRSA による感染の拡大・発症を予防します.

●MRSA 保菌者で, 易感染状態であり MRSA 感染を起こすリスクが高い患者(免疫抑制患者, 手術予定の患者)では, MRSA の除菌について検討します.

文献

・洪　愛子(編):ベストプラクティス NEW 感染管理ナーシング. 学研メディカル秀潤社, 2006
・国公立大学附属病院感染対策協議会(編):病院感染対策ガイドライン改訂第 2 版. じほう, 2016

D. メチシリン耐性黄色ブドウ球菌（MRSA）感染症

・藤田直久（編著）：ICT がおさえておきたい MRSA 対策のすべて．メディカ，2007
・大久保　憲，他（訳）：MRSA と VRE の院内伝播防止のための SHEA ガイドライン．メディカ，2004

（松田真哉）

NOTE

よくある疑問：「MRSA？ MSSA？ MRS？」の違いは？

微生物名	感染対策	特徴
MRSA メチシリン耐性黄色ブドウ球菌	接触感染予防策	薬剤耐性遺伝子があり，ペニシリン・セフェム・カルバペネム・ニューキノロンなど多くの薬剤に耐性を示すため，治療がむずかしい
MSSA メチシリン感性黄色ブドウ球菌	標準予防策	通常の黄色ブドウ球菌のことをいい，病原性は MRSA と同じだが，多くの抗菌薬で効果があるため治療が行いやすい
MRS メチシリン耐性ブドウ球菌	標準予防策	MRS のほとんどは表皮ブドウ球菌のことをいい，MRSA 同様に抗菌薬に耐性を示すが，黄色ブドウ球菌より病原性が低い

第5章　ナースの疾患別看護のポイント

E. クロストリジウム・ディフィシル感染症(CDI)

POINT
- ☑ 通常とは異なる便の性状の場合は，クロストリジウム・ディフィシル感染症(CDI)の可能性を考える．
- ☑ クロストリジウム・ディフィシルは芽胞菌であるためアルコールが効かない．
- ☑ CDIは接触予防策を実施し，流水と石鹸による手洗いを強化する．
- ☑ 環境清掃で汚れを取り除いた後にアルコール以外の有効な消毒薬で環境消毒をする．

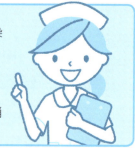

原因

抗菌薬を使用することによって常在細菌叢のバランスが崩れてしまうため，腸管内の菌交代現象が起こります．クロストリジウム・ディフィシル(*Clostridium difficile*：CD)が増えて毒素を産生し，その影響で下痢症状や腸炎を引き起こします．このような疾患のことを抗菌薬関連下痢症や偽膜性腸炎といい，接触予防策が必要となります．

CDによる下痢症や偽膜性腸炎には以下のようなリスク因子があげられます．
- 内因性：抗菌薬，プロトンポンプ阻害薬，高齢，経管経腸栄養，免疫不全など．
- 外因性：接触感染(交差感染)．

臨床症状

①頻回な下痢，水様性や粘液性の便，腹痛，悪心，腹部膨満感などの腹部症状．
②発熱や白血球の上昇．

診断

抗菌薬の使用歴があり，下痢を認めた場合，以下のような検査を行います．
①イムノクロマトグラフィによる糞便検査をするのが一般的です．
②内視鏡検査による隆起した黄色の偽膜を確認することもあります．

治療と看護ケアのポイント

▶1. 治療
①可能であれば抗菌薬の使用を中止します．
②経口摂取できる場合にはメトロニダゾールまたはバンコマイシン散を投与します．2018年にはフィダキソマイシンという新しい薬も発売されました．
③経口摂取できない場合にはメトロニダゾールを点滴します．

▶2. 看護ケアのポイント
①通常の便の性状を把握しておきましょう(普通便，軟便，下痢便，ストーマの位置など)．
②下剤を使用している場合には排便の反応を確認しながら調整しましょう．

E. クロストリジウム・ディフィシル感染症（CDI）

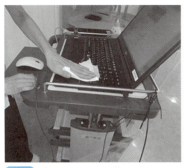

図1 専用にできない物品

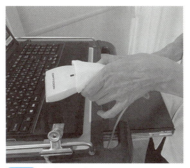

図2 患者認証機器など

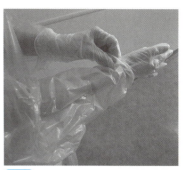

図3 接触予防策での個人防護具

③経腸栄養剤は浸透圧や投与速度に気をつけましょう．
④通常と異なる便の性状（軟便や下痢）を確認した場合には情報を共有しましょう．
⑤CD感染症（CD infection：CDI）患者の排泄ケアをするときには以下の点に注意しましょう．
- 便の性状を確認しましょう．
- 床上排泄のケアをするときにはガウンまたはエプロンを着用し，手袋をしましょう．
- 差し込み便器や尿器を持ち出すときには汚染を広げないようにビニールで覆いましょう．
- 差し込み便器や尿器はベッドパンウォッシャーで洗浄消毒しましょう．
- ベッドパンウォッシャーがない場合には中性洗剤で洗浄後に 0.05～0.1%（500～1,000 ppm）次亜塩素酸ナトリウム溶液に 30 分間浸漬消毒しましょう．
- オムツを処理するときは汚染を広げないように患者ごとにビニールに入れて廃棄しましょう．
- 排泄ケアをした後には流水と石鹸で時間をかけて手洗いしましょう．

＋ 感染防止対策のポイント

▶1. 接触予防策
①個室管理にします．
②体温計，血圧計，聴診器など診療器具はできるだけ専用にします．専用にできない物品は有効な消毒成分で清掃消毒してから持ち出します（図1, 2）．
③病室にはガウンまたはエプロンと手袋を着用してから入ります（図3）．
④検温や看護ケアが終了したら，手袋やガウンを脱いで病室から出ます．
⑤流水と石鹸で十分な時間をかけて手洗いします．

▶2. 手洗い
　CDはアルコールで除菌できない芽胞菌のため，流水と石鹸による手洗いで物理的に除去する必要があります．

▶3. 環境の清掃消毒・物品などの清掃消毒
　排泄物が感染源となるため，ベッド上で排泄ケアをする場合はベッド柵やレバー，ナースコール，ベッドコントローラーなどは特に清掃消毒を忘れないようにします．また，ドアノブや電気のスイッチなど人の手がよく触れる高頻度接触表面は1日に数回の清掃消毒をすると良いでしょう（→第5章「F. 薬剤耐性菌（VRE，CRE，MDRPなど）」参照）．
①洗浄剤などで汚れを取り除きます（拭き取ります）．

② 0.1％（1,000 ppm）次亜塩素酸ナトリウムで消毒します．

③金属など0.1％（1,000 ppm）次亜塩素酸ナトリウムに腐食性のある物品や環境は消毒後，5分程度経過してから水拭きをします．

④リネン類は80℃以上の熱水で10分間以上の洗濯をするか，0.05〜0.1％（500〜1,000 ppm）次亜塩素酸ナトリウム溶液に30分間浸け置きします．

▶4. 接触予防策の解除

下痢症状が出現する前の便の性状に戻ったことを確認した後，48時間以上経過をしてから標準予防策に変更します．

✠ DON'T!!

ガウンまたはエプロンと手袋を着用しないで病室に入ってはいけない．

文献

・厚生労働省：重篤副作用疾患別対応マニュアル　偽膜性大腸炎. 2008年3月, https://www.mhlw.go.jp/topics/2006/11/dl/tp1122-1g05.pdf（閲覧：2018年9月11日）
・国公立大学附属病院感染対策協議会：病院感染対策ガイドライン，2018年版，じほう，2018：89-96
・小林寛伊（編）：新版増補版　消毒と滅菌のガイドライン. へるす出版，2015
・中村権一：第10章　腹部感染症. 青木　眞（編）：レジデントのための感染症診断マニュアル，第3版. 医学書院，2015

（冬室純子）

F. 薬剤耐性菌（VRE，CRE，MDRPなど）

> **POINT**
> ☑ 薬剤耐性菌対策は，日常的に標準予防策を実施したうえで，接触感染予防策を追加する．
> ☑ 接触感染で伝播するため，手指衛生と個人防護具の使用，医療器材や環境の管理が必要である．
> ☑ 入院時スクリーニングで，保菌患者を早期に抽出し対応を開始することが重要である．

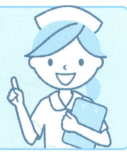

原因

▶1. 外因性感染（図1）
①耐性機序：細菌と細菌が接触することにより，耐性菌から耐性遺伝子を含むプラスミドがもう一方の細菌に伝達され，耐性化します．
②感染経路：医療従事者の手指や医療器具，環境表面を介して感染します．

▶2. 内因性感染（図2）
①耐性機序：特定の抗菌薬を長期間使用することにより，その細菌がもっている遺伝子に変化をきたし，耐性を獲得します．
②感染経路：不適切かつ長期間の抗菌薬投与により，体内で常在細菌叢が変化（菌交代）することにより，薬剤耐性菌が選択的に増殖します．

臨床症状

薬剤耐性菌だからといって，特別な臨床症状を呈することはありません．バンコマイシン耐性腸球菌（vancomycin-resistant *Enterococci*：VRE），カルバペネム耐性腸内細菌科細菌（carbapenem-resistant *Enterobacteriaceae*：CRE），多剤耐性緑膿菌（multiple-drug-resistant *Pseudomonas aeruginosa*：MDRP）による感染症では各々の細菌が本来もっている病原性に応じた臨床症状を呈します（表1，→NOTE）．治療に有効な抗菌薬がほとんど存在しないため，患者の予後や死亡率に大きな影響を与えます．

診断・鑑別診断

同種菌であっても，地域や医療施設，患者背景や治療歴により，抗菌薬の感受性には差があります．細菌検査では薬剤感受性検査を実施し，どの抗菌薬が有効であるかを判定します．

薬剤感受性検査には，①ディスク拡散法，②微量液体希釈法，③E-testが広く用いられています．いずれの検査も，細菌と各種抗菌薬を培地内で接触させて培養した結果，その細菌の発育がみられるかどうかを判定するものです．

VREはバンコマイシン，CREはメロペネム（またはイミペネムとセフメタゾールの両方），MDRPはキノロン系・カルバペネム系・アミノグリコシド系の3系統すべての抗菌薬に耐性を示した場合に，耐性菌と判定されます．

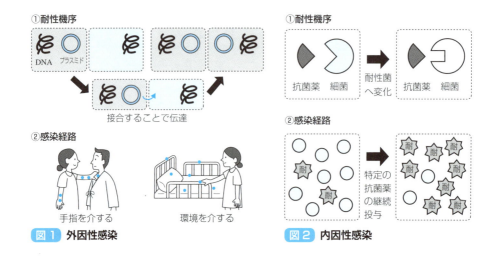

図1 外因性感染

図2 内因性感染

表1 薬剤耐性菌の臨床症状

	腸球菌	緑膿菌
臨床症状	腹膜炎，肺炎，尿路感染症，菌血症	外傷・火傷に伴う感染症，皮膚感染症，呼吸器感染症，尿路感染症

看護ケアのポイント

1. 感染対策の考え方

薬剤耐性菌のリスク因子は，①広域抗菌薬の使用，②重篤な基礎疾患・慢性的な衰弱，③免疫不全患者・広範囲熱傷患者，④長期に入院している重症患者，⑤医療器具の留置（静脈内カテーテルや外科的ドレーンなど），⑥胸部・腹部・整形・血管・泌尿器の手術後，⑦1年以内の薬剤耐性菌が流行している医療機関への12時間以上の滞在，とされています．

院内での伝播を防止するためには，薬剤耐性菌が流行している医療機関や国・地域から入院する患者のスクリーニング検査の実施と，検査結果が判明するまでの隔離が重要です．特にICUや新生児室，熱傷ユニット，移植病棟などがハイリスク部署となります．

薬剤耐性菌の感染経路は接触感染です．処置ごとの手指衛生や個人防護具の適切な使用に加え，共用設備の清掃管理が非常に重要になります．

2. 喀痰吸引

喀痰吸引は，可能な限り閉鎖式吸引を選択すべきです（図3）．飛沫が吸引実施者の顔面に飛散する可能性がある場合にはサージカルマスクだけでなく，ゴーグルやフェイスシールドも装着するようにします（図4）．特に気管切開され痰が多い患者には，気管内吸引を行うことで咳嗽が誘発され，痰が周囲に飛散する可能性が高くなります．さらに接触感染により伝播することから，エプロンではなくガウンの着用が薦められます．

開放式吸引を実施している場合には，吸引操作によりベッドサイドは広範囲に汚染されていると考えます．したがって輸液ポンプのアラーム対応など，患者に触れることがなかった場合にも，きちんと手指衛生をすることが必要です．同様に吸引後の喀痰の廃棄時にも，個人防護具の着用と手指衛生が必須となります．

F. 薬剤耐性菌（VRE，CRE，MDRPなど）

▶3. 排尿ケア（→NOTE）

排泄ケアに使用する器具は，熱処理や次亜塩素酸ナトリウムを用いて確実に消毒をします．これらの器具は少なくとも患者ごとに専用とし，可能な限り使い捨て製品を使用します（図5）．蓄尿バッグは使い捨ての手袋を用いて，排泄口の中まで空にするようにし，処置後には必ず手指衛生を実施します．蓄尿バッグ内の尿を回収する際の容器は，必ず患者ごとに違うものを使用します．

尿道留置カテーテルは挿入していること自体が感染のリスクとなるため，不必要な留置が行われていないか，毎日アセスメントを行い，可能な限り早期に抜去することが推奨されます．また蓄尿や自動蓄尿器の使用はMDRPの温床となりやすいため，早期の中止を検討します（図6）．

なお，VREとCREの場合は腸管内に生息していることから，便の取り扱いに最も注意を要します．

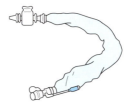

図3 閉鎖式吸引
閉鎖式吸引は，気管切開カニューレと気管内吸引カテーテル，人工呼吸器装置が連結しているため回路を開放せずに吸引が可能であり，微生物による環境の汚染リスクが少ない．

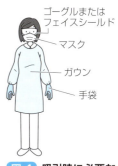

図4 吸引時に必要な個人防護具

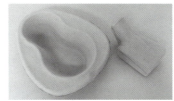

図5 使い捨て尿器・便器の例
（カラー口絵参照）

▶4. 病棟環境整備

MDRPなど薬剤耐性菌の多くは湿潤した環境を好みます．病室や処置室・汚物処理室などの環境に加え，排泄に使用する器具や汚物槽・排水管などの設備の清浄化に努め，乾燥状態を維持することがポイントです（図7）．

手すりやドアノブなど手がよく触れる場所（高頻度接触面）は，最低1回/日はアルコールでの消毒が求められます（図8）．電子カルテでは，パソコンのキーボードやマウスの管理についても配慮が必要であり，病室内には持ち込まず，キーボードカバーを利用するなどの対策が有効です．

感染防止対策のポイント

薬剤耐性菌は直接的または間接的な接触により伝播しますので，患者−患者，医療者−患者，環境−患者間の伝播を防ぐことが重要になります．感染源としては，薬剤耐性菌の感染・保菌患者だけではなく，病室や共用設備を含めた（特に湿潤している）環境があげられます．感染源のコントロールには，接触感染予防策（特に個室への隔離）と環境整備が重要となります．

薬剤耐性菌対策の考え方は日常的に標準予防策（スタンダードプリコーション）をきちんと実施したうえで，必要に応じて接触感染予防策を追加するというものです．わが国の医療機関では，VREやCREなどの薬剤耐性菌が日常的に検出されることは，非常にまれといえます．したがってハイリスク患者の入院時スクリーニングで保菌患者を早期に抽出し，個室入院として接触感染予防策を開始することが重要です．

また内因性感染に対する感染予防策としては，抗菌薬の適正使用があげられます．原因菌を正確に検出できるよう，検体を適切なタイミングと方法で採取することが重要です．さらに治療効果をあげるために，投与速度や投与間隔の指示を遵守することが，抗菌薬適正使用の推進につながります．

医療従事者だけでなく，患者自身やその家族・面会者にも，手指衛生や個人防護具の着用につい

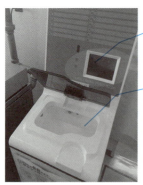
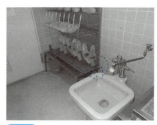

図6 自動蓄尿器の感染リスク（カラー口絵参照）

タッチパネルを介した感染のリスク

尿の投入口は尿が跳ね返りやすい

図7 汚物処理室の感染リスクの例（カラー口絵参照）

尿器の洗浄や保管にも注意が必要（例：汚物槽に流した排液の跳ね返りによる汚染の可能性）．

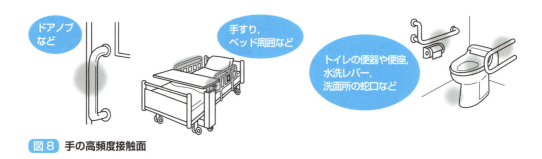

ドアノブなど

手すり，ベッド周囲など

トイレの便器や便座，水洗レバー，洗面所の蛇口など

図8 手の高頻度接触面

て，教育・指導を行います．感染対策の解除については，各施設のマニュアルに定められた基準に従います．

文献

- 日本環境感染学会多剤耐性菌感染制御委員会：多剤耐性グラム陰性菌制御のためのポジションペーパー，第2版．2017，http://www.kankyokansen.org/uploads/uploads/files/jsipc/position-paper（2）_2.pdf（閲覧：2018年9月5日）
- Nizam Damani：多剤耐性菌への対策．岩田健太郎（監），岡 秀昭（監訳）：感染予防，そしてコントロールのマニュアル —すべてのICTのために—．メディカル・サイエンス・インターナショナル，2013
- 厚生労働省院内感染対策サーベイランス事業院内感染対策サーベイランス検査部門：2016年1月〜12月年報（全集計対象医療機関）．https://janis.mhlw.go.jp/report/open_report/2016/3/1/ken_Open_Report_201600.pdf（閲覧：2018年9月5日）
- 国立感染症研究所：薬剤耐性菌 病原体検出マニュアル，H24.12月改訂版．2012，https://www.niid.go.jp/niid/images/lab-manual/Resistant20130104.pdf（閲覧：2018年9月5日）

（木下輝美）

NOTE

国内における薬剤耐性菌の分離状況

VREは集計対象医療機関の8.1%より報告．CREは集計対象医療機関の63.0%より報告．MDRPは集計対象医療機関の30.2%より報告．

環境汚染の程度

自動蓄尿装置や汚物槽に尿を廃棄する際は，周囲へ1〜1.5m程度の飛散を生じ，知らないうちに周囲の環境や白衣などを汚染します．したがって個人防護具を着用するとともに，なるべく低い位置から静かに廃棄する，患者が使用する可能性があるタッチパネル等の清掃管理手順を決めるなど，細やかな配慮が求められます．

G. 疥癬

POINT
- ☑ 疥癬は「ヒゼンダニ」という小さなダニが人の皮膚に寄生して起こる感染症である.
- ☑ 疥癬には,「通常疥癬」と「角化型疥癬（痂皮型疥癬）」の2つのタイプがある.
- ☑ 隔離が必要なのは角化型疥癬だけであり, 不必要な隔離は慎む.
- ☑ 患者や家族, 施設などの問題だけに終わらず, 地域全体の問題として感染防止に努める.

原因

疥癬は, 目に見えない体長 0.2〜0.4 mm の小さなダニ（ヒゼンダニ）がヒトの角質層に寄生し, ヒトの肌から肌へと感染する皮膚疾患です（→ NOTE）.

臨床症状

病型には一般的にみられる通常疥癬と角化型疥癬（痂皮型疥癬）があります[1,2]（図1〜3）[3,4]. 疥癬は性感染症と位置付けられてきましたが, 最近では高齢者施設や在宅療養などにおいて高齢者とその介護者に発症が増え, 対策が遅れると病院や地域を巻き込んで爆発的に広がることが恐れられています. しかし, 社会生活において普通の疥癬患者と一緒の部屋で過ごした程度では, 感染する可能性はほとんどありません.

感染直後は無症状ですが, 感染後約4〜6週間で多数のダニが増殖して, その虫体, 脱皮殻や排泄物（糞）によって感作されることにより, アレルギー反応としての激しい痒みが始まります. なお, 角化型疥癬の患者から感染した場合は多数のダニがうつるため, 潜伏期間は4〜5日と非常に短くなります.

▶1. ヒゼンダニのライフサイクル

疥癬は, 卵→幼虫→若虫→成虫と約2週間で成熟します. 幼虫, 若虫, 雄成虫はヒトの皮膚表面を歩き回るため, 皮膚やタオル, 布団を介して感染します. ダニは皮膚内に掘った穴（疥癬トンネル）や毛包内に隠れていたりするため, ダニの寄生部位を特定するのは困難です. 皮膚表面を歩き回っている雄は, 角質層内の雌を探し, 交尾します. 交尾後の雌成虫は, 角質層に特徴的な疥癬トンネルを掘り進みながら, 4〜6週間にわたって1日2〜3個ずつ産卵し続けます. 卵は3〜4日で孵化し, 幼虫はトンネルを出て這い回ります.

診断

疥癬の診断は, ①臨床症状, ②ヒゼンダニの検出, ③疥癬患者の接触機会を含めた疫学的流行状況, の3項目を勘案してなされます.

ヒゼンダニが検出された場合は確定診断となりますが, 検出されなかった場合は, ①臨床症状, ③疫学的な流行状況, から判断します.

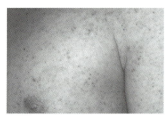

図1 疥癬の搔破跡
（カラー口絵参照）
瘙痒が強く，多数の搔破跡を認める．
〔澤村大輔：昆虫・原虫による皮膚疾患．やさしい皮膚科学．診断と治療社，2009：208〕

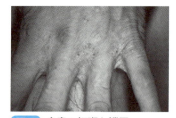

図2 疥癬の紅斑と鱗屑
（カラー口絵参照）
指間部に認められる激痒を伴う紅斑と鱗屑．
〔澤村大輔：昆虫・原虫による皮膚疾患．やさしい皮膚科学．診断と治療社，2009：208〕

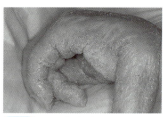

図3 厚い角質増殖（角化型疥癬）（カラー口絵参照）
〔和田康夫：高齢者の疥癬の特徴は？ 宮地良樹，他（編）：高齢者の皮膚トラブルFAQ．診断と治療社，2011：228〕

鑑別診断

湿疹，蕁麻疹，接触性皮膚炎，アトピー性皮膚炎，老人性皮膚搔痒症，家ダニなどによる皮膚疾患と鑑別します．通常，疥癬では顔や頭には皮疹を生じません．

看護観察と看護ケアのポイント

1. 疥癬の観察項目
- いつ，どこに，どんな皮膚症状（丘疹，疥癬トンネル，結節などの有無）が生じ，広がったかを観察します．
- 痒みはどうか（夜間に強くなるのか，不眠はあるか）確認します．
- 家族や身近な人に同じような症状をもつ人がいないか調べます．
- 疥癬を疑う該当項目を伝えたうえで，「疥癬の心配はないですか」と医師へ相談することも必要です．

2. 通常疥癬と角化型疥癬への対応
通常疥癬と角化型疥癬の特徴と対応の違いについて表1に示しました．治療にはイオウ剤，クロタミトン（オイラックス®）外用，イベルメクチン（ストロメクトール®）内服を使用します．

3. 皮膚科へのコンサルテーション
患者の写真，病棟内の患者分布図をみせ，継続的にアドバイスを得ることが必要です．

4. 感染源
潜伏期間が長いため，最初の患者がすでに退院していることや死亡していることも視野に入れて感染ルートを判断します．

外用薬の塗り方

1. 通常疥癬の場合
丘疹や結節部分だけでなく，首から下へ全身に隙間なく塗布します（手や足の指の間，爪の周り，外陰部にも塗ります）．
疥癬のいる部位は特定できないため，症状のない部位にも塗ることが大切です．

2. 角化型疥癬の場合
通常疥癬以上に，顔や頭を含めた全身に，症状のない部位も含めて隙間なく塗布します．角化の強

G. 疥癬

表1 通常疥癬と角化型疥癬の違い

<table>
<tr><th colspan="2"></th><th>通常疥癬</th><th>角化型疥癬</th></tr>
<tr><td rowspan="6">特徴</td><td>寄生数</td><td>1,000 匹以下</td><td>100 万〜 200 万匹</td></tr>
<tr><td>寄主の免疫力</td><td>正常</td><td>低下</td></tr>
<tr><td>感染力</td><td>弱い</td><td>強い</td></tr>
<tr><td>主な症状</td><td>丘疹，結節(図1，2)[3]</td><td>角質増殖(図3)[4]</td></tr>
<tr><td>痒み</td><td>強い</td><td>不定</td></tr>
<tr><td>場所</td><td>頭部を除く全身</td><td>全身</td></tr>
<tr><td rowspan="13">対応</td><td>隔離
個室への隔離
(隔離する場合は患者の同意をとり，人権に配慮する)</td><td>不要
(徘徊患者や認知症患者には注意が必要)</td><td>個室に隔離のうえ，治療を開始する
患者はベッド・寝具ごと移動する
関係者へ周知徹底し，感染を拡大させないよう注意する
隔離期間は治療開始後 1 〜 2 週間とする
隔離開始時と終了時に殺虫剤を散布する</td></tr>
<tr><td>身体介護
手洗いの励行</td><td>必要(感染症の予防の基本)</td><td>必要(感染症の予防の基本)</td></tr>
<tr><td>予防衣・手袋の着用</td><td>不要</td><td>必要(隔離期間中のみ)
使用後の予防衣・手袋は，落屑が飛び散らないようにポリ袋などに入れる</td></tr>
<tr><td>リネン類の管理
シーツ・寝具・衣類の交換</td><td>通常の方法</td><td>毎日交換</td></tr>
<tr><td>洗濯物の運搬時の注意
(ビニール袋か蓋付きの容器に入れて運ぶ)</td><td>必要</td><td>落屑が飛び散らないようにビニール袋に入れ，ピレスロイド系殺虫剤を噴霧し，24 時間密閉する</td></tr>
<tr><td>洗濯</td><td>通常の方法</td><td>50℃，10 分間熱処理後洗濯する
洗濯後に乾燥機を使用する</td></tr>
<tr><td>居室の環境
患者がいた居室の殺虫剤散布</td><td>不要</td><td>居室は 2 週間閉鎖するか，ピレスロイド系殺虫剤を 1 回だけ散布する
角化型疥癬の患者と同室だった人のベッドなどは角化型疥癬患者と同様に扱う</td></tr>
<tr><td>掃除</td><td>通常の方法</td><td>落屑を残さないように掃除機で清掃する</td></tr>
<tr><td>入浴</td><td>肌と肌との接触を避け，タオルなど肌に直接触れるものの共有を避ける</td><td>入浴は最後とし，入浴後は浴槽や浴室の床や壁を洗い流す
脱衣所に落屑を撒き散らさないようモップ・ワイパー・粘着シートなどを用いて回収後に掃除機をかける
角質はブラシなどでしっかり洗い落とす</td></tr>
</table>

〔マルホ株式会社：疥癬の病型分類. https://www.maruho.co.jp/medical/scabies/epidemiology/symptom.html, マルホ株式会社：感染予防対策. https://www.maruho.co.jp/medical/scabies/manual/manual08.html より作成〕

い部分は，薬剤を浸透させるために手袋やビニール袋などで覆うことが有効です．

　硬い角質が付着している部分は，手浴や足浴，入浴時にブラシなどを使って角質を除去した後に，外用薬を塗布すると有効です．爪もブラッシングします(ブラッシングをする場合は，角質が飛び散らないように水中で行うこと)．

文献

1) 大滝倫子，他：普通の疥癬とノルウェー疥癬の違い. 疥癬はこわくない，第 7 版. 医学書院，2011：17
2) 日本皮膚科学会疥癬診療ガイドライン策定委員会：疥癬診療ガイドライン(第 3 版). 日皮会誌 2015：125：2023-2048

第5章　ナースの疾患別看護のポイント

3）澤村大輔：昆虫・原虫による皮膚疾患．やさしい皮膚科学，診断と治療社，2009：208
4）和田康夫：高齢者の疥癬の特徴は？　宮地良樹，他（編）：高齢者の皮膚トラブル FAQ．診断と治療社，2011：228
5）押川眞喜子：角化型疥癬（最後の訪問先・玄関）．これだけは知っておきたい！　在宅での感染対策．日本看護協会出版会，2008：18
6）押川眞喜子：角化型疥癬（部屋）．これだけは知っておきたい！　在宅での感染対策．日本看護協会出版会，2008：20
7）押川眞喜子：接触予防策．これだけは知っておきたい！　在宅での感染対策．日本看護協会出版会，2008：35
・マルホ株式会社：疥癬．http://www.maruho.co.jp/medical/scabies/
・高木宏明：地域ケアにおける感染対策，第 2 版．医歯薬出版，2005
・NIID 国立感染症研究所：感染症トピックス　疥癬とは．https://www.niid.go.jp/niid/ja/kansennohanashi/380-itch-intro.html（2015 年 2 月 12 日改訂）

（森戸雅子）

NOTE

◗ ノルウェー疥癬とよばれる理由

　1848 年，ノルウェーの学者が，ハンセン病に併発した角化の著しい疥癬の症例を最初に報告したことにちなんで「ノルウェー疥癬」と名付けられました．現在では，ノルウェーという国名と関係ないため，「角化型疥癬」あるいは「痂皮型疥癬」とよぶのが良いとされています[1]．『疥癬診療ガイドライン（第 3 版）』では，採用されていません[2]．

　角化型疥癬は，免疫力が低下している人に生じます．免疫力低下によって，アレルギー反応を起こす力も低下していることから，痒みが少ないのが特徴です．

◗ 疥癬の症状，好発部位，特徴

症状	好発部位	特徴
小さい赤い丘疹	腹部・胸部・腋窩，上肢屈側，大腿内側など	ヒゼンダニの抜け殻，糞などに対するアレルギー疹であり，発疹部位に虫体はいない
疥癬トンネル	手掌（手関節部），指間，陰股部，腋窩，殿部，足など	細い，わずかに盛り上がった線状の皮疹．疥癬に特有の発疹で，メスのヒゼンダニが卵を産んでいる場所
小さな結節（しこり）	陰茎，陰嚢，腋窩，肘頭，殿部	赤褐色で小豆大のしこりで，治療によりヒゼンダニが死滅し，他の症状が軽快してからも数か月にわたって掻痒が残ることがある

◗ 在宅での感染対策（角化型疥癬の場合）[5]～[7]

①可能な限り訪問の順番は最後にする
②訪問看護師が感染の媒体にならないように注意する
③玄関から部屋に持ち込む物品は最小限にする
④部屋に入る前に，患者家族の了解を得てシューズカバー，ガウン，手袋などを装着する
⑤皮膚に直接触れる物品については，原則として洗浄

または消毒する
⑥血圧計のマンシェットも皮膚に直接触れないよう，上腕にビニールやラップを巻く
⑦処置などすべてが終了して退室するときは，部屋を出る際にその場でビニール袋などに使用したものを入れて密封し，自宅で破棄してもらう

〔押川眞喜子：これだけは知っておきたい！　在宅での感染対策．日本看護協会出版会，2008；18，20，35 を参考に作成〕

H. 結核

POINT

- ☑ 結核は結核菌による感染症で，空気感染で広がる．
- ☑ 2週間以上続く咳嗽，喀痰，微熱の症状がある場合には結核を疑う．
- ☑ 肺結核の患者は空気感染対策を行い，陰圧室で隔離をする．
- ☑ N95マスクは医療従事者や面会者が装着し，患者はサージカルマスクを装着する．
- ☑ 直視監視下短期化学療法（DOTS）を行い，確実に内服できるように支援する．

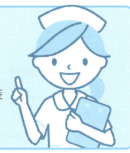

原因

結核菌（→NOTE）の感染は，結核菌を排菌している患者が咳をした飛沫の中（飛沫核）に含まれている結核菌を吸入することによって起こります．結核は麻疹，水痘と並ぶ空気感染する代表的な疾患です．結核は，感染症において2類感染症に分類されます（→資料「G. 感染症法（保健所への届け出）」参照）．

潜伏期間と発症

潜伏期間は数か月～数十年です．結核菌曝露後に感染した人が一生に発病する割合は，BCG未接種者においては約10%といわれています．結核菌に感染した場合は約2～3か月で胸部異常陰影が見つかったり，ツベルクリン反応やインターフェロン-γ遊離試験（interferon gamma release assay：IGRA）が陽性になると考えられています．一次結核（初期結核）は大体2年以内に発症することが多いとされています．

感染者の約5～10%は潜在性結核感染症となり抵抗力が低下した時などに2次結核（既感染者に起こる再燃）として発症することがあります．ほとんどの場合は肺結核ですが，腎，腸管，脊椎，リンパなどさまざまな臓器に感染します．全身に播種した場合は粟粒結核となります．

臨床症状

発症初期の肺結核の症状は，咳，喀痰，微熱が典型的とされており，胸痛，呼吸困難，血痰，全身倦怠感，食欲不振などを伴うこともありますが，初期には無症状のことも多くみられます．化学療法を行うと2～3週間で痰中の菌量が減り，感染力が低下するといわれています．「感染症の予防及

表1 感染症による退院基準（一部改変）

1. 退院させなければいけない基準
   咳，発熱，痰などの症状が消失し，異なった日の培養検査で3回，陰性を確認したとき
2. 退院させることができる基準（①～③をすべて満たすとき）
   ① 2週間以上の標準的化学療法が実施され，咳，発熱，痰などの症状が消失したとき
   ② 2週間以上の標準的化学療法が実施された後の，異なった日の塗抹検査または培養検査が連続して3回陰性のとき（原則として喀痰塗抹が3回陰性のとき）
   ③ 退院後の治療継続および他者への感染防止が可能であると確認したとき

感染症の患者に対する医療に関する法律（感染症法）」において退院の基準が設けられています（表1）.

結核感染対策のポイント

　結核対策のポイントはいかに結核発病者を発見できるかです. 2週間以上続く咳嗽, 喀痰, 微熱, 抗菌薬投与（ニューキノロン系の抗菌薬は除く）に反応しない発熱などの症状や胸部異常像がある場合は結核を疑う必要があります. さらに, 基礎疾患としてHIV感染, 糖尿病, 肝硬変, 出血性潰瘍などがある場合や, 治療としてステロイド薬, 抗がん剤, TNF-α阻害薬（リウマチ治療薬）などを使用している場合は, 結核のハイリスク患者であることを理解しておかなければなりません. さらに結核高蔓延国からの入国者やホームレスの人はハイリスク群とされています. 肺結核の疑いのある患者や肺結核と診断された患者は空気感染のリスクがあるので, 陰圧室に隔離する必要があります. リンパ節結核, 腸結核, 脊椎結核などの肺外結核は隔離の必要はありません.

看護ケアのポイント

▶1. 外来部門

①肺結核の疑いのある患者, 2週間以上続く咳嗽, 喀痰, 微熱を主訴に来院した患者にはサージカルマスクの着用を確認し, 空気感染対策専用の換気が十分できる診察室か他の患者とは別の部屋で診察するようにします.

②採痰は採痰専用ブースを使用して行い, 周囲に結核菌を拡散しないようにします. 専用の採痰ブースがない場合は, 換気ができる個室を専用にします.

③医療従事者は患者に接するときはN95マスクを着用します. 特に患者の咳を誘発したり, 飛沫核が飛散するような検査や処置（吸引や気管支鏡検査）を行うときは注意が必要です.

▶2. 入院部門

①患者は陰圧の個室（1時間に6～12回の十分な換気ができる部屋）に入室します.

②その部屋に入室する医療従事者は気密性の高いN95マスクを着用します. 適正に使用するために, マスクが顔に密着しているかを検査するフィットテストを定期的に行い, 使用ごとにマスクからの息漏れの有無を確認するシールチェックを行います（図1）.

③患者が検査などでやむなく病室外に出るときには, 飛沫を抑える目的でサージカルマスクを着用してもらいます.

④家族などが患者に面会する場合にはN95マスクを着用する必要があります. このマスクは確実に顔に密着しないと効果がないため, 看護師が装着についての指導を行う必要があります.

⑤医療器具や器材, リネン, 食器の取り扱いについては特別な消毒は不要であり, スタンダードプリコーションを実施します.

⑥清掃についても通常通りで構いません. 患者退院後は入口を閉めて十分な換気を行います. 目安として1時間に1回の換気であれば約7時間, 6回であれば約70分で99.9％菌が除去されます.

▶3. 患者・家族への対応

①個室に隔離された患者は不安が強く, 精神的に不安定になりがちです. 疾患についての説明をし, 抗結核薬を一定期間, 確実に内服することで治癒することを伝えます.

②感染防止として, サージカルマスクの着用や痰は必ずティッシュで取るなど患者指導を行います.

③内服治療を開始したら直視監視下短期化学療法（direct observed treatment short-course：DOTS）を行

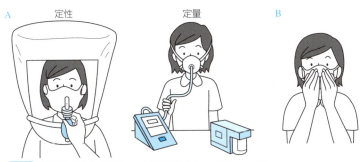

図1 N95マスクのフィットテストとシールチェック
A：フィットテスト．マスクが顔に密着しているかどうかを確認するテスト．定性（味覚や嗅覚）と定量（数値）で判断する方法がある．
B：シールチェック．マスクの表面を手で覆い，息を吐いたり，吸ったりして空気の漏れの有無を毎回確認する．

い，確実に内服できるよう支援します．
④抗結核薬は長期間投与するので，薬剤性肝障害，皮疹，聴力・視力障害などの副作用の観察を行い，異常の早期発見に努めます．
⑤患者と同居している家族や濃厚に接触した人については保健所と連携をとりながら健診を受けるようになることを説明します．
⑥退院後も治療完遂まで内服を継続する必要があります．病院と保健所が連携し，地域DOTSを実施していく必要があります．

▶4. 職員の健康管理

①入職時にはIGRAの検査を行ってベースラインを把握しておくことが推奨されています．結核が生じたときに新たな感染かどうかの判断に有用となります．

文献

1) 山本三郎：結核．国立感染症研究所学友会（編）：感染症の事典．朝倉書店，2006，85-87
・四元秀毅，他：医療者のための結核の知識，第4版．医学書院，2013
・厚生労働省インフルエンザ等新興再興感染症研究事業　結核の革新的な診断・治療及び対策の強化に関する研究：平成26年版結核院内（施設内）感染対策の手引き．2014，http://www.jata.or.jp/rit/rj/ 院内感染対策の手引き（2014年最終版）.pdf（閲覧：2018年10月4日）
・青木正和：visual note 結核　院内感染防止ガイドライン．結核予防会，1998
・厚生労働省：平成28年結核登録者情報調査年報集計結果．2016，https://www.mhlw.go.jp/file/06-Seisakujouhou-10900000-Kenkoukyoku/0000175603.pdf（閲覧：2018年10月4日）

〈形山優子〉

NOTE

診断方法

結核の診断方法として，X 線検査，ツベルクリン反応検査，細菌検査，血液検査などがあります．

①インターフェロン-γ遊離試験（IGRA）：血液に結核特異的抗原を加えた後にリンパ球から産生されるインターフェロン-γ の量を測定する方法です．ツベルクリン反応では BCG の影響をうけますが，その影響をうけず，結核菌に感染しているかどうかの診断ができます．しかし，活動結核と潜在性結核との区別はできません．

②X 線検査：結核の発病診断法として行われます．

③ツベルクリン反応検査：ツベルクリン蛋白抗原の皮内注射によって，局所に発赤と硬結を伴う遅延型アレルギー反応を引き起こします．48 時間後の発赤長径を測定し，10 mm 以上を陽性と判定します[1]．BCG 接種による陽性化との区別が困難な場合があります．

④喀痰塗抹検査：1 時間程度で結果が得られますが，結核か非結核性抗酸菌症か，死菌か生菌かの区別ができないという欠点もあります．

⑤菌の培養検査：菌の生死，薬剤感受性を知るうえで重要な検査です．小川培地，液体培地などがあります．抗酸菌は発育が遅いので長期間かかります．

⑥PCR（核酸増幅法）：結核か非結核性抗酸菌症の鑑別ができます．しかし，死菌か生菌か区別がつかないという欠点があります．

治療

治療は化学療法が基本です．標準的な化学療法では，最初の 2 か月間は①イソニアジド，②リファンピシン，③ピラジナミド，④ストレプトマイシンまたはエタンブトールの 4 剤で治療し，その後の 4 か月間はイソジアニド，リファンピシンの 2 剤で治療します．肺結核の標準治療は合計 6 か月の治療です．治療中断による薬剤耐性菌を作らないために DOTS が行われています．潜在性肺結核症と診断された場合も基本的にイソニアジド治療を行います．

I. HIV(ヒト免疫不全ウイルス)感染症 / AIDS(後天性免疫不全症候群)

POINT

- ☑ HIV感染症は，早期発見と適切な療養によりAIDS発症を防ぐことが可能な慢性感染症である．
- ☑ HIV感染症の経過は，急性感染期，無症候期，AIDS発症期の大きく3期に分類される．
- ☑ 治療は診断後即，抗HIV薬3剤以上を併用した抗レトロウイルス療法で開始される．
- ☑ 抗HIV薬は薬剤耐性ウイルスを生じやすいため，継続的で確実な服薬が必要である．

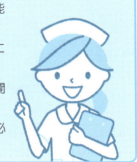

　HIV感染症は抗レトロウイルス療法(anti-retroviral therapy：ART)により，今日では早期発見と適切な療養で長期生存可能な慢性感染症となっています．

　HIV感染症患者は最先端医療の対象であること，長期にわたる服薬，副作用と合併症，療養のための生活調整，心理・社会的問題など患者のQOLの低下に直結する問題を抱えているという特徴をもっており，包括的なケアが必要とされます．

原因

　HIV感染症の原因は，ヒト免疫不全ウイルス(human immunodeficiency virus：HIV)です．HIVは主としてCD4陽性Tリンパ球とマクロファージ系の細胞に感染するレトロウイルス科レンチウイルス属に属します．CD4陽性TリンパはBリンパ球の抗体産生を助ける細胞で，免疫系の指揮を司る役割を果たしています．

　HIVは逆転写酵素の性質からウイルス遺伝子の突然変異が起こりやすく，確実な服薬がされないと耐性ウイルスが生じやすいという特徴をもっています．

診断

　従来，HIVのスクリーニング検査として，酵素抗体法(ELISA法)，粒子凝集法(PA法)，免疫クロマトグラフィー法(IC法)のいずれかでHIV抗体を検出する方法のみが用いられてきましたが，感染後抗体価が上昇するまでに6～12週かかるウインドウ・ピリオドを考慮し，現在では感染早期をとらえるために，さらにHIV抗原(p24抗原：ウイルスコア蛋白)を同時測定する抗原・抗体同時検査が普及しています．スクリーニング検査が陽性の場合は，HIVウエスタンブロット法(HIV抗体価精密測定)とHIV PCR法(HIV核酸増幅検査)の両者により確認検査を行い，陽性であればHIV感染症と診断します．HIVスクリーニング検査では偽陽性が多くみられるため，検査実施前の十分な説明と同意が必要です．

経過

　HIV感染症の経過は，急性感染期，無症候期，後天性免疫不全症候群(acquired imunodeficiency

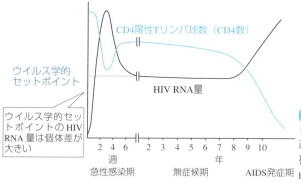

図1 HIV感染症の経過
〔H29年度厚生労働行政推進調査事業費補助金エイズ対策政策研究事業 HIV感染症及びその合併症の課題を克服する研究班：抗HIV治療ガイドライン2018年3月．https://www.haart-support.jp/pdf/guideline2018r2.pdf より改変〕

syndrome：AIDS）期の大きく3期に分類されます．免疫不全状態をAIDSとよびます．抗HIV療法が行われない場合，AIDS発症後半数が1年以内に，50〜80％が2年以内に死亡します．

感染したHIVはリンパ組織中で増殖し，感染後1〜2週間で100万コピー/mLを超える数にまで増加します．この時期に約半数の感染者が発熱，咽頭痛，筋肉痛，リンパ節腫脹，消化器症状，発疹などの非特異的な急性感染症状を呈します．その後，増殖するHIVとそれを抑制する免疫系が拮抗し慢性感染状態となり，無症状のことが多いので「無症候期」といいます．血中HIV-RNA量は比較的安定した値に保たれます．この値をウイルス学的「セットポイント」とよびます．治療が開始されないとHIVは増殖，CD4陽性Tリンパ球は減少し，CD4陽性Tリンパ球数が200/μLを下回ると細胞性免疫不全状態となり，AIDS期となります(図1)．無症候期の期間の長短には個人差があります．AIDS指標疾患である日和見感染症，日和見腫瘍の23の疾患(表1)のうち1つ以上を併発するとAIDSと診断されます[1]．

治療

今日ではHIV感染と診断された直後から抗HIV薬3剤以上併用のARTによる治療が開始されます．早期のART開始で二次感染や本人のAIDS発症を防止できることが明らかとなり，2015年にWHOが，診断後すぐの治療を推奨したためです．疾患の進行・病状の悪化の指標は，血漿中のウイルス量(HIV-RNA量)とCD4陽性リンパ球数で，治療目標はHIV-RNA量検出限界(現在は20コピー/mL)未満です．

看護ケアのポイント

治療の中心は継続的かつ確実な服薬です．看護師の役割は，患者のニーズを把握し，他の専門職者とともにそのニーズ充足のための援助を提供すると同時に，医療チームの調整役を担うことです．その内容としては，以下のことが重要です．

▶1. 治療の理解と主体的な療養

HIV感染症の治療は，継続的かつ確実な服薬とセルフケアが中心となります．そのため，疾患と治療について患者自身が正しく理解し，主体的に療養に臨むことが重要です．看護師は疾患の経過，検査データの解釈，服薬方法，日和見感染症状について最新の正確な情報をわかりやすく患者に伝え，疑問や不安の軽減を図るとともに，療養に主体的に取り組めるように患者の自己効力感を高める援助を行います．

I. HIV（ヒト免疫不全ウイルス）感染症 /AIDS（後天性免疫不全症候群）

表1 AIDS 指標疾患

A. 真菌症	1. カンジダ症（食道，気管，気管支，肺） 2. クリプトコッカス症（肺以外） 3. コクシジオイデス症[*1] 4. ヒストプラズマ症[*1] 5. ニューモシスチス肺炎
B. 原虫感染症	6. トキソプラズマ脳症（生後1か月以後） 7. クリプトスポリジウム症（1か月以上続く下痢を伴ったもの） 8. イソスポラ症（1か月以上続く下痢を伴ったもの）
C. 細菌感染症	9. 化膿性細菌感染症[*2] 10. サルモネラ菌血症（再発を繰り返すもので，チフス菌によるものを除く） 11. 活動性結核（肺結核または肺外結核）[*1,3] 12. 非結核性抗酸菌症[*1]
D. ウイルス感染症	13. サイトメガロウイルス感染症（生後1か月以後で，肝，脾，リンパ節以外） 14. 単純ヘルペスウイルス感染症[*4] 15. 進行性多巣性白質脳症
E. 腫瘍	16. カポジ肉腫 17. 原発性脳リンパ腫 18. 非ホジキンリンパ腫（a. 大細胞型・免疫芽球型，b. バーキット型） 19. 浸潤性子宮頸癌[*3]
F. その他	20. 反復性肺炎 21. リンパ性間質性肺炎 / 肺リンパ過形成：LIP/PLH complex（13歳未満） 22. HIV 脳症（認知症または亜急性脳炎） 23. HIV 消耗性症候群（全身衰弱またはスリム病）

*1　a：全身に播種したもの，b：肺，頸部，肺門リンパ節以外の部位に起こったもの.
*2　13歳未満で，ヘモフィルス，連鎖球菌等の化膿性細菌により以下のいずれかが2年以内に，2つ以上多発あるいは繰り返して起こったもの.
　　a：敗血症，b：肺炎，c：髄膜炎，d：骨関節炎，e：中耳・皮膚粘膜以外の部位や深在臓器の膿瘍.
*3　C11 活動性結核のうち肺結核，および E19 浸潤性子宮頸癌については，HIV による免疫不全を示唆する症状または所見がみられる場合に限る.
*4　a：1か月以上持続する粘膜，皮膚の潰瘍を呈するもの.
　　b：生後1か月以後で気管支炎，肺炎，食道炎を併発するもの.
〔H29年度厚生労働行政推進調査事業費補助金エイズ対策政策研究事業 HIV 感染症及びその合併症の課題を克服する研究班：抗 HIV 治療ガイドライン 2018年3月. https://www.haart-support.jp/pdf/guideline2018r2.pdf より改変〕

▶2. 服薬アドヒアランス

　抗 HIV 薬の開発が進み，1日1回の服用が一般的になってきています．無理なく確実な服薬ができるよう，患者の生活様式・背景に関する情報を得て医師に伝えるとともに，適宜薬剤師と連携しつつ患者からの疑問や相談に応じることが重要です．

▶3. 副作用と長期投与による合併症

　現在の抗 HIV 薬は，副作用も他疾患治療薬との相互作用も著しく低減しています．比較的頻度の多い副作用・長期服薬による合併症には脂質異常，消化器症状，皮膚症状，中枢神経症状，心血管疾患などがあります．

▶4. 感染予防

　日常生活における睡眠・休養，栄養摂取，清潔行動などの保健指導に加えて，患者自身が異なったHIV 株への重複感染や他の性感染症に感染しないために，性行為の際にバリア法（コンドーム，デン

タルダム)による性感染症予防行動を徹底できるように指導することが重要です.

▶5. 心理・社会面の援助

社会にはHIV感染症に対する偏見・差別が存在するため,患者情報保護には細心の注意を払う必要があります.HIV感染症であることで自尊感情や意欲の低下をきたす患者もいます.また,抗HIV薬は高価なため,公的支援制度の利用などにより経済的負担の軽減を図る必要があります.

✛ 感染防止対策のポイント

HIVの感染経路は,①性行為が8割以上を占め,次いで②血液が粘膜や傷口に触れることによる感染,③母子感染(経胎盤,経産道,経母乳)の順です.感染する確率は,性行為で0.1～1%,オーラルセックスで0.005～0.1%[2],医療者の職業曝露においては,経皮曝露で0.2～0.5%,経粘膜曝露で0.006～0.5%[3]です.HIVの感染力はB型・C型肝炎ウイルスに比べると明らかに低く,またHIVは種々の消毒薬や殺菌薬で容易に不活化されるため,通常はスタンダードプリコーションを徹底することで感染防止が可能です.

医療者の針刺しによるHIV感染の予防方法については**第3章「D. 針刺し・切創の予防方法」**を参照してください.医療現場での曝露後は速やかに抗HIV薬の予防内服投与を実施します.これには労災保険の給付が認められます.

HIV-RNA量が検出限界未満に抑えられていれば,性行為によるパートナーを含む周囲への二次感染防止に大きな効果があるといわれています.

母子感染を予防するためには母子感染予防対策として,①妊娠中の抗HIV薬投与,②陣痛発来前の選択的帝王切開,③人工栄養,④児に対する抗HIV薬の予防投与,の4つが行われます.

文献

1) H29年度厚生労働行政推進調査事業費補助金エイズ対策政策研究事業HIV感染症及びその合併症の課題を克服する研究班:抗HIV治療ガイドライン2018年3月. https://www.haart-support.jp/pdf/guideline2018r2.pdf(閲覧:2018年8月27日)
2) 堀野哲也:HIV感染症. からだの科学 2013;276:68-72
3) UNAIDS(国連合同エイズ計画):UNAIDS DATA 2018. http://www.unaids.org/sites/default/files/media_asset/unaids-data-2018_en.pdf(閲覧:2018年8月27日)
・日本エイズ学会HIV感染症治療委員会:HIV感染症「治療の手引き」,第21版. http://www.hivjp.org/guidebook/hiv_21.pdf(発行:2017年11月,閲覧:2018年8月27日)
・HIV感染妊娠に関する診療ガイドラインの策定班:HIV感染妊娠に関する診療ガイドライン. http://hivboshi.org/manual/guideline/2018_guideline.pdf(発行:2018年3月,閲覧:2018年8月27日)

(杉浦絹子)

NOTE

▶ **免疫再構築症候群(immune reconstitution syndrome:IRS,あるいはimmune reconstitution inflammatory syndrome:IRIS)**

免疫不全が進行した状態で抗HIV薬投与を開始後,数か月以内に免疫能力が改善することで,体内に存在する病原性微生物に対する免疫応答が過剰に誘導されるため,帯状疱疹,非結核性抗酸菌症,サイトメガロウイルス(CMV)感染症,ニューモシスチス肺炎,結核症などの日和見感染症が発症・増悪・再増悪することがあります.治療開始前に日和見感染症の有無を確認しておく必要があります.

J. 性感染症(梅毒，淋病，クラミジア)

POINT

- ☑ 梅毒の症状は多岐にわたり無症状のことも多い．感染早期に抗菌薬で正しく治療すれば治りやすい病気である．
- ☑ 淋菌は薬剤耐性を獲得しやすいため，耐性淋菌発生の場となる口腔内の感染を見逃さないために，性器淋菌感染症を認めた場合は咽頭の検査をするべきである．
- ☑ クラミジア感染症の妊婦の感染は新生児のクラミジア産道感染の原因となる．

✚ 梅毒(venereal disease syphilis, lues)

▶1. 原因

梅毒トレポネーマ(*Treponema pallidum*：TP)というスピロヘータ科の細菌の生体内への侵入によって感染する慢性の全身性の性感染症です．性行為によって，微小な腟粘膜の剝離部位が侵入経路となります．子宮頸管にびらんなどがあると感染リスクを増加させます．

具体的には，性器と性器，性器と肛門(アナルセックス)，性器と口の接触(オーラルセックス)などが原因となります．また，母親が未治療の場合は経胎盤感染により，新生児に先天性感染を起こします[1]．

▶2. 臨床症状

治療の要否から活動性梅毒(治療を要する：早期梅毒，後期梅毒，第3期梅毒，潜伏梅毒，先天(性)梅毒など)と陳旧性梅毒(治療不要)に大別して以下に示します[2]．

a. 病期による分類(図1)[2]

①早期梅毒

感染から1年未満の活動性梅毒で，性的接触での感染力が強いとされています．

- 早期梅毒第1期(感染から1か月前後)：一時病変としての典型的な初期硬結，硬性下疳をはじめ，侵入門戸に丘疹，びらん，潰瘍，所属リンパ節腫脹を伴う活動性梅毒です．
- 早期梅毒第2期(感染から1～3か月)：二次病変に基づく症状のある活動性梅毒です．典型的な皮膚の二次病変として，梅毒性バラ疹，丘疹性梅毒疹，陰嚢・陰唇・肛門周囲に扁平コンジローマが出現します．

②後期梅毒：感染から1年以上経過した活動性梅毒です．性的接触での感染力はありません．症状は冒されている臓器によってさまざまで，無症状のこともあります．無症状でも活動性と判断されるものは潜伏梅毒に分類します．

③第3期梅毒：感染から年余を経て心血管症状，ゴム腫，進行麻痺など臓器病変が進行した状態の活動性梅毒です．

b. 病期によらない分類(図1)[2]

- 潜伏梅毒：自他覚症状はありませんが，梅毒抗体価の上昇から治療を要する活動性梅毒です．

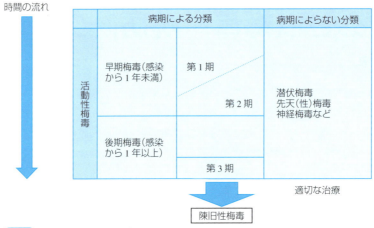

図1 病型分類のイメージ
〔日本性感染症学会梅毒委員会梅毒診療ガイド作成小委員会：梅毒診療ガイド．2018．http://jssti.umin.jp/pdf/syphilis-medical_guide.pdf より改変〕

- 先天(性)梅毒：活動性梅毒の妊婦からの胎内感染が推定され，上記の分類のいずれかを満たすもので，無症状の場合は潜伏梅毒にも分類されます．

c. 陳旧性梅毒
梅毒が治癒状態にあると判断されるもので，症状の安定化，梅毒トレポネーマ抗体の値の推移などで総合的に判断されます．

▶3. 診断・鑑別診断
　感染の機会があること，各期の梅毒皮膚症状，局所からのTPの検出で診断は確定します．しかし検出感度がよくないため，血清中の梅毒抗体(TP抗体と非トレポネーマ脂質抗体)を代理指標(surrogate marker)として診断することが現実的です．梅毒血清反応検査(serologic test for syphilis：STS)と梅毒特異抗体検査(*Treponema pallidum* hemagglutination test：TPHA)定性法を組み合わせると信頼性が高くなります．鑑別診断は外陰部に潰瘍性病変をきたす，軟性下疳，鼠径リンパ肉芽腫，性器ヘルペスなどです．

▶4. 治療と看護ケアのポイント
a. 疾患と治療の理解と主体的な療養
- すべての病期において，ペニシリンが第一選択薬です．投与期間は，第1期は2〜4週間，第2期は4〜8週間，第3期以降では8〜12週間必要です．処方された薬は確実に飲むのが原則です．

▶5. 感染防止対策のポイント
①適切なコンドームの使用．
②パートナーも治療：ピンポン感染の防止．
③予防しなければ再感染の可能性もあります(図2，3)[1]．

➕ 淋病(淋疾，gonorrhea)

▶1. 原因
　グラム陰性双球菌の淋菌(*Neisseria gonorrhoeae*)感染によって起こります．至適発育温度は35〜36℃

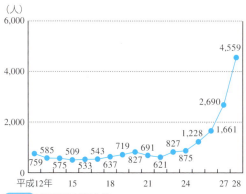

図2 梅毒患者報告数
〔政府広報オンライン：梅毒の拡大を食い止めるため．一人ひとりが予防と検査を！ 2017, https://www.gov-online.go.jp/useful/article/201712/3.html〕

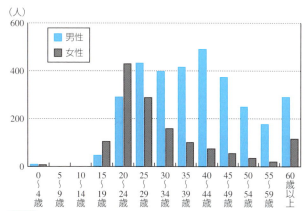

図3 性別・年代別梅毒患者報告数
患者を年代別にみると，男性は40代をピークにしつつ20〜40代まで幅広く，女性は20代が突出して多くなっている．若い世代を中心に，梅毒の感染リスクが急速に高まっている．
〔政府広報オンライン：梅毒の拡大を食い止めるため．一人ひとりが予防と検査を！ 2017, https://www.gov-online.go.jp/useful/article/201712/3.html〕

と狭くヒトのみに感染し，抵抗力は非常に弱く円柱上皮細胞に親和性があります．潜伏期は3〜7日です．

2. 臨床症状

男性に多く尿道炎，前立腺炎，精巣上体炎を起こし，強い疼痛と外尿道口の発赤，膿性の分泌物がみられます．女性は，まず子宮頸管炎を起こしますが無症状のことも少なくありません．尿道炎でも症状は乏しく，掻痒感や尿道の違和感程度です．感染が広まり骨盤内炎症を起こすと不妊の原因になることもあります．

3. 診断・鑑別診断

確定診断は淋菌の検出で，検出法としては顕微鏡検査，分離培養・同定です．同一検体でクラミジア・トラコマチスの検査が可能なDNAプローブ法は菌が死滅しやすい淋菌の検査も可能で，合併率の高いクラミジアの検査が同時にできるので有用です．

4. 治療と看護ケアのポイント

a．疾患と治療の理解と主体的な療養

現在，ペニシリン系などの経口抗菌薬は耐性率が高く，感受性があることを確認されない限り使用されません．保険適用で確実な薬剤は，セフトリアキソン（CTRX：ロセフィン®）とスペクチノマイシン（SPCM：トロビシン®）です．いずれも単回投与で淋菌性尿道炎や淋菌性子宮頸管炎に対して100％に近い有効性があります．

b．感染予防

予防方法は適正なコンドームの使用です[3]．

性器クラミジア感染症

1. 原因

クラミジア・トラコマチス（*Chlamydia trachomatis*）による感染症で，性交渉により女性では子宮頸

管の円柱上皮細胞内に感染し子宮頸管炎，男性では尿道炎を引き起こします．病原性が弱いので急性症状を呈することなく，多くは慢性持続性感染となります．

▶2. 臨床症状

症状は乏しく，帯下感・性交時出血・軽度の下腹部痛などの非特異的であり，約90%が無症状です．放置すると合併症を発症し，卵管炎，子宮頸管炎，骨盤内感染による不妊の原因になることがあります．男性の尿道炎は，淋菌性尿道炎より潜伏期が長く（2〜3週間），排尿痛も軽いのが特徴です．

▶3. 診断・鑑別診断

感染局所を綿棒で擦過し採取した検体からクラミジアを検出することで確定診断されます．検査法としては核酸増幅法の感度が高いとされています．子宮頸管炎の症状は性器淋菌感染症でもみられるため鑑別が必要です．

▶4. 治療と看護ケアのポイント

a. 疾患と治療の理解と主体的な療養

クラミジアに有効な抗菌薬は，非妊婦ではテトラサイクリン系・マクロライド系・ニューキノロン系を1〜7日間，妊婦ではマクロライド系を原則10〜14日間投与します．もちろんパートナーの治療を同時に行うことは必須です．

▶5. 感染防止対策のポイント

● 梅毒や淋菌感染症など性感染症防止対策に準じます．

文献

1) 政府広報オンライン：梅毒の拡大を食い止めるため．一人ひとりが予防と検査を！ 2017, https://www.gov-online.go.jp/useful/article/201712/3.html（2017年12月28日）
2) 日本性感染症学会梅毒委員会梅毒診療ガイド作成小委員会：梅毒診療ガイド．2018, http://jssti.umin.jp/pdf/syphilis-medical_guide.pdf（2018年6月15日）
3) 日本性感染症学会教育啓発委員会（編）：（中高生向け）性感染症予防啓発スライド．2016, http://jssti.umin.jp/prevention/
・日本性感染症学会 2016ガイドライン委員会：性感染症 診断・治療ガイドライン2016：日性感染症会誌 2016；27：48-62
・堤 治：性感染症とその予防．森 恵美，他：系統看護学講座専門分野Ⅱ 母性看護学[1] 母性看護学概論，第13版．医学書院，2018
・東京慈恵会医科大学産婦人科学講座「Williams OBSTETRICS」翻訳委員会（訳）：性感染症．岡本愛光（監修），佐村 修，他（監訳）：ウイリアムス産科学 原著24版，南山堂，2015
・保科眞二：性器淋菌感染症．岩破一博（編）：女性性器感染症．医療ジャーナル社，2013
・田中正利：性感染症 淋疾．玉置邦彦（編）：最新皮膚科学体系 15ウイルス性疾患性感染症．中山書店，2003

（登喜玲子）

K. HBV / HCV 感染 (B 型肝炎/C 型肝炎)

> **POINT**
> - ☑ B 型肝炎/C 型肝炎は血液・体液を介して感染し，肝がんなどの原因となる．
> - ☑ 針刺し切創や傷のある皮膚，粘膜へ血液・体液が接触することが感染リスクである．
> - ☑ 感染リスクを減少させるためスタンダードプリコーション（標準予防策）が必要である．
> - ☑ 医療者自身を守るためにも抗体検査やワクチン接種をすることが重要である．

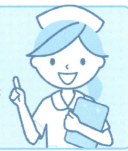

原因

肝炎とは，ウイルス・アルコール・自己免疫・薬剤などさまざまな原因で正常な肝臓に炎症が生じた状態です．特に最も頻度の高いのがウイルスです．主にウイルスによる肝炎としてはB型肝炎ウイルス（hepatitis B virus：HBV）とC型肝炎ウイルス（hepatitis C virus：HCV）が代表的で，医療現場では血液や体液を介して他人に感染し，肝がんなどの原因となる可能性があります（→NOTE）．

臨床症状

▶1. HBV（B 型肝炎）

感染した時期，感染した際の健康状態によって，一過性の感染に終わる急性肝炎とほぼ生涯にわたり感染が継続する慢性肝炎とに大別されます．

a. B型急性肝炎

- HBVに感染後1～6か月の潜伏期間を経て，感冒様症状，全身倦怠感，食欲不振，悪心，嘔吐，褐色尿，黄疸，肝不全症状（劇症肝炎）などさまざまな症状を呈します．
- 発症時にはHBs抗原，HBe抗原が陽性ですが，1～2か月で抗原は陰性化し，HBe抗体，HBs抗体が出現します．

b. B型慢性肝炎

- 自覚症状はほとんどありませんが，しばしば「急性増悪」と呼ばれる一過性の強い肝障害が起こることがあり，その際は急性肝炎と同様の症状を呈します．
- 母子感染でHBVに感染したキャリアに起こり，一般に思春期以降，免疫が発達した（10～30歳代）に，一過性に強い肝炎を起こします．
- HBe抗原陽性からHBe抗体陽性に移行すればHBVの増殖性は低下していると考えられ，多くの場合，肝機能が安定して経過し，慢性肝炎に移行するのは約10～20%です．そのうちの約2%が肝硬変に移行し，肝細胞癌，肝不全に進展します．

▶2. HCV（C 型肝炎）

- HCVはまれに2～14週間の潜伏期間を経て急性肝炎を起こすことがあります．
- 多くの場合，急性期の症状は比較的軽いが約60～80%の症例が慢性化するため自覚症状が消失した回復期以降も定期検査のための受診が必要です．

表1	B型肝炎の各ウイルスマーカーの意味

ウイルスマーカー	病態
HBs 抗原	陽性の場合，現在 HBV に感染している
HBs 抗体	過去に HBV に感染したことがあり，抗体(免疫)がある．すなわち感染からの治癒(既往)を示す．原則再感染は起こらない
IgM 型 HBc 抗体	感染の急性期に作られる抗体で，現在急性肝炎に罹患しているか，急性肝炎が増悪している状態を示す
IgG 型 HBc 抗体	慢性期に作られる抗体で，高値であれば B 型肝炎キャリア低値であれば過去に感染したことがある状態を示す
HBe 抗原	陽性の場合はウイルスの増殖力があり，他人への感染力が強い状態を示す
HBe 抗体	陽性の場合は HBV は減少し，感染力が弱い状態を示す
HBc 抗体	高い抗体価のときには長期の感染を示し，低い抗体価のときには過去の感染を示す
HBV-DNA	HBV に感染しており，HBV ウイルスの量を示す．測定は，現在最も高感度な PCR(TaqMan PCR 法)を用いて測定を行う

- C 型慢性肝炎は約 20 年の経過で約 30 ～ 40% の患者が肝硬変に進行し，さらに肝硬変の患者において年間約 7% の頻度で肝癌が合併します．

診断・鑑別診断

▶1. 鑑別診断に必要となる検査

- B 型肝炎：ウイルス検査(HBs 抗原，HBe 抗原，HBs 抗体，HBe 抗体，HBc 抗体，HBV-DNA，IgM 型 HBc 抗体，IgG 型 HBc 抗体，表 1)，肝機能検査(AST，ALT，血小板数，血清アルブミン，トロンボテスト，ヘパプラスチンテスト，プロトロンビンテスト，ICG 試験)，肝生検，腹腔鏡検査．
- C 型肝炎：ウイルス検査(HCV 抗体，HCV-RNA)，肝機能検査(AST，ALT，血小板数，血清アルブミン，トロンボテスト，ヘパプラスチンテスト，プロトロンビンテスト，ICG 試験)，肝生検，腹腔鏡検査，画像診断(CT，腹部超音波，MRI，シンチグラフィなど)．

▶2. 診断

a. B 型肝炎：HBs 抗原が陽性の場合

- B 型慢性肝炎：HBs 抗原陽性(6 か月以上)，HBV-DNA 4.0 log copy/mL 以上で AST/ALT の持続的または間欠的な上昇を認める場合．
- 非活動性の B 型肝炎ウイルスキャリア：HBs 抗原陽性(6 か月間)，HBe 抗原陰性，HBe 抗体陽性，HBV-DNA 4.0 log copy/mL 未満で AST/ALT が持続的に正常な場合．

b. C 型肝炎：HCV 抗体が陽性の場合

- 既往感染：HCV-RNA 定性検査を行い，未検出を示します．
- 持続感染状態：HCV-RNA 定性検査が陽性(1.2 log copy/mL 未満も含めて)の場合，現在 HCV が存在していることを示します．

治療と看護ケアのポイント

▶1. 治療

a. B 型肝炎

- 急性期：安静，食事療法，輸液．

K. HBV/HCV 感染(B 型肝炎 /C 型肝炎)

- 予防法：HBs 抗体陰性者に免疫グロブリン，HB ワクチン.
- 慢性期：Peg インターフェロン(INF)，抗ウイルス療法(ラミブジン，テノホビルアラフェナミドなど)，肝庇護療法.

b. C 型肝炎

- Peg INF，Peg INF と抗ウイルス療法(リバビリン)，肝庇護療法.
- 予防法：ワクチンなし.

▶2. 看護ケアのポイント

- 急性期：予後は良好ですが，重症化や劇症化のリスクがあることを理解して，異常の早期発見に留意します．①身体的苦痛，②安静，③栄養状態，④感染，⑤劇症化，⑥精神状態に注意して症状観察を行います.
- 慢性期：自覚症状が軽いこともあり，病識が乏しい例が散見されます．①定期受診行動，②日常生活，③感染防止行動について指導が必要となります．また，薬物療法に対するアドヒアランスの確認を行います．不眠，食欲不振などのうつ症状の早期発見や，発熱・全身倦怠感・白血球減少・血小板減少などの副作用の観察とケアを行います．他者への感染リスクがあるため，日常生活における具体的な血液・体液の取り扱いについては，患者および家族に具体的な対応方法を指導します.

＋ 感染防止対策のポイント

- 医療現場では患者の血液，体液(汗も含む)，分泌物，排泄物は感染リスクがあることを認識し，すべての患者にスタンダードプリコーションを実践しましょう．特に皮膚や粘膜に傷のある場合や創部に触れる場合，排泄物の処理時にはディスポ手袋の使用をする必要があります.
- 医療従事者は，針刺し損傷による感染リスクがあります．安全装置付きの針などの正しい使用や廃棄容器の適切な配置をすることが感染防御につながります.
- HBV は室温にて環境表面の乾燥血液中で 1 週間の感染力を保っています．環境表面への接触を介した HBV 伝播の可能性を考えると適切な処理が必要となります．また，医療従事者が自身を守るためにもワクチン接種が望まれます.

文献

- ・日本肝臓学会：B 型肝炎治療ガイドライン. https://www.jsh.or.jp/medical/guidelines/jsh_guidlines/hepatitis_b(閲覧：2018 年 9 月 21 日)
- ・日本肝臓学会：C 型肝炎治療ガイドライン. http://www.jsh.or.jp/medical/guidelines/jsh_guidlines/hepatitis_c(閲覧：2018 年 9 月 21 日)
- ・国立国際医療研究センター肝炎情報センター：高齢者施設における肝炎対策のガイドライン. http://www.kanen.ncgm.go.jp/user/koureisha.html(閲覧：2018 年 9 月 21 日)
- ・落合慈之(監)，針原　康，他(編)：消化器疾患ビジュアルブック第 2 版. 学研メディカル秀潤，2014

(三宅晴美)

NOTE

◀ 環境清掃の留意点

環境表面において血液汚染を認めた場合は以下の手順で行ってください.
①必ず汚染された血液をペーパーなどで拭き取ります.
②0.1 ～ 0.5% 次亜塩素酸ナトリウムで拭き取ります.
　この清掃時にはディスポ手袋(必要時マスクやゴーグルなど)を装着し，血液汚染直後の環境表面に直接次亜塩素酸ナトリウムやアルコールで拭き取りをしてはいけません．まず有機物(血液)を取り除かなければウイルスは死滅しないからです.

L. 麻疹，風疹，水痘，流行性耳下腺炎，伝染性紅斑

POINT

- ☑ 麻疹と水痘は空気感染なので，陰圧隔離が必要．
- ☑ 麻疹と水痘は緊急接種も考慮できる．
- ☑ 免疫抑制児の水痘は重症化．
- ☑ ムンプスは任意接種なので，定期的に流行する．
- ☑ 伝染性紅斑の合併症に注意．

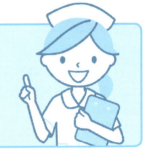

麻疹

- 原因：麻疹ウイルス．
- 臨床症状（図1）：潜伏期間は8〜12日．カタル期，発疹期，回復期の3病期に分かれます．カタル期は風邪症状や結膜発赤，後半にコップリック斑を頬粘膜に認めます．熱はカタル期と発疹期で2峰性発熱となります．発疹は赤みの強い丘状紅斑が顔から体幹部へ癒合傾向を示しながら拡大し，回復期に色素沈着します．合併症は脳炎，肺炎，気管支炎，中耳炎などで，死亡率は0.1〜0.2%に認めます[1]．わが国は世界保健機関（World Health Organization：WHO）から2015年に麻疹を排除したと認定されました．過去は小児の患者がほとんどでしたが，2018年麻疹と診断された人は約70%が成人で，もはや小児の感染症ではなくなっています．その多くは1回ワクチン接種をしたことのある人で，軽症で非典型的な修飾麻疹です．
- 診断・鑑別診断：修飾麻疹は風疹によく似た発疹なので，風疹との鑑別が必要です．最寄りの保健所に相談して，血液，尿，咽頭拭い液からPCR法や培養検査による診断を行い，1例目から感染拡大に向けた対応することが重要です．
- 感染防止対策のポイント：空気感染するので，陰圧個室が必要です．疑いの患者はできるだけ陰圧個室，なければ個室に隔離します．患者との接触後，未感染で未接種者では緊急接種も考慮します．

風疹

- 原因：風疹ウイルス．
- 臨床症状（図2）：潜伏期間は16〜18日．発熱と発疹，頸部や耳介後部のリンパ節腫脹を認めます．発疹は麻疹に比較して赤みは薄く，癒合傾向は認めにくいです．思春期以降，多くの女性では小関節の関節痛を認めます．合併症は，血小板減少性紫斑病や脳炎などが知られていますが，麻疹のように死亡する人はいません．しかし，妊娠初期の妊婦が感染すると高率に先天性風疹症候群を認めます（→ NOTE）．
- 診断・鑑別診断：修飾麻疹は風疹によく似た発疹なので，修飾麻疹との鑑別が必要です．最寄りの保健所に相談して，血液，尿，咽頭拭い液からPCR法や培養検査による診断を行い，1例目から感染拡大に向けた対応をすることが重要です．
- 感染防止対策のポイント：飛沫感染なので，陰圧個室は必要ありません．先天性風疹症候群の児は，数年にわたりウイルスを排泄することがあるので，まず隔離してPCRで陰性確認後に隔離解

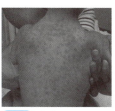 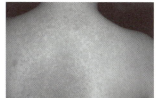 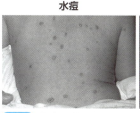 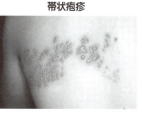

図1 麻疹（カラー口絵参照）　図2 風疹（カラー口絵参照）　図3 水痘と帯状疱疹（カラー口絵参照）

除します[2]．

水痘

- 原因：水痘帯状疱疹ウイルス．
- 臨床症状（図3）：潜伏期は 14〜16 日，紅斑，水疱，痂疲を混在して形成します．発熱は水疱の数と比例します．水痘は初感染で，治癒後も神経節でウイルスが潜伏感染し，細胞性免疫低下時に再活性化して帯状疱疹を発症させます．わが国では水痘ワクチンが 2014 年から定期接種となり，発症数は約 1/10 に減少しました．免疫抑制児が感染すると，重症化や死亡することもあるので，小児科病棟の院内感染対策で重要な感染症です[3]．
- 診断・鑑別診断：2011 年より手足口病で水痘との鑑別困難な例が散見されるようになっています．
- 感染防止対策のポイント：空気感染するので，陰圧個室が必要です．疑いの患者は，できるだけ陰圧個室，なければ個室に隔離します．帯状疱疹からも水痘が感染するので，免疫抑制患者のいる小児科病棟では陰圧隔離が必要です．患者との接触後，未感染で未接種者では緊急接種も考慮します（→ NOTE）．

流行性耳下腺炎（おたふくかぜ）

- 原因：ムンプスウイルス．
- 臨床症状（図4）：潜伏期間は 16〜18 日，唾液腺（耳下腺，顎下腺，舌下腺）が腫脹します．合併症は無菌性髄膜炎，ムンプス難聴，睾丸炎，膵炎などが知られています．年齢が高くなるほうが，合併症率が高くなる傾向があります．先進国の中で，わが国だけが定期接種でなく任意接種（有料）であるため，接種率が 30〜40％ と低く，4〜6 年おきに流行を繰り返しています[4]．
- 診断・鑑別診断：ムンプス以外にも，耳下腺が腫脹する耳下腺炎があります．繰り返すことが多いので，反復性耳下腺炎ともよばれています．そのため確定診断のない既往歴は正確ではありません．
- 感染防止対策のポイント：飛沫感染します．ワクチンは 2 回接種が必要です．

伝染性紅斑（リンゴ病）

- 原因：パルボウイルス B19．
- 臨床症状（図5）：潜伏期間は 4〜14 日，熱などの症状もなく頬に紅斑，また大腿や上腕など四肢近位端にも大理石文様ができます．重要なことは，感染力は発疹出現の約 1 週間前にあって，発疹発現時には感染力がないことです．ワクチンもないので，予防が困難です．特に，遺伝性球状赤血球症では輸血が必要になるくらいの急激な貧血（aplastic crisis）を起こします．また妊婦では胎児水

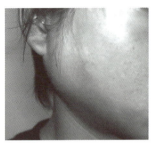
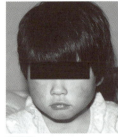
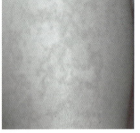

図4 流行性耳下腺炎（カラー口絵参照）
耳下腺の腫脹．

図5 伝染性紅斑（カラー口絵参照）
右図は大腿の大理紋様．

腫や死産，流産をきたします．特に妊娠初期は胎児死亡のリスクが高く，妊娠 21 週以降の 0.5% に比べて，20 週以前は 13% と非常に高いです[5]．

- 診断・鑑別診断：この感染を疑えば 15 歳以上の成人に保険診療が適用されパルボウイルス B19-IgM 抗体で確定診断できます．しかしそれ以外では保険上，IgG および IgM 抗体の検査はできません．
- 感染防止対策のポイント：飛沫感染しますが，そんなに強い感染力をもたないので，マスクや手洗いで予防できます．最近は 2007 年，2011 年，2015 年と 4 年おきに流行しています．妊婦と接触する可能性の強い医療従事者，特に助産師などは IgG 抗体をあらかじめ測定し，免疫の有無を知っておくと良いです(→ NOTE)．成人女性の IgG 抗体陽性率は 40 〜 50% です．流行時には，妊婦はあらかじめマスクを装着して予防すべきです[5]．Aplastic crisis の児はウイルス排泄量が多く感染力が強いので，医療従事者は院内感染に注意が必要です．

文献
1) 寺田喜平：麻疹の臨床－重症合併症を含めて．小児科 2017；58：347-353
2) 寺田喜平：先天性風疹症候群．周産期医学 2014；44：414-417
3) 寺田喜平：水痘．医学と薬学 2016；73：141-148
4) 寺田喜平，他：大学生の抗体スクリーニングから見たムンプス流行の危惧．感染症学雑誌 2015；89：485-487
5) 寺田喜平，他：パルボウイルス B19 感染症に対する院内感染対策．日本環境感染学会誌 2017；32：89-93

（寺田喜平）

NOTE

修飾麻疹
γ- グロブリン製剤投与後，母子移行抗体の存在，secondary vaccine failure（2 次性ワクチン効果不全）によって発生する軽症な麻疹です．

先天性風疹症候群
妊娠初期に風疹に感染すると，経胎盤感染により胎児に難聴，先天性心疾患，白内障，精神遅滞などをきたします．

伝染性紅斑の院内感染
小児科外来や病棟における妊婦の医療従事者および妊婦とかかわる医療従事者は要注意です．

A. 抗菌薬

POINT
- ☑ 抗菌薬には多くの種類がある．
- ☑ 人によって効果のあらわれ方が違う．
- ☑ 時間依存性の抗菌薬と濃度依存性の抗菌薬がある．
- ☑ 指示される投与時間，投与量，投与回数には意味がある．
- ☑ 血中濃度モニタリング（TDM）が必要な抗菌薬がある．

➕ 抗菌薬とは

　病原体に殺菌的あるいは静菌的に作用する薬物の総称です．細菌や真菌による感染症を治療するために用います．一般には抗生物質や抗生剤とよばれることが多いのですが，厳密に区別すると以下の2つに分けられます．

▶1. 抗生物質
　微生物が産生した天然物由来，またはそれを加工した抗菌作用のある物質で，ペニシリン系・セフェム系・カルバペネム系などがあります．

▶2. 化学療法剤
　完全に人工的に作られた抗菌作用をもつ物質で，キノロン系・ニューキノロン系などがあります．

➕ 抗菌薬の作用の仕方（作用機序）

　抗菌薬の作用の仕方には，いくつかのタイプがあります．これは抗菌薬の選択毒性（ヒトの細胞には影響がなく，細胞には増殖阻止作用を示すという特性）と関係があります．

▶1. 細菌だけがもつ細胞壁に作用する抗菌薬
- 細胞壁合成阻害薬：ペニシリン系・セフェム系・カルバペネム系・グリコペプチド系など．

▶2. ヒトより細菌のほうに強く作用する抗菌薬
- 蛋白合成阻害薬（細菌のリボソームに作用）：アミノグリコシド系・マクロライド系・テトラサイクリン系・オキサゾリジノン系など．
- DNA合成阻害薬：キノロン系・ニューキノロン系など．

➕ 抗菌薬を効果的に効かせるために

▶1. PK / PD とは（→ NOTE）
　抗菌薬を効果的に効かせるために必要な投与量・投与間隔は，薬物体内動態（pharmacokinetics：PK，薬物の用法・用量と体内での濃度推移の関係）と薬力学（pharmacodynamics：PD，薬物濃度と効果の関係）によって決まります．
　PKとは薬物を投与したときにどこの組織に薬物が移行して，どのくらいの濃度になるか（抗菌薬が感染部位に行き着くまで）を指し，吸収・分布・代謝・排泄などが関与します．
　PDとは体内に入った薬物が細菌に対して有効か，どんな副作用があるか（感染部位で抗菌薬が抗

菌作用を示す部分)を指し，細菌の最小発育阻止濃度(minimum inhibitory concentration：MIC)などが関与します．

▶2. 抗菌薬の作用を発揮させるための投与法

PKとPDの関係がどのようになったら最大限の抗菌作用が発揮され，副作用が最小限になるか，また耐性菌の出現を阻止できるかが，薬剤の系統ごとにわかってきています．それに基づいて，最適な投与量や投与方法が決定されています．抗菌薬には時間依存性のものと濃度依存性のものがあり，系統ごとに，①何回かに分けて頻繁に投与したほうが効果の高いもの，②1回にまとめてたくさん投与したほうが効果の高いもの，③1日の投与量をできるだけ増やしたほうが効果の高いもの，に区別されます．効果的でない投与を繰り返したり，長期間同じ薬剤を投与し続けると，薬剤耐性菌が出現することがあります．

➕ 血中濃度モニタリング(TDM)を利用した効果的な投与法

血中濃度モニタリング(therapeutic drug monitoring：TDM)とは，治療効果や副作用に関するさまざまな因子をモニタリングしながら，それぞれの患者に個別化した薬物投与を行うことです．PKには個人差があるため，血中濃度を測定し，臨床所見と対比しながら投与計画を立てることが効果的と考えられています．薬物を投与する際には期待する効果とそうでない効果(副作用)があらわれますが，それらが薬物の血中濃度と相関する場合に血中濃度を指標として投与法を決定します．TDMが必要な薬物(表1)[1]には一般的な指標として有効血中濃度が知られています．

表1 TDMの必要な抗菌薬

抗MRSA薬	アミノグリコシド系薬
・バンコマイシン ・テイコプラニン	・ゲンタマイシン ・アミカシン ・アルベカシン ・トブラマイシン

〔日本化学療法学会抗菌薬TDMガイドライン作成委員会，日本TDM学会TDMガイドライン策定委員会—抗菌薬領域—(編)：抗菌薬TDMガイドライン改訂版．日本化学療法学会，2016より作成〕

▶1. 採血時に注意すること

TDM対象抗菌薬については，薬剤部で投与設計を行っていることがあります．初回投与設計や血中濃度に基づいた投与設計には以下の項目が必須となります．正確な採血時刻や，正しい採血が行われていなければ，投与設計にズレが生じることがあります．

● 患者情報：年齢，性別，体重，血清クレアチニン値，感染部位．
● 投与方法：投与量，投与日時，投与時間．
● 正確な採血日時：薬物血中濃度．

▶2. 採血時間のタイミング

残留薬物の混入を防ぐため，注入部位の反対の腕から採血します．採血が困難でルートからの血液採取を行う場合には，点滴ルート内に薬物の残留がないように注意する必要があります．

抗菌薬の効果を維持するためには一定の濃度を維持する必要があり，また濃度が上がり過ぎて副作用が起きないように，効果と副作用の確認のために，トラフ濃度(投与直前の血中濃度)と臨床的ピーク濃度(血中薬物濃度と組織中薬物濃度が平衡状態となった濃度)を採血することがあります．採血した時間がわかるように記録しておきましょう．

A. 抗菌薬

表2　抗菌薬の副作用，排泄経路

薬剤	副作用	排泄経路
ペニシリン系	過敏症，消化器症状，下痢，骨髄抑制，腎毒性	腎
セフェム系		腎（セフォペラゾンは肝，セフトリアキソンは腎，肝両方）
カルバペネム系	悪心，イミペネムの味覚異常，痙攣発作	腎
モノバクタム系	悪心，過敏症	腎
キノロン系	消化器症状，軟骨障害，中枢神経系副作用	腎
マクロライド系	消化器症状，エリスロマイシン注射の血栓性静脈炎	肝・胆道（クラリスロマイシンは腎，肝両方）
アミノグリコシド系	腎毒性，第Ⅷ脳神経障害	腎
バンコマイシン	red man 症候群，腎毒性，第Ⅷ脳神経障害	腎
クリンダマイシン	下痢，過敏症，悪心・嘔吐	肝・胆道
メトロニダゾール	悪心・嘔吐，味覚異常	肝・胆道
テトラサイクリン系	光過敏症，小児での歯牙着色	肝・胆道
リファンピシン	尿，汗のオレンジ色に変色，肝障害	肝・胆道
リネゾリド	消化器症状，頭痛，骨髄抑制	その他
ダプトマイシン	腎毒性，肝毒性，CK上昇，消化器症状，好酸球上昇	腎
ST合剤	消化器症状，顆粒球減少，貧血，発疹	腎
クロラムフェニコール	骨髄抑制，再生不良性貧血	肝・胆道

⚠ DON'T!!

自分の判断で，抗菌薬の投与時間，TDM の採血時間を変えてはならない．TDM が必要な薬物は有効血中濃度と副作用域が近いため，常に正確な投与スケジュールと採血時間が必要である．必ず決められた投与時間と採血時間を守る．

＋抗菌薬の副作用と排泄経路

　抗菌薬によって副作用や排泄経路は異なります．有効かつ安全に使用するために，主な副作用や排泄経路を表2に示しました．

文献

1) 日本化学療法学会抗菌薬 TDM ガイドライン作成委員会，日本 TDM 学会 TDM ガイドライン策定委員会—抗菌薬領域—（編）：抗菌薬 TDM ガイドライン改訂版．日本化学療法学会，2016
2) 二宮洋子，他：8 薬の性質を知って安全な与薬を．守安洋子（編著）：ヒヤリ・ハットにさようなら！早わかり薬の知識，改訂 3 版．メディカ出版，2012；36-43
・日本感染症学会：感染症専門医テキスト第Ⅰ部解説編．南江堂，2011

（藤井哲英，北川誠子）

第6章　ナースが知っておくべき抗菌薬・予防接種の基礎知識

■ 溶解時に注意する必要がある抗菌薬[2]

抗菌薬は，溶解後の品質と安定性が重要な問題となります．一般的に添付文書には，「溶解後は速やかに使用すること」と記載されています．これは，①時間の経過とともに抗菌薬の含量が低下し効果が弱まることがあるため，②細菌で汚染される可能性があるため，です．

溶解液にも注意が必要です．溶解する場合，注射液の浸透圧は血液と等張になるのが望ましいので，生理食塩液で溶解するのが一般的です．しかし薬物によっては，生理食塩液などの電解質によって配合変化を起こし，沈殿などを生じるものがあり，こうした場合には注射用水や5%ブドウ糖などで溶解することもあります．

生理食塩液で溶解してはいけない抗菌薬(注射用水で溶解)	エリスロマイシン
5%ブドウ糖で溶解してはいけない抗菌薬(生理食塩液か注射用水で溶解する)	トブラマイシン
	テイコプラニン

〔二宮洋子，他：8 薬の性質を知って安全な与薬を．守安洋子（編著）：ヒヤリ・ハットにさようなら！早わかり薬の知識，改訂3版．メディカ出版，2012；36-43 より一部改変〕

■ PK／PD パラメータ

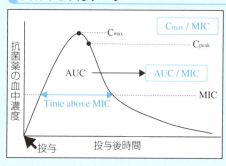

パラメータ	単位	解説
C_{max}	μg/mL	最も高い血中濃度
C_{peak}	μg/mL	血液－組織間濃度が平衡状態となった時点の濃度
C_{min} (C_{trough})	μg/mL	最低血中濃度．「トラフ」と呼ばれることが多い
$T_{1/2}$	時間	血中濃度半減期．薬物の血中濃度が半分になるのに要する時間
AUC	μg・時間/mL	血中濃度曲線下面積．薬物がどれだけ利用されたかの指標となる
MIC	μg/mL	最小発育阻止濃度．視覚的に発育が抑制されるのに最小限必要な薬剤濃度．優れた抗菌薬は各種細菌に対して低い MIC 値を示す

■ 何回かに分けて頻繁に投与したほうが効果の高いもの：時間依存性

血中濃度が MIC を超えている時間（time above MIC）が効果と比例します．ペニシリン系・セフェム系・カルバペネム系・リンコマイシン系などがあります．

投与方法：均等に1日何回かに分けて投与する．投与時間を長くする．

■ 1回にまとめてたくさん投与したほうが効果の高いもの：濃度依存性

最高血中濃度と MIC の比（C_{max}／MIC）が効果と比例します．アミノグリコシド系・キノロン系などがあります．

投与方法：1回でまとめて投与してピークを上げる．投与時間を短くする．

■ 1日の投与量をできるだけ増やしたほうが効果の高いもの：時間依存性

AUC と MIC の比（AUC／MIC）が効果と比例します．マクロライド系・テトラサイクリン系・グリコペプチド系・オキサゾリジノン系などがあります．

投与方法：1日の総投与量をできるだけ多くする．

B. 予防接種

> **POINT**
> - ☑ 麻疹, 風疹, 流行性耳下腺炎(ムンプス), 水痘の感染力(基本再生産数)は非常に強い.
> - ☑ 成人や免疫抑制者が感染すると合併症の頻度が高くなり, かつ重症化しやすい.
> - ☑ 職員だけでなく実習学生も, 免疫のない人ではワクチン接種が必要である.
> - ☑ 免疫の有無は確定診断された既往歴, ワクチン2回接種, 抗体陽性で判断する.
> - ☑ 院内感染や職業感染の防止のために, 麻疹, 風疹, 流行性耳下腺炎, 水痘, インフルエンザ, B型肝炎(HB)ワクチンなどの接種が必要である.

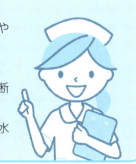

基本事項

1. 感染力の強さ

インフルエンザ A/H1N1(2009 pdm)の基本再生産数は1.4〜1.6です. 麻疹, 風疹, 流行性耳下腺炎(ムンプス), 水痘の基本再生産数は非常に高いものです. 特に麻疹と水痘の感染経路は空気感染のため, 陰圧隔離が必要です. また, 感染力は発症数日前からありますので, 発症後の隔離では間に合わないこともあります.

2. 成人の合併症と重症化

成人が感染すると, 表1に示すような合併症の頻度が高くなり, かつ重症化しやすくなります. また, 免疫抑制者が感染すると重症化します. 職員から患者への院内感染を防止するだけでなく, 職員の健康を守るためにも, 免疫のない人はワクチン接種が必要です. また実習学生もワクチン接種が必要です.

3. 免疫の評価

ワクチン接種対象者を決定するのには, 罹患防御の免疫の有無を評価します. 罹患防御に関する免疫の評価は, ①検査によって確定診断された既往歴, ②2回のワクチン接種, ③抗体陽性の証明, で行われています[1]. しかし, 罹患防御には抗体だけでなく細胞性免疫, 粘膜免疫などが複合的に関与していますので, 抗体価だけでは罹患を防御できるかどうかを正確に判断することは不可能です. ワクチン2回接種で完全に罹患防止されないこともありますが, 軽症ですみます. 2回接種後は抗体価

表1 成人感染時の合併症

麻疹	重症化(間質性肺炎, 脳炎)
風疹	関節炎, 脳炎
水痘	重症化(間質性肺炎:5〜14%)
流行性耳下腺炎	無菌性髄膜炎, ムンプス難聴 男性:睾丸炎, 男性不妊症

の測定は不要です.

▶4. 世界基準の罹患防御抗体価

確定診断された既往歴や接種歴が不明である場合,抗体価も測定してワクチン接種を判断することになります.しかし,日本環境感染学会のガイドラインではワクチン接種の基準が高く設定されています.

世界基準の罹患防御抗体価(protective antibody)は,おおよそ罹患防御できる値であると断ったうえで,EIA 法で麻疹 200 mIU/mL,風疹は 10 IU/mL と示されています[2)3)].しかし,水痘と流行性耳下腺炎についての基準はありません.わが国における抗体価の表示法は,それらと異なっており,その数字を単純に当てはめることはできません.しかし,これらの数字はわが国の検査における EIA 法 IgG 抗体の陽性基準とほぼ同等です.

✋ DON'T!!

感度の低い抗体測定法で依頼してはならない.感度の低い抗体測定法では,抗体陽性でも陰性と判断され,ワクチン接種対象者が増加してしまう[4)].例えばムンプス抗体を CF 法で測定すると,EIA 法で全員陽性でもわずか 8% しか陽性とならない.感度の良い EIA 法やそれと同等の感度の測定法で検査すべきである.

抗体測定法と感度(EIA 法との比較)

	EIA 法	HI 法(IAHA 法)	CF 法
麻疹	100%	75%	21%
風疹	100%	100%	11%
水痘	100%	102%(IAHA 法)	39%
流行性耳下腺炎	100%	69%	8%

〔寺田喜平,他:麻疹,風疹,水痘,ムンプスに対する抗体測定法と陽性率の比較.感染症学雑誌 2000;74:670-674〕

▶5. 院内感染や職業感染防止に必要なワクチン

麻疹,風疹,流行性耳下腺炎,水痘,インフルエンザ,B 型肝炎(HB)などに対するワクチンが必要になります.HB ワクチンは,職業感染の針刺し損傷に関連して必要となります.結核予防の BCG は生後 1 歳未満までの小児を対象に接種されており,現在,成人には接種されていません.最近,成人の百日咳が増加しており,産婦人科病棟や小児科,新生児センターなどで問題となることがありますが,百日咳単独ワクチンはありません.

✚ 看護ケア

▶1. 麻疹,風疹,水痘,流行性耳下腺炎の感染予防(→第 5 章「L. 麻疹,風疹,水痘,流行性耳下腺炎,伝染性紅斑」参照)

麻疹と水痘は空気感染(感染力が強い)するだけでなく,特に免疫抑制児,例えば癌や白血病などの入院患児が感染すると,重症化したり死亡する場合もあります.小児科病棟では日頃から入院患者の既往歴や予防接種歴を聴取することが重要です.また免疫抑制児に対しては既往歴や接種歴の聴取だけでなく,抗体測定によって免疫の有無を確認しておくことも必要です.

▶2. B 型肝炎(HB)の感染予防(→第 5 章「K. HBV/HCV 感染(B 型肝炎/C 型肝炎)」参照)

HBe 抗原陽性患者に使用した注射針で針刺しを起こした場合,HBs 抗体陰性者への感染率は約 30% と高いものです.そのため,職員および実習学生はあらかじめ HB ワクチン接種を行っておく必

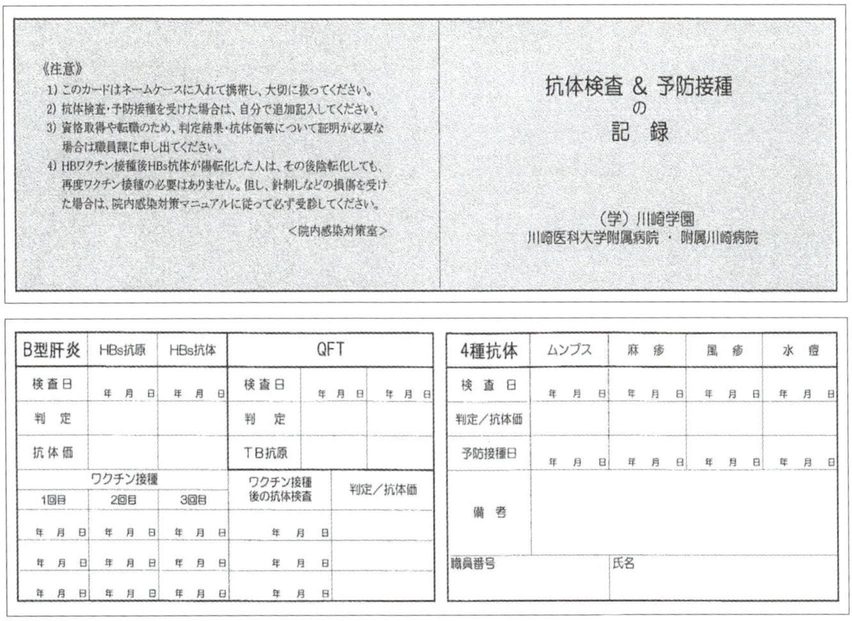
《注意》
1) このカードはネームケースに入れて携帯し、大切に扱ってください。
2) 抗体検査・予防接種を受けた場合は、自分で追加記入してください。
3) 資格取得や転職のため、判定結果・抗体価等について証明が必要な場合は職員課に申し出てください。
4) HBワクチン接種後HBs抗体が陽転化した人は、その後陰転化しても、再度ワクチン接種の必要はありません。但し、針刺しなどの損傷を受けた場合は、院内感染対策マニュアルに従って必ず受診してください。
<院内感染対策室>

抗体検査 & 予防接種
の
記 録

(学) 川崎学園
川崎医科大学附属病院・附属川崎病院

B型肝炎	HBs抗原	HBs抗体	QFT		
検査日	年 月 日	年 月 日	検査日	年 月 日	年 月 日
判 定			判 定		
抗体価			TB抗原		
ワクチン接種			ワクチン接種後の抗体検査	判定／抗体価	
1回目	2回目	3回目			
年 月 日	年 月 日	年 月 日	年 月 日		
年 月 日	年 月 日	年 月 日	年 月 日		
年 月 日	年 月 日	年 月 日	年 月 日		

4種抗体	ムンプス	麻 疹	風 疹	水 痘
検 査 日	年 月 日	年 月 日	年 月 日	年 月 日
判定／抗体価				
予防接種日	年 月 日	年 月 日	年 月 日	年 月 日
備 考				
職員番号	氏名			

図1　抗体検査結果についての表示
各職員へ抗体価の結果を添付したものを配布，各人で接種歴が記載でき，自分の名札の裏に入る大きさ．
〔川崎医科大学附属病院（川崎医科大学附属川崎病院）にて使用〕

要があります．HBs抗体陰性者を対象にHBワクチンの接種を行い，陽転化しない人には再度接種を行います．針刺し損傷の状況はエピネット（EPINet™）によって管理し，問題点を分析整理してフィードバックすることも重要です．

3．インフルエンザの予防（→第5章「A．インフルエンザ」参照）

職員のインフルエンザ接種率が悪い状況下で，入院中の高齢者などがインフルエンザに感染して死亡するようなことがあると，対策不十分と非難を受けることも覚悟しなければなりません．インフルエンザワクチンの有効率は流行株とワクチン株の一致状況によって変化するだけでなく，有効性は約50％以下と他のワクチンと比較しても低いのです．しかし現在，でき得る予防を最大限に実施することが求められています．

4．自分自身の各感染症に対する免疫の認知

病院職員は自分の抗体価（免疫の有無）がすぐにわかるようしておくと，上記の感染症や針刺しが発生した場合，すぐに対応でき，大変有用です．そのため，図1のような抗体価やワクチン接種，クォンティフェロン（QFT）値などの記録票を作成し，名札の裏に入れてすぐに取り出せるようにおくと便利です．

文献

1）Committee on Infectious Diseases, American Academy of Pediatrics. Measles. In: 2012 Red Book, Report of the Committee on Infectious Diseases 29th ed. 489-499, American Academy of Pediatrics, 2012
2）Amanna IJ, et al.: Duration of humoral immunity to common viral and vaccine antigens. N Engl J Med 2007；357：1903-1915
3）Skendzel LP: Rubella immunity−Defining the level of protective antibody. Am J Clin Pathol 1996；106：170-174
4）寺田喜平，他：麻疹，風疹，水痘，ムンプスに対する抗体測定法と陽性率の比較．感染症学雑誌 2000；74：670-674

（寺田喜平）

NOTE

基本再生産数

感染力(周囲の免疫のない人何人に感染させる力)の強さを示しています.

各種感染症の基本再生産数

感染症	基本再生産数	感染経路
麻疹	16 〜 21	空気感染
風疹	7 〜 9	飛沫感染
流行性耳下腺炎	11 〜 14	飛沫感染
水痘	8 〜 10	空気感染

インフルエンザ A/H1N1(2009 pdm)の基本再生
産数は 1.4 〜 1.6.
〔寺田喜平(編):よくわかる予防接種のキホン
第 2 版. 中外医学社, 2018, 8〕

酵素結合免疫法(enzyme immunoassay:EIA)

免疫グロブリン別(IgG, IgM など)の測定ができます. IgM 抗体陽性は初感染を示しています. 最も感度が良い方法
です.

赤血球凝集抑制法(hemagglutination inhibition test:HI)

ウイルスは赤血球を凝集させますが,ウイルスが中和されると,この凝集が抑制されます. それを利用して抗体価を
測定しています.

補体結合反応(complement fixation test:CF)

抗原抗体複合体の形成によって補体が消費され,残った補体量に応じて感作赤血球が溶血します. それを利用して抗
体価を測定します.

中和抗体(neutralization test:NT)

血清によってウイルス中和後,実際の感染阻止を測定します. しかし,多数の検体を一度に処理することはできず,
結果が出るまでに時間がかかります.

エピネット

針刺し・切創や皮膚粘膜の汚染事例における報告システムです(→第 3 章「D. 針刺し・切創の予防方法」NOTE 参
照).

C. 抗菌薬の適正使用

POINT

- ☑ 抗菌薬の適正使用とは，適切な抗菌薬の選択と投与量・投与期間および安全に配慮して感染症を治療させることである．
- ☑ 抗菌薬に対する耐性菌を増加させないために，抗菌薬の適正使用が必要である．
- ☑ 抗菌薬の適正使用を促進させる活動として，抗菌薬に関するガイドライン・マニュアルの策定や，医療機関内での抗菌薬適正使用支援チーム（AST）の作成などがあげられる．
- ☑ 抗菌薬の適正使用は薬剤耐性（AMR）対策アクションプランの1つとして，世界的に取り組まなければいけない課題である．

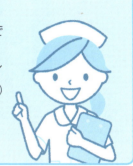

抗菌薬の適正使用について

「抗菌薬の適正使用」とは，適切な抗菌薬の選択と投与量・投与期間および安全に配慮して感染症を治療させることです．

特に近年，「抗菌薬の適正使用」が重要視されており，この背景や，具体的な指針などについて概説します．

抗菌薬の適正使用が重要視される背景

まず，なぜ抗菌薬の適正使用が重要であるのかを考えてみます．それには，もし抗菌薬を乱用したらどうなるかを考えれば良いのです．

抗菌薬の乱用によってもたらされるのは抗菌薬に効果のない菌，すなわち耐性菌の増加です．

抗菌薬を使用すると感染症を引き起こしている菌はもちろんですが，それ以外に体に害のない菌も死滅してしまい，わずかに存在していた耐性菌が生き残り，増殖してしまいます．もちろん，ある決まった期間のみで使用する場合はすぐに耐性菌のみの環境になる可能性は高くありませんが，抗菌薬の処方が必要のないケースやいたずらに長い期間使用することによって，耐性菌が増える可能性が高くなります．

では，抗菌薬が乱用されていると思われるケースはどんな場合でしょうか．

まずは，かぜ症候群に対する抗菌薬の処方があげられます．かぜ症候群はウイルス性上気道炎であるため，抗菌薬は無効です．しかしながら，中浜らが行ったアンケートではかぜ症候群に対しほとんど（10%未満）経口抗菌薬を処方しないという医師は，全体の6割にとどまっていました[1]．

次に，処方された抗菌薬を最後まで飲み切っていないケースがあげられます．抗菌薬を途中でやめてしまうと抗菌薬が効きやすい菌のみが死滅するため，かえって耐性菌が増殖しやすい環境を作ってしまいます．実際に小児に対する処方では，半数以上の保護者が処方された抗菌薬を中止することがある，としています[2]．

抗菌薬は大きく分けて注射薬と内服薬の2つがありますが，上記の2つのケースは主に経口抗菌薬

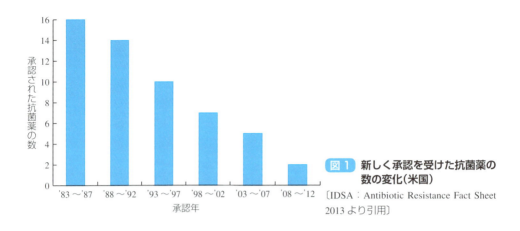

図1 新しく承認を受けた抗菌薬の数の変化(米国)
〔IDSA：Antibiotic Resistance Fact Sheet 2013より引用〕

に関する問題であり，日本では処方されている抗菌薬の約90%が内服薬，すなわち経口抗菌薬というデータが存在します[3]．さらに，人口1,000人当たりの1日平均抗菌薬販売量を諸外国と比較したところ，日本では抗菌薬の販売総量はそれほど多くありませんが，第3世代セファロスポリン，キノロン，マクロライドといった広く使用されている経口抗菌薬の使用量が極めて高い傾向にありました[4]．その結果として，市中感染症の代表的な菌である肺炎球菌のペニシリン系抗菌薬に対する耐性率が諸外国と比較して最も大きい数字となっています(48%)[5]．このデータこそ，過剰な抗菌薬の使用が耐性菌の出現に影響を与えている例であるといえます．

もちろん，経口抗菌薬のみならず，注射抗菌薬における耐性菌の増加も懸念されています．β-ラクタム系抗菌薬のうち，最も幅広い細菌に効果のあるカルバペネム系抗菌薬(おもに注射薬)に対する耐性菌が近年問題とされ，特にカルバペネム系抗菌薬やその他の系統の抗菌薬にも耐性を示す多剤耐性緑膿菌やカルバペネム耐性腸内細菌科細菌などの出現が，頻繁に注射抗菌薬を使用する場である病院などの医療機関で問題となっています．耐性菌に効果のある治療薬はかなり限られるため，一度これらの耐性菌による感染症を発症すると，かなり治療に難渋し，死亡に至るケースも少なくありません．

その一方で，新たに開発・承認された抗菌薬の数は年々減少しており(図1)，このような耐性菌がどんどん増加した場合，対応できる新たな抗菌薬が存在しないケースも増えるため，さらに死亡に至るケースが増えることが予想されます．

実際に現在，世界ではこのような耐性菌によって年間70万人が死亡しているとされていますが，現状を放置すると2050年には年間1,000万人が耐性菌感染症により死亡すると推計され，この数字はがんによる死亡者数を上回ってしまいます[6]．

抗菌薬の適正使用は，このような耐性菌に対する重要な手段の1つなのです．

抗菌薬の適正使用を実践するための活動

抗菌薬の適正使用を推進する取り組みをいくつかあげてみます．

まずは抗菌薬に関するガイドライン・マニュアルの策定です．実際に，厚生労働省より『抗微生物薬適正使用の手引き 第一版』[7]が出版され，そこには急性気道感染症と急性下痢症，すなわち経口抗菌薬が多用されがちな疾患に対する抗菌薬の使用指針が記載されています．

次に，医療機関における抗菌薬適正使用体制の整備です．具体的には，医療機関内に抗菌薬適正使用支援チーム(antimicrobial stewardship team：AST)を結成し，医療機関内での抗菌薬の適正使用の推

C. 抗菌薬の適正使用

表 1　主な抗菌薬の薬剤耐性率（医療分野）

指標	2014 年	2020 年（目標値）
肺炎球菌のペニシリン耐性率	48%	15% 以下
黄色ブドウ球菌のメチシリン耐性率	51%	20% 以下
大腸菌のフルオロキノロン耐性率	45%	25% 以下
緑膿菌のカルバペネム耐性率	17%	10% 以下
大腸菌・肺炎桿菌のカルバペネム耐性率	0.1 ～ 0.2%	同水準

〔厚生労働省：薬剤耐性（AMR）アクションプラン（概要）．2016 より一部改変〕

進を行っていこうとするものです．この活動によって医療機関内での耐性菌の増加を防ぎ，将来的に減少させる狙いがあります．

実際に，上記のような活動に対し一定の診療報酬が与えられています．

診療報酬加算の例として，小児科専任の医師が急性上気道感染症または急性下痢症で受診した初診患者（保護者）に対して検査結果などを基に抗菌薬を処方しない理由を説明し，内容を文書で提供した場合に小児抗菌薬適正使用支援加算（80 点）を算定できるようになりました（2018 年現在）．

さらに，医療機関において AST として適切な活動をしている場合，患者さんの入院初日に抗菌薬適正使用支援加算（100 点）を算定できるようになりました（2018 年現在）．

✚ おわりに

これまで述べてきたように，抗菌薬適正使用は耐性菌の脅威を生み出さないための非常に重要な手段となります．実際に厚生労働省が薬剤耐性（antimicrobial resistance：AMR）対策アクションプランとして上記のような取り組みを掲げており，その中で人口 1,000 人当たりの 1 日抗菌薬使用量について，2020 年には 2013 年の使用量からの 33% 減少を目標としており，特に経口抗菌薬（セファロスポリン系，キノロン系，マクロライド系）では 50% 減（注射抗菌薬は 20% 減）を目標としています．また，主要な病原菌の抗菌薬に対する耐性の割合（耐性率）の，2020 年における目標値も掲げられています（表 1）．

このようなプランも，世界保健機関（World Health Organization：WHO）が「薬剤耐性に関するグローバル・アクション・プラン」（2015 年）を掲げたことに端を発しており，まさに，抗菌薬の適正使用は日本だけでなく世界中で取り組むべき課題といえます．

文献

1) 中浜　力，他：外来経口抗菌薬の使用の現状．臨床と微生物 2017；44：327-332
2) 山本修也，他：小児の服薬に関する保護者の認識　―抗菌薬を中心に―．新潟県厚生連医誌 2006；15：13-17
3) 村木優一，他：日本の抗菌薬の使用状況とその問題点．INFECTION CONTROL 2017；26：626-631
4) Muraki Y, et al.：Nationwide surveillance of antimicrobial consumption and resistance to Pseudomonas aeruginosa isolates at 203 Japanese hospitals in 2010. Infection 2013；41：415-423
5) World Health Organization（WHO）：Antimicrobial Resistance：Global report on Surveillance 2014. WHO, 2014
6) The Review on Antimicrobial Resistance Chaired by Jim O'Neill：Tackling a crisis for the health and wealth of nations. Antimicrobial Resistance, 2014
7) 厚生労働省健康局結核感染症課：抗微生物薬適正使用の手引き　第一版．http://www.mhlw.go.jp/（発行：2017 年 6 月 1 日）

（大石智洋）

A. 感染管理体制と役割

感染管理とは

病院にはさまざまな感染症の患者が入院したり外来通院しています．また一方で，感染症にかかりやすい患者も治療を受けています．入院や外来通院によって新たに感染症に罹患すると本来必要な治療以外の治療が必要となり，患者には大変な不利益をもたらすことになります．感染管理とは，医療施設内での感染流行の予防を目的とした取り組みを指します．このような感染に対する対策は，古くは1996年に公開された隔離予防策のためのCDCガイドラインの考え方が基準となったとされています[1]．

わが国における感染管理体制

わが国においては厚生労働省から数多くの院内感染に関する通知がなされています．現在，各医療機関では，「良質な医療を提供する体制の確立を図るための医療法等の一部を改正する法律の一部の施行について」（平成19年3月30日医政発令第0330010号），「薬剤耐性菌による院内感染対策の徹底及び発症後の対応について」（平成19年10月30日医政総発第1030001号・医政指発第1030002号）等により感染管理体制（感染制御チーム）の整備・徹底がなされ，さらに平成26年12月19日に技術的助言として通知された「医療機関における院内感染対策について」[2]（表1）によって，個々の医療施設のさらなる院内感染対策の徹底と医療機関間の連携についての構築と活用が期待されています．

今日の感染を取り巻く環境は大きく変化してきています．抗菌薬が効きにくいMRSAなどの耐性菌の出現や新型インフルエンザのように，かつて人類が経験したことがない新しい感染症が毎年のように発生しています．このような背景の中，病院や入院設備のある診療所および助産所においては，感染制御委員会の開催が義務付けられています．各施設において病院長または診療所の管理者が積極的に感染制御に関わり，院内感染対策（感染制御）委員会（infection control committee：ICC）や院内感染対策（感染制御）チーム（infection control team：ICT）などが中心となって各部署の経験豊富なリンクナース（link nurse）とつながり，感染対策に取り組むことが役割とされています．

感染症対策を行う専門資格としては，感染管理認定看護師（certified nurse in infection control：CICN）の他に，インフェクションコントロールドクター（infection control doctor：ICD），感染管理歯科衛生士（infection control dental hygienist：ICDH），感染管理介護福祉士（infection control care woker：ICCW），感染制御認定臨床微生物検査技師（infection control microbiological technologist：ICMT），感染制御専門薬剤師（board certified infection control pharmacy specialist：ICPS）などがあります．

厚生労働省通知

以下に関連する厚生労働省からの通知文などを示しますので，参考にしてください（厚生労働省；法令・通知等．http://www.mhlw.go.jp/topics/bukyoku/isei/i-anzen/hourei/）.

- 「良質な医療を提供する体制の確立を図るための医療法等の一部を改正する法律の一部の施行について」（平成19年3月30日）
- 「薬剤耐性菌による院内感染対策の徹底及び発生後の対応について」（平成19年10月30日）
- 「医療機関における院内感染対策について」（平成26年12月19日）

A. 感染管理体制と役割

表1 「医療機関における院内感染対策について」[2] 別記抜粋・一部変更

感染制御の組織化
- 病院長等の医療機関の管理者が積極的に感染制御に関わるとともに，診療部門，看護部門，薬剤部門，臨床検査部門，洗浄・滅菌消毒部門，給食部門，事務部門等の各部門を代表する職員により構成される「院内感染対策委員会」を設け，院内感染に関する技術的事項等を検討するとともに，雇用形態にかかわらず全ての職員に対する組織的な対応方針の指示，教育等を行うこと．
- 医療機関内の各部署から院内感染に関する情報が院内感染対策委員会に報告され，院内感染対策委員会から状況に応じた対応策が現場に迅速に還元される体制を整備すること．
- 院内全体で活用できる総合的な院内感染対策マニュアルを整備し，また，必要に応じて部門ごとにそれぞれ特有の対策を盛り込んだマニュアルを整備すること．これらのマニュアルは，最新の科学的根拠や院内体制の実態に基づき，適時見直しを行うこと．
- 検体からの薬剤耐性菌の検出情報，薬剤感受性情報など，院内感染対策に重要な情報が臨床検査部門から診療部門へ迅速に伝達されるよう，院内部門間の感染症情報の共有体制を確立すること．
- 感染制御チーム（後述）を設置する場合には，医療機関の管理者は，感染制御チームが円滑に活動できるよう，感染制御チームの院内での位置付けと役割を明確化し，医療機関内の全ての関係者の理解と協力が得られる環境を整えること．

感染制御チーム（infection control team：ICT）
- 病床規模の大きい医療機関（目安として病床が300床以上）においては，医師，看護師，検査技師，薬剤師から成る感染制御チームを設置し，定期的に病棟ラウンド（感染制御チームによって医療機関内全体をくまなく，又は必要な部署を巡回し，必要に応じてそれぞれの部署に対して指導・介入等を行うことをいう．）を行うこと．病棟ラウンドは，可能な限り1週間に1度以上の頻度で感染制御チームのうち少なくとも2名以上の参加の上で行うことが望ましいこと．
- 病棟ラウンドに当たっては，臨床検査室からの報告等を活用して感染症患者の発生状況等を点検するとともに，各種の予防策の実施状況やその効果等を定期的に評価し，各病棟における感染制御担当者の活用等により臨床現場への適切な支援を行うこと．
- 複数の職種によるチームでの病棟ラウンドが困難な中小規模の医療機関（目安として病床が300床未満）については，必要に応じて地域の専門家等に相談できる体制を整備すること．
- 感染制御チームは，医療機関内の抗菌薬の使用状況を把握し，必要に応じて指導・介入を行うこと．

アウトブレイク時の対応
- 同一医療機関内又は同一病棟内で同一菌種の細菌又は共通する薬剤耐性遺伝子を含有するプラスミド（染色体DNAとは別に菌体内に存在する環状DNA．薬剤耐性遺伝子を持っており，接合伝達により他の菌種を含む別の細菌に取り込まれて薬剤に感性だった細菌を耐性化させる）を有すると考えられる細菌による感染症の集積が見られ，疫学的にアウトブレイクと判断した場合には，当該医療機関は院内感染対策委員会又は感染制御チームによる会議を開催し，速やかに必要な疫学的調査を開始するとともに，厳重な感染対策を実施すること．この疫学的調査の開始及び感染対策の実施は，アウトブレイクの把握から1週間を超えないことが望ましいこと．
- アウトブレイクを疑う基準としては，1例目の発見から4週間以内に，同一病棟において新規に同一菌種による感染症の発病症例が計3例以上特定された場合，あるいは同一医療機関内で同一菌株と思われる感染症の発病症例（抗菌薬感受性パターンが類似した症例等）が計3例以上特定された場合を基本とする．ただし，カルバペネム耐性腸内細菌科細菌（CRE），バンコマイシン耐性黄色ブドウ球菌（VRSA），多剤耐性緑膿菌（MDRP），バンコマイシン耐性腸球菌（VRE）及び多剤耐性アシネトバクター属の5種類の多剤耐性菌については，保菌も含めて1例目の発見をもって，アウトブレイクに準じて厳重な感染対策を実施する．なお，CREの定義については，感染症の予防及び感染症の患者に対する医療に関する法律（平成10年法律第114号．以下「感染症法」という．）の定めに準拠するものとすること．

〔厚生労働省医政局地域医療計画課長：医療機関における院内感染対策について．医政地発1219第1号，https://www.mhlw.go.jp/web/t_doc?dataId=00tc0640&dataType=1&pageNo=1（平成26年12月19日通知）より作成〕

- 「院内感染対策のための指針案の送付について」（平成27年1月5日）

⊕ 院内感染対策体制

以下の体制については，図1〜3で示します．
- 病床規模の大きい医療機関における院内感染対策の体制（概要，一部追加）（図1）[3]
- 中小規模の医療機関における院内感染対策の体制および医療機関間連携（概要，一部追加）（図2）[3]
- アウトブレイク時の対応（多剤耐性菌を想定，一部追加）（図3）[3]

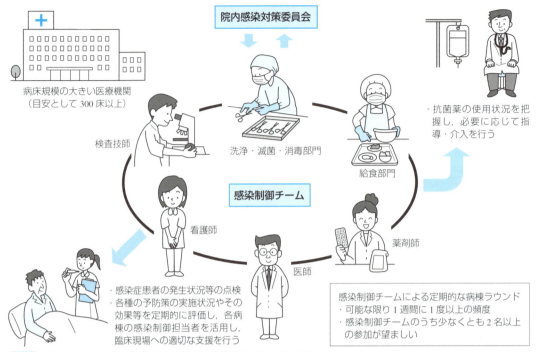

図1 病床規模の大きい医療機関における院内感染対策の体制（概要）
〔厚生労働省：医療機関等における院内感染対策について（改正の要点）　http://www.mhlw.go.jp/topics/bukyoku/isei/i-anzen/hourei/dl/110623_4.pdf（平成23年6月17日通知）より改変〕

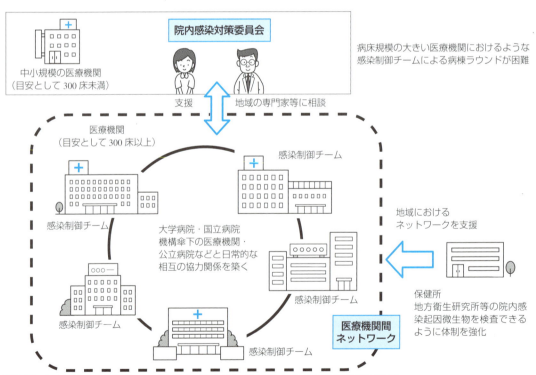

図2 中小規模の医療機関における院内感染対策の体制および医療機関間連携（概要）
〔厚生労働省：医療機関等における院内感染対策について（改正の要点）　http://www.mhlw.go.jp/topics/bukyoku/isei/i-anzen/hourei/dl/110623_4.pdf（平成23年6月17日通知）より改変〕

A. 感染管理体制と役割

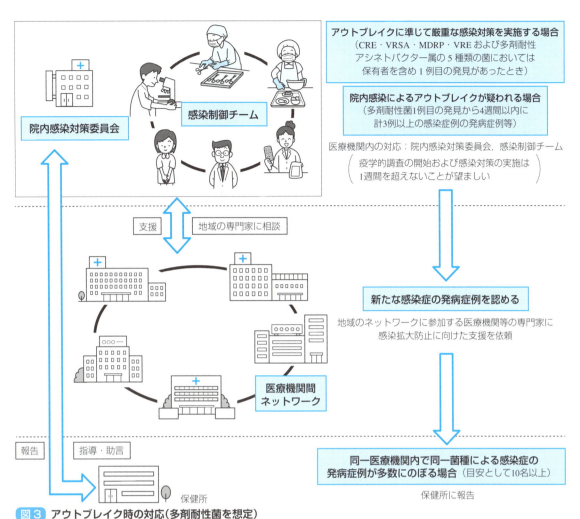

図3 アウトブレイク時の対応（多剤耐性菌を想定）
〔厚生労働省：医療機関等における院内感染対策について（改正の要点） http://www.mhlw.go.jp/topics/bukyoku/isei/i-anzen/hourei/dl/110623_4.pdf（平成23年6月17日通知）より改変〕

文献

1) Garner JS：Guideline for isolation precautions in hospitals. The Hospital Infection Control Practices Advisory Committee. Infect Control Hosp Epidemiol 1996；17：53-80
2) 厚生労働省医政局地域医療計画課長：医療機関における院内感染対策について．医政地発1219第1号，https://www.mhlw.go.jp/web/t_doc?dataId=00tc0640&dataType=1&pageNo=1（平成26年12月19日通知）
3) 厚生労働省：医療機関等における院内感染対策について（改正の要点）．http://www.mhlw.go.jp/topics/bukyoku/isei/i-anzen/hourei/dl/110623_4.pdf（平成23年6月17日通知）

(中新美保子)

B. 感染症に対するチーム医療と看護専門職の役割

感染症に対するチーム医療

　医療を提供する様式の変化とさまざまな感染性病原体への曝露の可能性やどこで感染したか特定することがむずかしくなったことから，「院内感染」から「医療関連感染」へと感染対策を適用すべき範囲が広がっている中で，あらゆる医療環境において感染対策を適切に実施するためには医療チーム一丸となって対応することが求められています．

　2007年（平成19年）4月1日より施行されている「良質な医療を提供する体制の確立を図るための医療法等の一部を改正する法律」（法律第八十四号）により，①院内感染対策指針の策定，②院内感染対策委員会の開催，③従業者に対する研修，④感染症の発生状況の報告，⑤その他に基づいた改善方法等が義務化され[1]，約10年が経過し，いまや多くの医療施設において院内感染対策（感染制御）委員会（infection control committee：ICC）の設置や院内感染対策（感染制御）チーム（infection control team：ICT）活動などの組織的な感染対策が実施されています．また，2010年に診療報酬制度に新設された感染防止対策加算の算定要件にもICTによる日常的な活動や感染管理担当者の専従・専任化が加えられており，組織的活動の追い風になっています．

　ICTによるラウンドなどの活動により，MRSA検出件数・血流感染の減少や抗菌薬適正化などの一定の効果も認められています[2]．一方で，感染管理専従者がいる施設においても標準予防策（スタンダードプリコーション）が十分徹底できていないという報告があること[3]や新たな耐性菌の出現などの課題も出現していることから，さらなるチーム医療の推進が望まれています．

▶1. 院内感染対策（感染制御）委員会（ICC）

　ICCは感染対策についての審議・決定機関として位置付けされており，構成員として病院長などの施設管理者，看護部門，薬剤部門，検査部門，事務部門の責任者および感染症対策専門の医師等を配置すること，月1回の会議を開催することが求められています．

▶2. 院内感染対策（感染制御）チーム（ICT）

　ICTはICCで審議・決定した事項について実践活動を行う役割を担っています．先述の感染防止対策加算を算定している施設においては，1週間に1回程度の定期的な院内巡回と感染事例の把握，院内感染の発生率に関するサーベイランス等の情報の分析・評価，職員に対する研修などを日常業務として行うことが求められています．

　2018年（平成30年）の診療報酬改定では，抗菌薬適正使用支援チーム（antimicrobial stewardship team：AST）加算が新設され，ICTと連携・協働しながら，感染症早期からのモニタリング，適切な検査の実施，抗菌薬の選択，用法・用量の評価や薬物モニタリング，院内の抗菌薬適正使用を監視するための活動等を行うことが業務とされています．

▶3. 感染対策における看護専門職

　2004年（平成16年）の医療法改正において特定機能病院等における感染対策専任者の配置が義務付けられるなど感染対策の専門職に対するニーズが高まる中，医療施設において感染対策の組織横断的な活動を看護師が担うようになってきました．看護師は患者に最も近い存在として，看護援助に携わりながら，感染予防への介入ができる存在であり，患者を間近で観察し感染の徴候をいち早くとらえ

ることができる存在でもあります．また，日常業務における他職種との関わりを通して多職種間の調整役となるなど，看護師が感染対策の専門職としての役割を担う意義は大きいと考えます．

そのような背景の中で，日本看護協会の認定制度において，2001 年に感染管理認定看護師（certified nurse in infection control：CNIC）が，2006 年に感染症看護専門看護師（certified nurse specialist in infection control nursing）が専門分野として誕生しました．

a. 感染管理認定看護師（CNIC）

認定看護師は特定の看護分野において，①個人，家族および集団に対して，熟練した看護技術を用いて水準の高い看護を実践する，②看護実践を通して看護職に対し指導を行う，③看護職に対しコンサルテーションを行うという 3 つの役割を果たします．

CNIC になるためには，5 年以上の看護経験に加え，3 年以上の感染管理の経験を経て，感染管理認定看護師教育機関で教育を受けた後，認定審査を受けることができます．基準カリキュラムでは，各分野共通必修科目 120 時間，各分野共通選択科目 360 時間，感染管理の専門基礎科目として微生物学・感染症学，疫学統計などの 120 時間，感染管理専門科目として感染防止技術などの 120 時間および 270 時間の学内演習・臨地実習の合計 630 時間（＋360 時間）となっています．認定審査に合格後，5 年ごとに更新審査を受ける必要があります．2018 年 7 月現在，12 の教育施設が認定され（2018 年度は 4 課程のみ開講），2,834 名が登録されています．

2014 年 6 月に，チーム医療を推進し，看護師がその役割をさらに発揮するための「特定行為に係る看護師の研修制度」が創設されましたが，特定行為研修を組み込んだ新たな認定看護師制度が構築され，2020 年度より教育課程が開始される予定となっています．

b. 感染症看護専門看護師

専門看護師は専門看護分野において，①個人，家族および集団に対して卓越した看護を実践する，②看護者を含むケア提供者に対しコンサルテーションを行う，③必要なケアが円滑に行われるために，保健医療福祉に携わる人々の間のコーディネーションを行う，④個人，家族および集団の権利を守るために，倫理的な問題や葛藤の解決を図る，⑤看護者に対しケアを向上させるため教育的役割を果たす，⑥専門知識および技術の向上ならびに開発を図るために実践の場における研究活動を行うという 6 つの役割を果たします．

感染症看護専門看護師になるためには，3 年以上の感染症看護分野の実務経験を含む 5 年以上の経験を有する者が看護系大学院修士課程修了し，日本看護系大学協議会が定める専門看護師教育課程基準の所定の単位（総計 26 単位または 38 単位）を取得することによって，認定審査を受けることができます．合格後は認定看護師同様に 5 年ごとの更新審査を受ける必要があります．2017 年 12 月現在，13 の教育課程が認定されており，55 名が登録されています．

文献

1) 良質な医療を提供する体制の確立を図るための医療法等の一部を改正する法律．http://elaws.e-gov.go.jp/search/elawsSearch/elaws_search/lsg0500/detail?lawId=418AC0000000084&openerCode=1（平成 18 年 6 月 21 日交付）
2) 井上貴昭，他：他職種 ICT ラウンドがもたらす効果について．日臨救医誌 2014；17：25-31
3) 森　伸晃，他：専従・専任者の存在は *Clostridium difficile* 感染症を含めた院内感染対策を変えるのか：国立病院機構 47 施設におけるアンケート調査．環境感染誌 2016；31：48-54

（家入裕子）

C. サーベイランス

サーベイランスとは

医療施設内では，治療上必要なカテーテル類や手術などの処置，さらに患者の高齢化や易感染状態があることから，入院前にはなかった感染症(医療に関連した感染症)が発生するリスクがあります．このような感染の発生を予防するためには，どのような感染がどのくらい起きているのか，そしてなぜ起きているのかを把握して対策を講じていく必要があります．

サーベイランス(surveillance)を日本語に訳すと「監視」となりますが，感染対策のサーベイランスでは，医療関連感染の発生に関するデータを収集，分析し，その結果を臨床現場の職員が共有し活用することでケアを改善し感染を予防する活動を意味します．サーベイランスを行うことで日常的な感染発生率が把握でき，実施している感染対策の評価やアウトブレイク(特定の感染症の発生頻度が日常より増加すること)を早期発見することができます．

サーベイランスを実施するためには，臨床現場と検査室，薬剤部など関連する部門との連携が必要となります．サーベイランスのトレーニングを受けた担当者を中心に役割分担を行い，チームを組織して取り組むことが望まれます．

サーベイランスの種類と実施するサーベイランスの選択

サーベイランスの対象は，特定の病原体(細菌，ウイルスなど)や医療器具・手技(血管内カテーテルによる感染，手術創の感染など)が中心ですが，職員の針刺し事例や感染対策実施のプロセス(手指衛生の実施状況など)を対象とするものもあります(表 1)[1]．

実施するサーベイランスの対象は，施設における必要度で決定します．マンパワーなどから一度に実施できるサーベイランスには限りがあります．「喀痰から MRSA が検出される患者が増加している」「創部感染が多く発生しており早急な改善が必要」など感染が多いという状況から優先順位をつけて，必要度の高いものから開始していくのも無理なく継続させていくための 1 つの方法です．その他，医療器具・手技関連感染サーベイランスの対象を選択するときのポイントを以下にあげます．

①対象となる感染症は，その感染症を起こすと重症化や死亡，入院期間の延長につながりやすいこと．
②対象となる感染症を起こす医療器具は頻繁に使用されている，あるいは，その手技は頻繁に実施されていること．
③対象となる部署は，その感染症を起こす危険性の高い患者が多い部署(病棟)であること．

サーベイランスの実際

筆者の施設では感染管理看護師(infection control nurse：ICN)が中心となってサーベイランスを実施しています．主なサーベイランスの実施例をご紹介します．

▶1. 病原体サーベイランス：MRSA の例

a. MRSA サーベイランスの目的

メチシリン耐性黄色ブドウ球菌(methicillin-resistant *Staphylococcus aureus*：MRSA)は国内において発生頻度の高い耐性菌です(→第 5 章「D. メチシリン耐性黄色ブドウ球菌(MRSA)感染」参照)．検

C. サーベイランス

表1 主なサーベイランス

種類	対象例
病原体サーベイランス	メチシリン耐性黄色ブドウ球菌(MRSA)，バンコマイシン耐性腸球菌(VRE)などの多剤耐性菌，クロストリジウム・ディフィシル，結核菌，インフルエンザなど
医療器具・手技関連感染サーベイランス	中心ライン関連血流感染* カテーテル関連尿路感染 人工呼吸器関連肺炎 手術部位感染 術後肺炎
針刺し・切創・汚染サーベイランス	使用済み採血針やメス刃などの鋭利器材による針刺しや切創 眼などの粘膜や傷口の血液・体液汚染
プロセスサーベイランス	感染対策の実施状況(患者との接触後に手指衛生を行っているかなど)

＊中心ライン：輸液や血行動態の監視に使用される，心臓内あるいはその付近または大血管(大動脈，肺動脈，内頸静脈，鎖骨下静脈，大腿静脈など)の1つに先端がある血管内カテーテル[2].
〔坂本史衣：感染予防のためのサーベイランスQ&A. 日本看護協会出版会，2010，6より改変〕

出されたからといって，すべての事例で感染症を発症しているわけではありませんが，患者がMRSAによる感染症を発症した場合には重篤になることもあります．感染経路は接触感染であり，医療者の手指を介して患者から別の患者へ伝播してしまうと考えられます．MRSA感染症の発生を予防するにはこうした伝播を防がなくてはなりません．MRSAサーベイランスを行うことで，新たにMRSAが検出されたときにただちに対策を開始し，またその後の広がりがないかを確認していくことによって行われている対策を評価し，改善へとつなげています．

b. サーベイランスの実際

● 毎日，細菌検査室にてMRSAの新規検出があるかを確認します．

● 新規検出された患者に対しては病棟へ出向いて情報収集を行うとともに，感染対策について現場で確認します．

● 毎週，病棟ごとにMRSA陽性率を算出しMRSAを保菌している患者の割合が多い病棟を把握し感染対策を強化します．

$$\text{MRSA 陽性率(\%)} = \frac{\text{ある1日のMRSA陽性入院患者数}}{\text{同じ日の入院患者数}} \times 100$$

● 毎月，MRSA院内発生率を算出してMRSA対策の評価を行うとともに，アウトブレイクの早期発見に活用します．

$$\text{MRSA 院内発生率} = \frac{\text{MRSA検出件数(持ち込みを除く新規検出)}}{\text{延べ入院患者数}} \times 1,000$$

● その他，病棟別，診療科別の検出件数や持ち込みの件数などを毎月集計し，集積している病棟や診療科がないか確認します．

▶**2. 医療器具・手技関連サーベイランス：中心ライン関連血流感染(CLABSI)サーベイランスの例**

a. CLABSIサーベイランスの目的

中心静脈カテーテルは医療に欠かせないものである反面，菌血症の原因となり得ます．菌血症は患者に重篤な状態をもたらすため，その予防は重要です．当院では，カテーテルの留置期間が比較的長

資料

患者ID　氏名

BSI サーベイランスシート

○　年　　○　月

日付	体温	ライン刺入部の異常	ドレッシング交換※1	ライン交換	培養検査	挿入時の情報				抜去時の情報
						挿入部位	M・B※2	挿入場所	ルーメン数	抜去理由
1		なし・発赤・硬結・排膿								
2		なし・発赤・硬結・排膿								
3		なし・発赤・硬結・排膿								
4		なし・発赤・硬結・排膿	③				右内頸	なし	処置室	ダブル	
5	36.8	(なし)・発赤・硬結・排膿	③							
6	36.6	(なし)・発赤・硬結・排膿	①							
7	37.1	(なし)・発赤・硬結・排膿	↓							
8	37.5	なし・(発赤)・硬結・排膿	↓							
9	37.7	なし・(発赤)・硬結・排膿	↓							
10	39.2	なし・(発赤)・硬結・(排膿)	②		血, カテ先	右ソケイ	あり	個室	シングル	発熱, 感染疑い
11	37.5	(なし)・発赤・硬結・排膿								
12	37.2	(なし)・発赤・硬結・排膿	↓							
13	36.6	(なし)・発赤・硬結・排膿	↓							
14	36.5	(なし)・発赤・硬結・排膿	①							
15	36.6	(なし)・発赤・硬結・排膿	↓							
16	36.2	(なし)・発赤・硬結・排膿	↓							
17	36.8	(なし)・発赤・硬結・排膿	①							
18	36.5	(なし)・発赤・硬結・排膿								治療終了
19		なし・発赤・硬結・排膿								
20		なし・発赤・硬結・排膿								
21		なし・発赤・硬結・排膿								
22		なし・発赤・硬結・排膿								
23		なし・発赤・硬結・排膿								
31		なし・発赤・硬結・排膿								

処置室，個室，大部屋，OR，救急部など

提出した培養を記載 血，カテ先，膿など

体温は，1日の最高値を記載

発熱，感染疑い，経口摂取開始，治療終了，閉塞，事故抜去など

図1　サーベイランスワークシートの例

※1：使用ドレッシング材の種類…①フィルムドレッシング，②パット付きフィルム，③ガーゼ.
※2：M・B（マキシマルバリアプリコーション）とは…CV挿入時に術者が帽子，滅菌手袋，滅菌ガウンを着用し，患者全体を覆える滅菌ドレープを使用.

く，また免疫低下をきたしている患者が多い内科系病棟でICNと病棟スタッフが連携してCLABSIサーベイランスを行い，CLABSI発生率の低減を目指しています．

b. サーベイランスの実際

● 病棟スタッフが中心静脈カテーテル留置中の患者について，発熱やカテーテル刺入部に異常がないかを観察し，ワークシートに記録します（図1）．

● ICNと病棟スタッフでミーティングを行い，個々の症例についてCLABSIかどうかの判定を行って件数を記録し，1か月ごとに合計してCLABSI発生件数（①）を出します．判定は一定の定義に基づいて行う必要があり，当院ではNHSN（National Healthcare Safety Network：全米医療安全ネットワーク）の定義を用いています．

● 病棟スタッフが毎日，決まった時間の「入院患者数」と「中心静脈カテーテルを留置している患者数」を記録します（図2）．

● 「入院患者数」と「中心静脈カテーテルを留置している患者数」を1か月ごとにそれぞれ合計しま

C. サーベイランス

BSI サーベイランスワークシート 1

毎日 8 時の時点で病棟の入院患者数と中心静脈カテーテルが留置されている患者数を記載してください

平成　　年　　月

日	入院患者数	中心静脈カテーテル留置患者数
1		
2		
3		
29		
30		
31		
合計		

入院患者数の合計が「入院患者日数」になる

カテーテル留置患者数の合計が「カテーテル使用日数」になる

図2 ワークシートの例

資料

す．「中心静脈カテーテルを留置している患者数」の合計は延べカテーテル使用日数(②)，「入院患者数」の合計は延べ入院患者数(③)となります．

● 上記の① CLABSI 件数，②延べカテーテル使用日数を使用して CLABSI 発生率を算出します．単位は「対 1,000 カテーテル使用日数」となります(カテーテル 1,000 日間使用当たりの CLABSI 発生率)．

$$\text{CLABSI 発生率} = \frac{\text{① CLABSI 発生件数}}{\text{②延べカテーテル使用日数}} \times 1,000$$

● ②延べカテーテル使用日数，③延べ入院患者数を用いてカテーテル使用比を算出します．カテーテル使用比はカテーテルの使用頻度を示しており，使用比が 1 に近いほど使用頻度が高いということになります．使用頻度が高いと感染発生のリスクが高くなるため，この数値を指標として低減を目指しています．

$$\text{カテーテル使用比} = \frac{\text{②延べカテーテル使用日数}}{\text{③延べ入院患者数}}$$

● 結果のフィードバック：CLABSI 発生率やカテーテル使用比をグラフにまとめて病棟スタッフと共有し，ケアの見直しを行って改善策を検討します．

▶3. 手指衛生サーベイランスの例

a. 手指衛生サーベイランスの目的

手指衛生は感染対策の基本ですが，その効果を発揮させるためには正しい手技と適切なタイミングで手指衛生を実施することが重要です．当院では，感染対策リンクナースが中心となって手指衛生の推進に取り組み，ICN とリンクナースの連携による手指衛生サーベイランスを行っています．

b. サーベイランスの実際

①擦式アルコール製剤使用量の測定

● 当院では，全看護師が擦式アルコール製剤を個人持ちにして携帯しています．各自が使用した本数

151

を記録し，毎月リンクナースが1か月分を合計して部署の使用量としています．

● リンクナースが算出した使用量から，1日1患者あたりの擦式アルコール製剤使用回数を算出します．各部署で目標値を設定し，達成に向けて取り組んでいます．

1日1患者あたりの擦式アルコール製剤使用回数

＝（擦式アルコール製剤使用量／1回使用量）／延べ入院患者数

● 使用量の測定方法として，消毒薬のボトルに印をつけて実際の使用量を測定したり，重量を測定するなどの方法がありますが，設置している本数が多いとやや労力がかかります．各部署への擦式アルコール製剤の払出量（供給量）のデータは薬剤部門から得ることが可能であることが多く，使用量の代わりに使用することもできます．その場合，払い出された量が，すべて使用された量とは限らないため部署における在庫管理の状況も確認する必要があります．

②直接観察法

● 直接観察とは，トレーニングを受けた観察者が実際にケアを行っている場面を観察して，適切なタイミングで手指衛生が実施されているかを評価することを意味します．適切なタイミングとして，世界保健機関（World Health Organization：WHO）が手指衛生ガイドラインで推奨している5つのタイミング（①患者に触れる前，②清潔／無菌操作の前，③体液曝露の可能性があるとき，④患者に触れた後，⑤患者周囲環境に触れた後）が用いられています（→第3章「A．手指衛生」参照）．

● 当院では，リンクナースが中心となって自部署の手指衛生の実施状況をスタッフが相互に観察し，適切なタイミングで実施されているかを定期的に評価しています．観察に使用するツールとして，WHOの5つのタイミングのほか，「点滴実施時の手指衛生のタイミング」や「おむつ交換時の手指衛生のタイミング」についてチェックリストを作成したところ，必要なタイミングがより明確となり，観察の漏れを防ぐことにつながっています．

● 直接観察で得られたデータから手指衛生実施率を算出します．

$$手指衛生実施率（\%）＝\frac{手指衛生が必要な場面で手指衛生を実施した場面数}{手指衛生が必要な場面数}×100$$

✛ 厚生労働省院内感染対策サーベイランス（JANIS）[3]

わが国が行っているサーベイランスで，全国の医療機関が参加しています．検査部門，全入院患者部門，手術部位感染（SSI）部門，集中治療室（ICU）部門，新生児集中治療（NICU）部門があり，参加医療機関における院内感染の発生状況や薬剤耐性菌の分離状況に関するデータを収集し，感染対策に有用な情報の還元などを行うことを目的としています．ホームページには参加医療機関でなくても閲覧できる公開情報が掲載されています．

文献

1）坂本史衣：感染予防のためのサーベイランスQ&A．日本看護協会出版会，2010，6
2）森兼啓太（訳），小林寛伊（監訳）：NHSNマニュアル（2011年版）より改訂5版サーベイランスのためのCDCガイドライン．メディカ出版，2012，33
3）厚生労働省院内感染対策サーベイランス（JANIS）事業ホームページ．https://janis.mhlw.go.jp/（閲覧：2018年9月12日）
・藤田　烈（編）：インフェクションコントロール2015年春季増刊　感染対策のためのサーベイランスまるごとサポートブック．メディカ出版，2015

（菅野みゆき）

D. 学校出席停止期間

学校感染症とは

　学校は，児童生徒等が集団生活を営む場であるため，感染症が発生した場合には蔓延しやすく，教育活動にも大きな影響を及ぼすこととなります．そのため，感染症の流行を予防することは，児童生徒等が健康な状態で教育を受けるためにも重要です．

　学校において予防すべき感染症は，通常「学校感染症」とよばれています．「学校保健安全法（旧学校保健法）」では，感染症の予防のため，出席停止（第19条）等の措置を講じることとされており，「学校保健安全法施行令」では，校長が出席停止の指示を行うこと（第6条第1項），出席停止の期間は省令で定める基準によること（第6条第2項）等が規定されています．これらを受け，「学校保健安全法施行規則」では，学校において予防すべき感染症の種類（第18条），出席停止の期間の基準（第19条）等を規定しています（表1）．

学校感染症の種類

　学校感染症は，第1種から第3種に分類されています．第1種は，「感染症の予防及び感染症の患者に対する医療に関する法律」の1類感染症と結核を除く2類感染症が規定されています．第2種は空気感染または飛沫感染するもので，児童生徒等の罹患が多く，学校において流行を広げる可能性が高い感染症が規定されています．第3種は学校教育活動を通じ，学校において流行を広げる可能性がある感染症が規定されています．

　また，「感染症の予防及び感染症の患者に対する医療に関する法律の一部を改正する法律」〔2014（平成26）年〕において，新興感染症が世界において発生している状況を踏まえ，感染症の分類が見直されました．これに伴い，「学校保健安全法施行規則」〔2015（平成27）年〕に規定する学校感染症の第1種に中東呼吸器症候群および特定鳥インフルエンザが追加されました．なお，特定鳥インフルエンザの病原体の血清亜型は，H5N1およびH7N9とされています．

学校感染症の出席停止期間

　学校感染症第1種の出席停止期間の基準は，治癒するまで，第2種は，感染症ごとに個別に定められています．ただし，病状により学校医，その他の医師において感染のおそれがないと認めたときは，この限りではありません．第3種は，病状により学校医，その他の医師において感染のおそれがないと認めるまでとなっています．通常，その出席停止期間は欠席扱いにはなりません．

　出席停止の日数の数え方は「○○した後△日を経過するまで」とした場合は，「○○」という現象がみられた日の翌日を第1日として算定します．たとえば，インフルエンザの「発症した後5日を経過するまで」については，水曜日に発症した場合，翌日の木曜日を1日目として数え，発症した5日後の翌週の火曜日から登校が可能となります（表2）．

表1 学校感染症の種類と出席停止期間の基準

分類	感染症の疾病名	出席停止期間の基準
第1種	エボラ出血熱，クリミア・コンゴ出血熱，痘そう，南米出血熱，ペスト，マールブルグ病，ラッサ熱，急性灰白髄炎(ポリオ)，ジフテリア，重症急性呼吸器症候群(病原体がベータコロナウイルス属 SARS コロナウイルスであるものに限る)，中東呼吸器症候群(病原体がベータコロナウイルス属 MERS コロナウイルスであるものに限る)，特定鳥インフルエンザ(血清亜型は H5N1 および H7N9)	治癒するまで
第2種	インフルエンザ(特定鳥インフルエンザおよび新型インフルエンザ等感染症を除く)	発症した後(発熱の翌日を1日目として)5日を経過し，かつ解熱した後2日(幼児については，3日)を経過するまで
第2種	百日咳	特有の咳が消失するまで，または5日間の適正な抗菌性物質製剤による治療が終了するまで
第2種	麻しん(はしか)	解熱した後3日を経過するまで
第2種	流行性耳下腺炎(おたふくかぜ)	耳下腺，顎下腺または舌下腺の腫脹が発現した後5日を経過し，かつ全身状態が良好になるまで
第2種	風しん	発しんが消失するまで
第2種	水痘(みずぼうそう)	すべての発しんが痂皮化するまで
第2種	咽頭結膜熱	発熱，咽頭炎，結膜炎などの主要状症が消退した後2日を経過するまで
第2種	結核	病状により学校医，その他の医師において感染のおそれがないと認めるまで
第2種	髄膜炎菌性髄膜炎	病状により学校医，その他の医師において感染のおそれがないと認めるまで
第3種	コレラ，細菌性赤痢，腸管出血性大腸菌感染症，腸チフス，パラチフス，流行性角結膜炎，急性出血性結膜炎，その他の感染症	病状により学校医，その他の医師において感染のおそれがないと認めるまで

〔学校保健安全法施行規則．2016年3月22日改正/日本学校保健会：学校において予防すべき感染症の解説．日本学校保健会，2018 より作成〕

表2 出席停止期間の数え方

水曜日	木曜日	金曜日	土曜日	日曜日	月曜日	火曜日
発症	←------------------------- 5日 -------------------------→					登校可能
	ただし，解熱した後2日(幼児にあたっては3日)を経過したもの					

〔学校保健・安全実務研究会(編著)：新訂版 学校保健実務必携(第4次改訂版)．第一法規，2017 を参考に作成〕

文献

・学校保健安全法施行規則．2016年3月22日改正
・学校保健安全法施行規則の一部を改正する省令．2014
・日本学校保健会：学校において予防すべき感染症の解説．日本学校保健会，2018
・学校保健・安全実務研究会(編著)：新訂版 学校保健実務必携(第4次改訂版)．第一法規，2017

(米嶋美智子)

E. 参考となるガイドライン一覧

海外のガイドライン

	邦題	URL[*1]	書籍[*2]	原題	本書で特に関係する項目
C D C	医療現場における手指衛生のための CDC ガイドライン	http://www.imp-kokusaiigaku.com/support/download/CDC_handhygiene.pdf（満田年宏・監訳，2003）		Guideline for Hand Hygiene in Health-Care Settings（Boyce J M, el al. 2002）	第3章 -A. 手指衛生
	医療施設における環境感染管理のための CDC ガイドライン	https://med.saraya.com/gakujutsu/guideline/pdf/kankyocdc.pdf（満田年宏・監訳，2004）		Guidelines for Environmental Infection Control in Health-Care Facilities（2003）	第2章 -A. 院内感染対策の基本 第3章 -E. 環境整備 第3章 -F. 物品の管理
	結核の医療現場における伝播予防のためのガイドライン	https://www.cdc.gov/mmwr/PDF/rr/rr5417.pdf（原文）	医療環境における結核菌の伝播予防のための CDC ガイドライン（満田年宏・翻訳：メディカ出版，2006）	Guidelines for Preventing the Transmission of *Mycobacterium uberculosis* in Health-Care Settings（2005）	第2章 -C. 感染経路別予防策の考え方 第5章 -H. 結核
	医療環境における多剤耐性菌の管理 2006 年	http://www.maruishi-pharm.co.jp/med2/files/disinf/support/61/sup.pdf?1483665534（矢野邦夫・監訳，2006）		Management of Multidrug-Resistant Organisms in Healthcare Settings（2006）	第2章 -C. 感染経路別予防策の考え方 第5章 -D. メチシリン耐性黄色ブドウ球菌（MRSA）感染症 第5章 -F. 薬剤耐性菌（VRE, CRE, MDRP など）
	隔離予防策のための CDC ガイドライン 医療現場における感染性微生物の伝播の予防 2007 年	http://www.maruishi-pharm.co.jp/med2/files/disinf/support/60/sup.pdf?1483665587（矢野邦夫・監訳，2007）		Guideline for Isolation Precautions：Preventing Transmission of Infectious Agents in Healthcare Settings（2007）	第2章 -A. 院内感染対策の基本 第2章 -B. スタンダードプリコーションの考え方 第2章 -C. 感染経路別予防策の考え方 第3章 -A. 手指衛生 第3章 -B. 個人防護具の使用方法 第3章 -D. 針刺し・切創の予防方法 第4章 -A. 注射・点滴 第4章 -B. 採血
	医療施設における消毒・滅菌のためのガイドライン	https://www.cdc.gov/infectioncontrol/pdf/guidelines/disinfection-guidelines.pdf（原文）		Guideline for Disinfection and Sterilization in Health-care Facilities, 2008	第2章 -D. 洗浄・消毒・滅菌 第4章 -K. 内視鏡
	HBV, HCV, HIV の職業上曝露への対応と曝露後予防のための CDC ガイドライン	https://www.cdc.gov/mmwr/preview/mmwrhtml/rr5011a1.htm（原文）	HBV, HCV, HIV の職業上曝露への対応と曝露後予防のための CDC ガイドライン（矢野邦夫・翻訳：メディカ出版，2001）	Updated U.S. Public Health Service Guidelines for the Management of Occupational Exposures to HBV, HCV, and HIV and Recommendations for Postexposure Prophylaxis（2001）	第3章 -D. 針刺し・切創の予防方法 第4章 -A. 注射・点滴 第4章 -B. 採血 第5章 -I. HIV（ヒト免疫不全ウイルス）感染症 /AIDS（後天性免疫不全症候群） 第5章 -K. HBV/HCV 感染（B 型肝炎 /C 型肝炎）
	HIV の職業上曝露への対応のための米国公衆衛生局ガイドラインと曝露後予防のための勧告	https://stacks.cdc.gov/view/cdc/20711（原文）		Updated U.S. Public Health Service guidelines for the management of occupational exposures to HIV and recommendations for postexposure prophylaxis（2013）	第5章 -I. HIV（ヒト免疫不全ウイルス）感染症 /AIDS（後天性免疫不全症候群）
	慢性血液透析患者における感染予防のための CDC ガイドライン	https://www.cdc.gov/mmwr/preview/mmwrhtml/rr5005a1.htm（原文）	慢性血液透析患者における感染予防のための CDC ガイドライン（矢野邦夫・翻訳：メディカ出版，2001）	Recommendations for Preventing Transmission of Infections Among Chronic Hemodialysis Patients（2001）	第4章 -H. 人工透析
	血液透析における感染症阻止のためのガイド	http://www.apic.org/Resource_/EliminationGuideForm/7966d850-0c5a-48ae-9090-a1da00bcf988/File/APIC-Hemodialysis.pdf（原文）		Guide to the Elimination of Infections in Hemodialysis（2010）	第4章 -H. 人工透析
	医療現場におけるノロウイルス胃腸炎アウトブレイク予防対策ガイドライン	https://www.cdc.gov/infectioncontrol/pdf/guidelines/norovirus-guidelines.pdf（原文）		Guideline for the Prevention and Control of Norovirus Gastroenteritis Outbreaks in Healthcare Settings（2011）	第5章 -C. ウイルス性胃腸炎（ノロウイルス，ロタウイルス，アデノウイルスなど）
	手術部位関連感染症予防のためのガイドライン	https://jamanetwork.com/journals/jamasurgery/fullarticle/2623725（原文）		Centers for Disease Control and Prevention Guideline for the Prevention of Surgical Site Infection, 2017	第4章 -G. 手術

155

	邦題	URL*1	書籍*2	原題	本書で特に関係する項目
C D C	医療ケア関連肺炎防止のための CDC ガイドライン	https://www.cdc.gov/mmwr/preview/mmwrhtml/rr5303a1.htm（原文）	医療ケア関連肺炎防止のための CDC ガイドライン（矢野邦夫・翻訳：メディカ出版，2004）	Guidelines for Preventing Health-Care--Associated Pneumonia, 2003	第 3 章 -E. 環境整備 第 3 章 -F. 物品の管理 第 4 章 -E. 人工呼吸器
	カテーテル関連尿路感染の予防のための CDC ガイドライン 2009	http://www.info-cdcwatch.jp/views/pdf/CDC_guideline2009.pdf（矢野邦夫・監訳，2010）		Guideline for Prevention of Catheter Associated Urinary Tract Infections, 2009	第 4 章 -D. 尿道留置カテーテル
	血管内留置カテーテル由来感染の予防のための CDC ガイドライン 2011	http://www.info-cdcwatch.jp/views/pdf/CDC_guideline2011.pdf（矢野邦夫・監訳，2011）		Guidelines for the Prevention of Intravascular Catheter-Related Infections, 2011	第 4 章 -C. 血管内カテーテル(中心静脈)
	人工呼吸器関連肺炎阻止のためのガイド	http://www.apic.org/Resource_/EliminationGuideForm/18e326ad-b484-471c-9c35-6822a53ee4a2/File/VAP_09.pdf（原文）		Guide to the Elimination of Ventilator-Associated Pneumonia（2009）	第 4 章 -E. 人工呼吸器
	医療従事者におけるインフルエンザワクチン接種の勧告	https://www.cdc.gov/mmwr/PDF/rr/rr5502.pdf（原文）		Influenza Vaccination of Health-Care Personnel Recommendations of the Healthcare Infection Control Practices Advisory Committee（HICPAC）and the Advisory Committee on Immunization Practices（ACIP）（2006）	第 5 章 -A. インフルエンザ
	CDC 教育用スライド：医療現場における個人防護具(PPE)の選択と使用に関するガイダンス	https://www.cdc.gov/hai/pdfs/ppe/ppeslides6-29-04.pdf（原文）	CDC 教育用スライド：医療現場における個人防護具（PPE）の選択と使用に関するガイダンス（向野賢治：Infection control 2005；14(3)：254-259）	Guidance for the Selection and Use of Personal Protective Equipment（PPE）in Healthcare Settings（2004）	第 3 章 -B. 個人防護具の使用方法
S H E A / I D S A	SHEA/IDSA のクロストリジウム・ディフィシルに関するガイドライン	https://www.jstor.org/stable/10.1086/651706（原文）		Clinical practice guidelines for Clostridium difficile infection in adults：2010 update by the society for healthcare epidemiology of America（SHEA）and the infectious diseases society of America（IDSA）（2010）	第 5 章 -B. 細菌性腸炎
W H O	医療における手指衛生の WHO ガイドライン 2009	http://apps.who.int/iris/bitstream/handle/10665/44102/9789241597906_eng.pdf?sequence=1（原文）		WHO Guidelines on Hand Hygiene in Health Care - First Global Patient Safety Challenge Clean Care is Safer Care（2009）	第 3 章 -A. 手指衛生

＊1：URL はいずれも 2018 年 8 月 28 日現在のものである.
＊2：web 上で日本語訳の閲覧が不可能なもののみ掲示.

国内のガイドライン

ガイドラインなど	学会など	URL*1	本書で特に関係する項目
医療機関における院内感染対策について（平成 26 年 12 月 19 日医政地発 1219 第 1 号，2014）	厚生労働省医政局地域医療計画課長通知	https://www.mhlw.go.jp/web/t_doc?dataId=00tc0640&dataType=1&pageNo=1	第 2 章〜第 3 章
病院感染対策ガイドライン 2018 年版（じほう，2018）	国公立大学附属病院感染対策協議会		
院内感染対策サーベイランス実施マニュアル Ver.7.0（2018）	厚生労働省健康局結核感染症課	https://janis.mhlw.go.jp/about/material/janis_implementation_manual_ver7.0_20180524.pdf	
高齢者介護施設における感染症対策マニュアル（2013）	平成 24 年度厚生労働省老人保健事業推進費等補助金(老人保健健康増進等事業分)介護施設の重度化に対応したケアのあり方に関する研究事業	https://www.mhlw.go.jp/topics/kaigo/osirase/tp0628-1/dl/130313-01.pdf	第 2 章
医療現場における滅菌保証のガイドライン 2015（2015）	日本医療機器学会	http://www.jsmi.gr.jp/wp-content/uploads/2015/07/Guideline2015ver3.pdf	第 2 章 -D. 洗浄・消毒・滅菌
プリオン病診療ガイドライン 2017（2017）	厚生労働科学研究費補助金難治性疾患等政策研究事業プリオン病及び遅発性ウイルス感染症に関する調査研究班・プリオン病のサーベイランスと感染予防に関する調査研究班	http://prion.umin.jp/guideline/guideline_2017.pdf	第 2 章 -D. 洗浄・消毒・滅菌
廃棄物処理法に基づく感染性廃棄物処理マニュアル（2017）	環境省大臣官房廃棄物・リサイクル対策部	https://www.env.go.jp/recycle/misc/kansen-manual.pdf	第 3 章 -E. 環境整備 第 3 章 -F. 物品の管理 第 4 章 -L. 在宅での医療廃棄物の処理方法

E. 参考となるガイドライン一覧

ガイドラインなど	学会など	URL[*1]	本書で特に関係する項目
標準採血法ガイドライン改訂版(GP4-A2)(渡邊 卓・編：日本臨床検査標準協議会, 2011)	日本臨床検査標準協議会		第4章-A. 注射・点滴 第4章-B. 採血
JAID/JSC 感染症治療ガイドライン 2017 ―敗血症およびカテーテル関連血流感染症―(2017)	日本感染症学会・日本化学療法学会 JAID/JSC 感染症治療ガイド・ガイドライン作成委員会	http://www.kansensho.or.jp/guidelines/pdf/guideline_JAID-JSC_2017.pdf	第4章-C. 血管内カテーテル(中心静脈)
透析施設における標準的な透析操作と感染予防に関するガイドライン(四訂版)(2015)	厚生労働科学研究費補助金エイズ対策研究事業 HIV 感染症及びその合併症の課題を克服する研究 HIV 感染患者における透析医療の推進に関する研究	http://www.touseki-ikai.or.jp/htm/07_manual/doc/20150512_infection_guideline_ver4.pdf	第4章-H. 人工透析
泌尿器科領域における感染制御ガイドライン(2009)	日本泌尿器科学会 泌尿器科領域における感染制御ガイドライン作成委員会	http://www.urol.or.jp/info/guideline/data/12_infection_control_urology.pdf	第4章-K. 内視鏡
消化器内視鏡の感染制御に関するマルチソサエティ実践ガイド(2014)	日本環境感染学会・日本消化器内視鏡学会・日本消化器内視鏡技師会　消化器内視鏡の感染制御に関するマルチソサエティ実践ガイド作成委員会	https://www.jstage.jst.go.jp/article/gee/56/1/56_89/_pdf/-char/ja	第4章-K. 内視鏡
新型インフルエンザ等対策ガイドライン(2016)	新型インフルエンザ等に関する関係省庁対策会議	https://www.cas.go.jp/jp/seisaku/ful/keikaku/pdf/gl_guideline.pdf	第5章-A. インフルエンザ
医療施設における新型インフルエンザA(H1N1)感染症の手引き(第1版)(2009)	日本環境感染学会 新型インフルエンザ病院感染対策のための提言検討委員会	http://www.kankyokansen.org/modules/publication/index.php?content_id=5	第5章-A. インフルエンザ
社団法人日本感染症学会提言 2012 ～インフルエンザ病院内感染対策の考え方について～(高齢者施設を含めて)(2012)	日本感染症学会	http://www.kansensho.or.jp/guidelines/pdf/1208_teigen.pdf	第5章-A. インフルエンザ
JAID/JSC 感染症治療ガイドライン 2015 ―腸管感染症―(2015)	日本化学療法学会・日本感染症学会 JAID/JSC 感染症治療ガイド・ガイドライン作成委員会	http://www.chemotherapy.or.jp/guideline/jaidjsc-kansenshochiryo_choukan.pdf	第5章-B. 細菌性腸炎 第5章-C. ウイルス性胃腸炎(ノロウイルス, ロタウイルス, アデノウイルスなど)
MRSA 感染症の治療ガイドライン―2017 年改訂版(2017)	日本化学療法学会・日本感染症学会 MRSA 感染症の治療ガイドライン作成委員	http://www.chemotherapy.or.jp/guideline/guideline_mrsa_2017.pdf	第5章-D. メチシリン耐性黄色ブドウ球菌(MRSA)感染症
疥癬診療ガイドライン(第3版)(2015)	日本皮膚科学会 疥癬診療ガイドライン策定委員会	https://www.dermatol.or.jp/uploads/uploads/files/guideline/kaisenguideline.pdf	第5章-G. 疥癬
結核院内(施設内)感染対策の手引き平成 26 年版(2014)	厚生労働省インフルエンザ等新興再興感染症研究事業 結核の革新的な診断・治療及び対策の強化に関する研究	http://www.jata.or.jp/dl/pdf/law/2014/3_2.pdf	第5章-H. 結核
後天性免疫不全症候群に関する特定感染症予防指針(2018)	厚生労働省	https://www.mhlw.go.jp/file/06-Seisakujouhou-10900000-Kenkoukyoku/0000186686.pdf	第5章-I. HIV(ヒト免疫不全ウイルス)感染症/AIDS(後天性免疫不全症候群)
性感染症 診断・治療 ガイドライン 2016(2016)	日本性感染症学会	http://jssti.umin.jp/pdf/guideline-2016_v2.pdf	第5章-I. HIV(ヒト免疫不全ウイルス)感染症/AIDS(後天性免疫不全症候群)
JAID/JSC 感染症治療ガイドライン 2018 ―男性尿道炎とその関連疾患(2018)	日本化学療法学会・日本感染症学会 JAID/JSC 感染症治療ガイド・ガイドライン作成委員会	http://www.kansensho.or.jp/guidelines/pdf/guideline_JAID-JSC2018_maleurethritis1805.pdf	第5章-I. HIV(ヒト免疫不全ウイルス)感染症/AIDS(後天性免疫不全症候群)
高齢者施設における肝炎対策のガイドライン(2014)	厚生労働省　集団生活の場における肝炎ウイルス感染予防ガイドラインの作成のための研究班	http://www.kanen.ncgm.go.jp/content/010/koureisha.pdf	第5章-K. HBV/HCV 感染(B型肝炎/C型肝炎)
医療機関での麻疹対応ガイドライン第七版(2018)	国立感染症研究所	https://www.niid.go.jp/niid/images/idsc/disease/measles/guideline/medical_201805.pdf	第5章-L. 麻疹, 風疹, 水痘, 流行性耳下腺炎, 伝染性紅斑
医療機関における風しん対策ガイドライン(2014)	国立感染症研究所	https://www.niid.go.jp/niid/images/idsc/disease/rubella/kannrenn/iryoukikann-taisaku.pdf	第5章-L. 麻疹, 風疹, 水痘, 流行性耳下腺炎, 伝染性紅斑
抗菌薬使用のガイドライン(協和企画, 2005)	日本化学療法学会・日本感染症学会		第6章-A. 抗菌薬
医療関係者のためのワクチンガイドライン第2版(2014)	日本環境感染学会　ワクチンに関するガイドライン改訂委員会	https://www.jstage.jst.go.jp/article/jsei/29/Supplement_III/29_S1/_pdf/-char/ja	第6章-B. 予防接種
抗菌薬適正使用支援プログラム実践のためのガイダンス(2017)	日本化学療法学会・日本感染症学会・日本環境感染学会・日本臨床微生物学会・日本薬学会・日本医療薬学会・日本 TDM 学会・日本医真菌学会	http://www.kansensho.or.jp/guidelines/pdf/1708_ASP_guidance.pdf	第6章-C. 抗菌薬の適正使用

*1：URL はいずれも 2018 年 8 月 28 日現在のものである.

(西田洋子)

F. 主な微生物名一覧

数字は掲載ページを示す.

あ行

アカントアメーバ・ポリファージ［*Acanthamoeba polyphaga*］

アシネトバクター属［*Acinetobacter* spp.］

アシネトバクター・バウマニ［*Acinetobacter baumannii*］

アスペルギルス属［*Aspergillus* spp.］　**3，5**

アスペルギルス・フミガーツス［*Aspergillus fumigatus*］

アスペルギルス・フラバス［*Aspergillus flavus*］　**3**

アタマジラミ［*Pediculus capitis*］

アデノウイルス［adenovirus］　**4，9，87，94，95，96**

インフルエンザウイルス［influenza virus］　**4，9，19，87，90，149**

インフルエンザ菌［*Haemophilus influenzae*］　**4**

インフルエンザ菌 b 型［Hib（*Haemophilus influenzae* type b）］

ウェルシュ菌［*Clostridium perfringens*］　**92**

エボラウイルス［ebola virus］

エルシニア・エンテロコリチカ［*Yersinia enterocolitica*］

エルシニア属［*Yersinia* spp.］

エンテロウイルス［enterovirus］　**94**

エンテロバクター属［*Enterobacter* spp.］

黄色ブドウ球菌［*Staphylococcus aureus*］　**3，92，98**

か行

疥癬虫　→　ヒゼンダニ

回虫［*Ascaris lumbricoides*］

カステラーニアメーバ［*Acanthamoeba castellanii*］

化膿レンサ球菌［*Streptococcus pyogenes*（Group A）］

カルバペネム耐性腸内細菌科細菌［CRE（Carbapenem-resistant *Enterobacteriaceae*）］　**105，107，108，140，143**

カルバペネマーゼ産生腸内細菌科細菌［CPE（Carbapenemase-pruducing *Enterobacteriaceae*）］

カンジダ・アルビカンス［*Candida albicans*］

カンジダ・グラブラータ［*Candida glabrata*］

カンジダ属［*Candida* spp.］　**4**

カンジダ・パラプシローシス［*Candida parapsilosis*］

カンピロバクター属［*Campylobacter* spp.］　**91，92**

カンピロバクター・ジェジュニ［*Campylobacter jejuni*］

ガードネラ・バジナリス［*Gardnella vaginalis*］

蟯虫［*Enterobius vermicularis*］

狂犬病ウイルス［rabies virus］

クレブシエラ属［*Klebsiella* spp.］

クラミジア［*Chlamidia*］　**4**

クラミジア・トラコマチス［*Chlamidia trachomatis*］　**123**

グラム陰性桿菌［GNR（gram negative rod）］　**29**

グラム陽性球菌［GPC（gram positive coccus）］

クリプトコッカス属［*Cryptococcus* spp.］　**5**

クリプトコッカス・ネオフォルマンス［*Cryptococcus neoformans*］　**3**

クリプトスポリジウム属［*Cryptosporidium* spp.］

クロストリジウム・ディフィシル［*Clostridium difficile*］（旧名）

15，18，19，27，92，102，103，149

クロストリディオイデス・ディフィシル［*Clostridioides difficile*］（新名）

クドアセプテンプンクタータ［*Kudoa septempunctata*］

結核菌［*Mycobacterium tuberculosis*］　**14，19，149**

コアグラーゼ陰性ブドウ球菌

　［CNS（coagulase negative staphylococci）］

抗酸菌［*Mycobacterium* spp.］　**3，4，8**

コクシジオイデス・イミチス［*Coccidioides immitis*］

コレラ菌［*Vibrio cholerae*］　**92**

コロナウイルス［coronavirus］

さ行

サイトメガロウイルス［CMV（cytomegalovirus）］　**5**

サルモネラ属［*Salmonella* spp.］　**8，91，92**

シトロバクター属［*Citrobacter* spp.］

ジフテリア菌［*Corynebacterium diphtheriae*］

髄膜炎菌［*Neisseria meningitidis*］　**4**

水痘・帯状疱疹ウイルス［VZV（varicella-zoster virus）］　**19，129**

スケドスポリウム・アピオスペルムム［*Scedosporium apiospermum*］

ステノトロフォモナス・マルトフィリア［*Stenotrophomonas maltophilia*］

ストレプトコッカス・アンギノーサスグループ［*Streptococcus anginosus* group］

赤痢アメーバ［*Entamoeba histolytica*］

赤痢菌［*Shigella* spp.］　**92**

セラチア・マルセッセンス［*Serratia marcescens*］

セレウス菌［*Bacillus cereus*］　**92**

セパシア菌［*Burkholderia cepacia*］

た行

大腸菌［*Escherichia coli*］

多剤耐性緑膿菌［MDRP（multiple-drug resistant *Pseudomonas aerginosa*）］　**39，105，107，108，140，143**

多包条虫［*Echinococcus multilocularis*］

単純ヘルペスウイルス［HSV（herpes simplex virus）］

炭疽菌［*Bacillus anthracis*］

単包条虫［*Echinococcus granulosus*］

腟トリコモナス［*Trichomonas vaginalis*］

チフス菌［*Salmonella enterica* subsp. *enterica* serotype Typhi］　**92**

腸炎ビブリオ［*Vibrio parahaemolyticus*］　**92**

腸管アデノウイルス［enteric adenovirus］

腸管凝集付着性大腸菌［EAEC（Enteroaggregative *Escherichia coli*）］　**93**

腸管出血性大腸菌［EHEC（Enterohemorrhagic *Escherichia coli*）］　**19，91，92，93**

腸管組織侵入性大腸菌［EIEC（Enteroinvasive *Escherichia coli*）］　**93**

腸管毒素原性大腸菌［ETEC（Enterotoxigenic *Escherichia coli*）］　**92，93**

腸管病原性大腸菌［EPEC（Enteropathogenic *Escherichia coli*）］　**93**

F. 主な微生物名一覧

トキソプラズマ［*Toxoplasma gondii*］
トリコスポロン属［*Trichosporon* spp.］
ツツガムシ病リケッチア［*Orientia tsutsugamushi*］
癜風菌［*Malassezia furfur*］

な行

日本紅斑熱リケッチア［*Rickettsia japonica*］
日本住血吸虫［*Schistosoma japonicum*］
ニューモシスチス・イロベチイ［*Pneumocystis jirovecii*］
乳酸桿菌［*Lactobacillus* spp.］
熱帯熱マラリア原虫［*Plasmodium falciparum*］
ノカルジア属［*Nocardia* spp.］　3
ノロウイルス［norovirus］　4，15，27，39，94，95，96，97

は行

肺炎桿菌［*Klebsiella pneumoniae*］　3，4
肺炎球菌［*Streptococcus pneumoniae*］　3，4，5
肺炎クラミジア［*Chlamydophila pneumoniae*］
肺炎マイコプラズマ［*Mycoplasma pneumoniae*］
梅毒トレポネーマ［*Treponema pallidum*］　121
破傷風菌［*Clostridium tetani*］
バシラス属［*Bacillus* spp.］　4，27
パスツレラ・ムルトシダ［*Pasteurella multocida*］
パラチフス菌［*Salmonella enterica* subsp. *enterica* serovar Paratyphi A］
バルトネラ・ヘンセラエ［*Bartonella henselae*］
バンコマイシン耐性腸球菌［VRE（Vancomycin-Resistant *Enterococci*）］
　39，105，107，108，143，149
バンコマイシン耐性黄色ブドウ球菌［VRSA（vancomycin-resistant *Staphylococcus aureus*）］　143
ヒストプラズマ・カプスラーツム［*Histoplasma capsulatum*］
ヒゼンダニ［*Sarcoptes scabiei*］　109，112
鼻疽菌［*Burkholderia mallei*］
ヒトパピローマウイルス［HPV（human papilloma virus）］　4
ヒト免疫不全ウイルス［HIV（human immunodeficiency virus）］
　4，35，36，117
ヒトT細胞白血病ウイルスⅠ型［HTLV-1（human T-cell leukemia virus type 1）］　4
百日咳菌［*Bordetella pertussis*］　4
表皮ブドウ球菌［*Staphylococcus epidermidis*］
ビルハルツ住血虫［*Schistosoma haematobium*］
風疹ウイルス［rubella virus］　19，128
プリオン［prion］　26
プロテウス属［*Proteus* spp.］
糞線虫［*Strongyloides stercoralis*］
ペスト菌［*Yersinia pestis*］
ペニシリン感性肺炎球菌［PSSP（penicillin-susceptible *Streptococcus pneumoniae*）］
ペニシリン中等度耐性肺炎球菌［PISP（penicillin-intermediate *Streptococcus pneumoniae*）］
ペニシリン耐性肺炎球菌［PRSP（penicillin-resistant *Streptococcus pneumoniae*）］
ヘリコバクター・ピロリ［*Helicobacter pylori*］　4
ヘルペスウイルス［herpesvirus］

ボツリヌス菌［*Clostridium botulinum*］　92
ポリオウイルス［poliovirus］
ボレリア・ブルグドルフェリ［*Borrelia burgdorferi*］

ま行

マイコバクテリウム・アビウム・コンプレックス［*Mycobacterium avium* complex］
マイコプラズマ属［*Mycoplasma* spp.］
麻疹ウイルス［measles virus］　14，19，128
マラリア［Malaria］　5
マールブルグウイルス［marburg virus］
マンソン住血吸虫［*Schistosoma mansoni*］
三日熱マラリア原虫［*Plasmodium vivax*］
ムンプスウイルス［mumps virus］　19，129
メチシリン感性黄色ブドウ球菌［MSSA（methicillin-susceptible *Staphylococcus aureus*）］　101
メチシリン耐性黄色ブドウ球菌［MRSA（methicillin-resistant *Staphylococcus aureus*）］　9，39，98，99，100，101，148，149
メチシリン感性コアグラーゼ陰性ブドウ球菌［MSCNS（methicillin-susceptible coagulase negative *Staphylococcus*）］
メチシリン耐性コアグラーゼ陰性ブドウ球菌［MRCNS（methicillin-resistant coagulase negative *Staphylococcus*）］
メチシリン感性表皮ブドウ球菌［MSSE（methicillin-susceptible *Staphylococcus epidermidis*）］
メチシリン耐性表皮ブドウ球菌［MRSE（methicillin-resistant *Staphylococcus epidermidis*）］
モラクセラ属［*Moraxella* spp.］　4
モラクセラ・カタラーリス［*Moraxella catarrhalis*］

ら行

らい菌［*Mycobacterium leprae*］
ラッサウイルス［lassa virus］
卵形マラリア原虫［*Plasmodium ovale*］
ランブル鞭毛虫［*Giardia lamblia*］
リケッチア［*Rickettsia*］　4
リステリア・モノサイトゲネス［*Listeria monocytogenes*］
緑膿菌［*Pseudomonas aeruginosa*］　3，106
淋菌［*Neisseria gonorrhoeae*］　3，4，8，122，123
類鼻疽菌［*Burkholderia pseudomallei*］
レジオネラ属［*Legionella* spp.］
レジオネラ・ニューモフィラ［*Legionella pneumophila*］
レプトスピラ・インターロガンス［*Leptospira interrogans*］
ロタウイルス［rotavirus］　4，94，97

欧文

A型肝炎ウイルス［HAV（hepatitis A virus）］
B型肝炎ウイルス［HBV（hepatitis B virus）］　4，14，35，36，71，125
B群レンサ球菌［*Streptococcus agalactiae*（Group B）］
C型肝炎ウイルス［HBC（hepatitis C virus）］　4，35，36，72，125
EBウイルス［EBV（Epstein-Barr virus）］　5
Q熱コクシエラ［*Coxiella burnetii*］
RSウイルス［RSV（respiratory syncytial virus）］　4，9，18，87

（田村昌代）

G. 感染症法（保健所への届け出）

感染症法の理念

　わが国における感染症対策を統括する法律は，1999年に施行された「感染症の予防及び感染症の患者に対する医療に関する法律（感染症法）」です．感染症法の目的は，感染症の発生予防と感染症のまん延防止です．感染症に従事する看護職には，エボラ出血熱など国際的な感染症の動向を把握する力も必要になってきます[1]．

　感染症の問題は，1医療機関，1都道府県，1つの国のみで解決できるものではありません．結核を例にとると，わが国では高齢者のみならず，外国出生の在留外国人や海外との交流機会の増えた青壮年者にも発症者が増えています．感染症の類型を理解し適切に保健所へ届け出る義務があります．国全体の情報収集や研究の推進に必要不可欠となっているのです．

感染症法の概要

▶1. 事前対応型行政の構築

　感染症が発生してから防疫措置を講じるといった事後対応型行政から，普段から感染症の発生・拡大を防止するため，感染症発生動向調査が法定化されました．また，国は感染症予防の基本指針，都道府県は予防計画を策定し，公表しています．

　特に総合的に予防を推進する必要がある感染症として，インフルエンザ，後天性免疫不全症候群（AIDS），性感染症，麻疹，結核，風疹，蚊媒介感染症について，国は特定感染症予防指針を策定，公表しています．

▶2. 感染症法の類型と医療体制の構築

　感染症法は，対象とする感染症を，その感染力や罹患した場合の症状の重篤性などに基づいて1類感染症から5類感染症に分類しています．さらに，新型インフルエンザ等感染症，指定感染症や新感染症の制度も設けています（表1）．

　各感染症に応じて良質かつ適切な医療を提供していくため，厚生労働大臣が指定する特定感染症指定医療機関，都道府県知事が指定する第1種感染症指定医療機関と第2種感染症指定医療機関が法定化されています．

▶3. 患者の人権に配慮した入院手続き

　感染症患者が感染症法に基づいて入院する場合，手続き保証のため多くの規定が設けられています．十分な説明と同意に基づいた入院を期待する入院勧告制度，そしてこの勧告に応じない患者に対してのみ入院措置が講じられています．

　都道府県知事が72時間に限って入院勧告を行う応急入院制度があり，その後，72時間を超えた入院の必要性やさらに10日ごとに入院継続の必要性を判断する際には，感染症の診査に関する協議会（保健所に設置）の意見を聴いたうえで行わなければならないなど，人権に配慮した手続きが必要となっています．

G. 感染症法（保健所への届け出）

表1 感染症法の対象となる感染症の定義・類型と届け出

類型	感染症名	性格	主な対応・措置・保健所への届け出
1類感染症	エボラ出血熱，クリミア・コンゴ出血熱，痘そう，南米出血熱，ペスト，マールブルグ病，ラッサ熱	感染力や罹患した場合の重篤性など，総合的な観点から危険性が極めて高い感染症	・原則入院 ・消毒等の対物措置（例外的に，建物への立ち入りや通行の制限などの措置） ・診断した医師はただちに届け出
2類感染症	急性灰白髄炎，結核，ジフテリア，重症急性呼吸器症候群（SARS），鳥インフルエンザ（H5N1，H7N9），中東呼吸器症候群（MERS）	感染力・重篤性など総合的な危険性が高い感染症	・状況に応じて入院 ・消毒などの対物措置 ・診断した医師はただちに届け出
3類感染症	コレラ，細菌性赤痢，腸管出血性大腸菌感染症，腸チフス，パラチフス	感染力，罹患した場合の重篤性は高くないが，特定の職業への就業によって集団発生を起こし得る感染症	・特定職種への就業制限 ・消毒などの対物措置 ・診断した医師はただちに届け出
4類感染症	E型肝炎，A型肝炎，黄熱，Q熱，狂犬病，炭疽，鳥インフルエンザ（H5N1，H7N9を除く），ボツリヌス症，マラリア，野兎病，レジオネラ症など（全44疾患）	動物，飲食物などの物件を介して人に感染し，国民の健康に影響を与えるおそれがある感染症（人から人への感染はない）	・感染症発生状況の収集，分析とその結果の公開，提供 ・診断した医師はただちに届け出
5類感染症	全数把握対象疾患（全24疾患） ウイルス性肝炎（E型・A型肝炎を除く），カルバペネム耐性腸内細菌科細菌感染症，クリプトスポリジウム症，後天性免疫不全症候群，侵襲性髄膜炎菌感染症，水痘（入院例に限る），梅毒，バンコマイシン耐性腸球菌感染症，バンコマイシン耐性黄色ブドウ球菌感染症，風疹，麻疹など	国が感染症発生動向調査を行い，その結果などに基づいて必要な情報を一般国民が医療関係者に提供・公開していくことによって，発生・拡大を防止すべき感染症	・指定届け出機関の管理者が届け出る ・全数把握対象疾患のうち，侵襲性髄膜炎菌感染症と麻疹，風疹はただちに，その他は7日以内に届け出
5類感染症	定点把握対象疾患（全24疾患） インフルエンザ（鳥インフルエンザおよび新型インフルエンザ等感染症を除く），感染性胃腸炎，水痘，性器クラミジア感染症，伝染性紅斑，メチシリン耐性黄色ブドウ球菌感染症，薬剤耐性緑膿菌感染症，流行性耳下腺炎，淋菌感染症など		・定点把握対象疾患は週報または月報届け出
新型インフルエンザ等感染症	新型インフルエンザ	新たに人から人に伝染する能力を有することになったウイルスを病原体とするインフルエンザ	・患者に入院勧告や就業制限などの強制措置 ・診断した医師はただちに届け出
新型インフルエンザ等感染症	再興型インフルエンザ	かつて，世界的規模で流行したインフルエンザであって，その後流行することなく長期間経過しているものが再興したもの 両型ともに，全国的かつ急速なまん延により国民の生命・健康に重大な影響を与えるおそれがあると認められるもの	

次ページにつづく

類型	感染症名	性格	主な対応・措置・保健所への届け出
指定感染症	政令で1年間に限定して指定される感染症	既知の感染症の中で上記1～3類，新型インフルエンザ等感染症に分類されない感染症で1～3類に準じた対応の必要が生じた感染症	・厚生労働大臣が公衆衛生審議会の意見を聴いたうえで，1～3類感染症に準じた入院対応や消毒などの対物措置を実施 ・診断した医師はただちに届け出
新感染症	（当初）都道府県知事が厚生労働大臣の技術的指導・助言を得て個別に応急対応する感染症（要件指定後）政令で症状等の要件指定をした後に1類感染症と同様の扱いをする感染症	人から人に伝染すると認められる疾病であって，既知の感染症と症状等が明らかに異なり，その伝染力，罹患した場合の重篤度から判断した危険性が極めて高い感染症	・診断した医師はただちに届け出

〔NIID 国立感染症研究所：感染症発生動向調査週報（IDWR）．https://www.niid.go.jp/niid/ja/idwr.html より作成〕

✚ 感染拡大の予防施策

▶1. 感染症の届出基準

　1～4類，5類感染症の一部，新型インフルエンザ等感染症を診断した医師は，ただちに最寄りの保健所長を経由して都道府県知事に届け出を行わなくてはいけません（→ NOTE）．

　5類感染症のうち全数把握対象疾患については，7日以内に最寄りの保健所長を経由して都道府県知事に届け出を行う必要があります．また，定点把握対象疾患として定点把握対象の5類感染症（インフルエンザ定点，小児科定点，眼科定点，性感染症定点）は，基幹定点などの定点医療機関の協力により情報が集められています．

　疾患によっては，感染症に感染している動物を診断した獣医師も，届け出の義務があります．

▶2. 発生動向調査

　感染症発生情報は，感染症週報として公開・提供されており，厚生労働省と国立感染症研究所のホームページから入手することができます．

　5類感染症のうち定点把握対象疾患として規定されている疾患については，指定届出医療機関から週1回あるいは月1回の報告を受けて公表しています．

文献

1）高畑陽子：7章　感染症保健活動．標準保健師講座3　対象別公衆衛生看護活動，第4版．医学書院，2018：188-202
・松木秀明：第9章　感染症．松木秀明（編）：よくわかる専門基礎講座公衆衛生，第9版．金原出版，2018

（富田早苗）

NOTE

感染症発生時の活動

　保健所は公衆衛生の第一線機関として，感染症法に基づき活動を行っています．保健所では，発生した感染症について，その状況・動向・原因および予防方法を明らかにする必要がある場合は，原因究明のための調査を行い，感染拡大を防止し事態を収束させる措置をとります．また，患者や家族などとの面接から，接触者の感染防止に向けた対応を行います．感染症の集団発生時で必要な場合は，特定場所の消毒などが必要になることもあります．

H. 国試問題と解説・正答

国試対策として過去の関連問題をピックアップして解説しました.

本書関連項目とあわせて参照してください(表中記載例:1-B → 第 1 章「B. 検体の採り方」).

通番	国試問題	解説・正答
1	**107 回午後 -14** 母体から胎児への感染はどれか. 1. 水平感染 2. 垂直感染 3. 接触感染 4. 飛沫感染	1. 水平感染とは,感染経路の 1 つであり,母子感染以外の感染を指す. 2. 垂直感染とは,感染した母胎から児に病原体が移行するもので,母子感染ともいう.母子感染には,経胎盤感染,経産道感染,母乳感染の 3 つがある. 3. 接触感染とは,ヒトまたは動物との接触により起こる感染である. 4. 飛沫感染とは,咳やくしゃみなどで放出された病原体を含む飛沫(しぶき)を吸い込むあるいは目・鼻などの粘膜組織に付着することにより起こる感染である. **正答:2**
2	**104 回午後 -3** 食中毒の原因となるのはどれか. 1. セラチア 2. カンジダ 3. サルモネラ 4. クラミジア	食中毒は原因となる病原体によって発生機序や症状が異なる. 1. セラチアは尿路感染症の原因となる. 2. カンジダは性器感染症の原因となる. 3. サルモネラは家畜の腸管に生息し,食肉や鶏卵を汚染してサルモネラ食中毒の原因となる. 4. クラミジアは性病,肺炎,トラコーマなど広範な感染症を起こすが食中毒は起こさない. **正答:3**
3	**106 回午後 -36** 検査の目的と採尿方法の組合せで正しいのはどれか. 1. 細菌の特定　－　中間尿 2. 腎機能の評価　－　杯分尿 3. 肝機能の評価　－　24 時間尿 4. 尿道の病変の推定　－　早朝尿 **本書対応項目:** `1-B`	1. 中間尿とは,尿道から細菌を洗い流すために数 mL の初尿を排出した後に採取される尿である.初尿では外尿道付近の常在細菌が混入することがあるため,尿路感染菌の細菌の特定には中間尿を用いる. 2. 杯分尿法とは,初期の尿と中間尿などを分けて採取する方法であり,疾患部位の特定に使用される.腎機能の評価には早朝尿が用いられるが,杯分尿法である必要はない. 3. 24 時間尿は,24 時間分の尿を貯める方法である.肝機能とは関係しない. 4. 早朝尿とは,朝起床直後に採取される尿である.体動や運動の影響がなく,濃縮尿であるために尿蛋白の検出に適するとされる. **正答:1**
4	**107 回午後 -55** 入院中に陰圧室に隔離すべき感染症はどれか: 1. 麻疹 2. 風疹 3. 手足口病 4. 流行性耳下腺炎 **本書対応項目:** `2-A, 5-L`	陰圧室は病室の空気が室外に流出しないよう室内空気圧を室外よりも低く保った病室であり,陰圧室への隔離は空気感染する病原体の伝播を防ぐ感染対策(空気感染予防対策)の 1 つである.空気感染予防策は,患者を陰圧室に隔離し,医療従事者は N95 マスクを着用する. 1. 麻疹は,飛沫感染予防対策に加え空気感染予防策が必要である. 2. 風疹は,飛沫感染予防策をとる. 3. 手足口病は,接触感染予防策と飛沫感染予防策をとる. 4. 流行性耳下腺炎は,飛沫感染予防策をとる. **正答:1**
5	**107 回午後 -73** 院内感染の観点から,多剤耐性に注意すべきなのはどれか. 1. ジフテリア菌	院内感染の観点から問題となっている薬剤耐性菌には,メチシリン耐性黄色ブドウ球菌(MRSA),バンコマイシン耐性腸球菌(VRE),多剤耐性アシネトバクター(MDRA),カルバペネム耐性腸内細菌科細菌(CRE)などがある.また,基質特異性拡張型 β - ラクタマーゼ(ESBL)やメタロ β - ラクタマーゼを生産する細菌にも注意が必要である.

通番	国試問題	解説・正答
	2. 破傷風菌 3. 百日咳菌 4. コレラ菌 5. 緑膿菌 本書対応項目： 2-A, 5-F	5. 緑膿菌は日和見病原体であり，しばしば院内感染の原因となる．もともと多くの抗菌薬に抵抗性を示すが，緑膿菌に有効なカルバペネム系，フルオロキノロン系，アミノグリコシド系の薬剤が開発されている（抗緑膿菌薬）．しかし近年，これら3系統の薬剤すべてに耐制を獲得した多剤耐性緑膿菌（MDRP）が出現し，医療環境や医療材料から分離され問題となっている． 正答：5
6	107回午後-19 標準予防策〈スタンダードプリコーション〉において，創傷や感染のない患者への援助で使い捨て手袋が必要なのはどれか． 1. 手浴 2. 洗髪 3. 口腔ケア 4. 寝衣交換 本書対応項目： 2-B	標準予防策〈スタンダードプリコーション〉の定義は，「すべての患者の血液，体液，（汗を除く）分泌物，排泄物，傷のある皮膚，粘膜は伝播し得る病原体を含んでいる可能性があるとみなして取り扱う」である． 4. 口腔ケアは，粘膜に覆われている口腔内に触れるため，スタンダードプリコーションの対象となる． 正答：3
7	104回午前-40 臥床している患者に対して看護師が手袋を装着して口腔ケアを実施した．口腔ケア後の看護師の行動で適切なのはどれか． 1. 手袋を外し，すぐに新しい手袋を装着して別の患者のケアを行う． 2. 使用した手袋を装着したまま患者の寝衣を交換する． 3. 手袋を装着したまま患者の歯ブラシを洗浄する． 4. 使用した手袋は一般廃棄物の容器に捨てる． 本書対応項目： 2-B, 4-F	看護師が患者の口腔ケアを行う際に手袋を装着するのは個人防護が目的であり，口腔ケア後に歯ブラシを洗浄することは感染拡大につながらない．スタンダードプリコーションでは，患者に接触する前後に手指衛生に努めることが重要であり，新しい手袋の装着前にも手洗い・手指消毒が必要である．また，使用した手袋を着用したままの寝衣交換は感染を拡大させる危険があり適切ではない．口腔ケアに使用した手袋は感染性廃棄物の廃棄容器に捨てる． 正答：3
8	103回午後-2 循環式浴槽の水質汚染によって発生するのはどれか． 1. B型肝炎 2. マラリア 3. レジオネラ肺炎 4. 後天性免疫不全症候群〈AIDS〉 本書対応項目： 2-C, 5-I, 5-K	1. B型肝炎や4. 後天性免疫不全症候群（AIDS）は，性交渉，輸血，母親からの垂直感染などで感染する． 2. マラリアはハマダラカによる媒介感染により発生する． 3. レジオネラ肺炎は，循環式浴槽の水質汚染や空調設備の冷却水汚染により発生する． 正答：3
9	106回午前-21 オートクレーブによる滅菌法はどれか． 1. 乾熱滅菌 2. プラズマ滅菌 3. 高圧蒸気滅菌	1. 乾熱滅菌は，乾熱空気中で加熱することによって滅菌する方法であり，ガラス製品，金属製品，繊維製品などのほか，油脂などの滅菌に用いられる． 2. プラズマ滅菌は，プラズマ発生時に生成されるフリーラジカルによって滅菌する方法であり，プラスチック製品やラテックス製品などの非耐熱性器材，非耐水性器材などの滅菌に用いられる． 3. 高圧蒸気滅菌は，オートクレーブ（高圧蒸気滅菌器）を用いて高温高

164

通番	国試問題	解説・正答
	4. 酸化エチレンガス滅菌 本書対応項目： 2-D	圧の飽和水蒸気により滅菌する方法であり，ガラス製・金属製・鋼製の小物，シリコン製品，リネン類など，耐熱性器材に幅広く用いられている． 4. 酸化エチレンガス滅菌は，エチレンオキシド（エチレンオキサイド）ガス(EOG)によって滅菌する方法であり，プラスチック製品やラテックス製品などの非耐熱性器材に用いられる． <div align="right">正答：3</div>
10	**103回午前 -41** 無菌室で使用する物品とその滅菌方法の組合せで適切なのはどれか． 1. ビニール袋に入った菓子 － 酸化エチレンガス滅菌 2. ステンレス製のスプーン － 高圧蒸気滅菌 3. プラスチック製の箸 － 乾熱滅菌 4. 紙製の絵本 － 低温プラズマ滅菌 本書対応項目： 2-D	無菌室とは，易感染患者が院内で空気感染することを防ぐため，空気の清浄度を高く保った病室である． 1. 酸化エチレンガス滅菌はプラスチック製品，紙，ラテックス製品などの滅菌に用いられるが，人体への毒性が強いため，食品の滅菌には適切ではない． 2. 高圧蒸気滅菌（オートクレーブ滅菌）は，残留毒性がなく安全，時間が短い，経済的などの利点がある．鋼製小物，リネン類，ガラス製品，薬液などに用いる． 3. 乾熱滅菌は，ガラス製品，金属製品，繊維製品などの乾燥高温に耐えられるものの滅菌に用いる． 4. 低温プラズマ滅菌は，光学機器，電子機器，プラスチック製品，ガラス製品などに用いるが，紙類や布製品などの吸着性が高いものには使用できない．（問9解説も参照） <div align="right">正答：2</div>
11	**105回午後 -38** ベッド上での排便の介助時に使用した手袋を手から取り外すタイミングで適切なのはどれか． 1. 肛門周囲の便を拭き取った後 2. 排便後の患者の寝衣を整えた後 3. ベッド周囲のカーテンを開けた後 4. 使用した物品を汚物処理室で片づけた後 本書対応項目： 3-B	2〜4の選択肢では，便による汚れを広げるおそれがある． <div align="right">正答：1</div>
12	**105回午前 -40** 針刺し事故対策で最も適切なのはどれか． 1. 針刺し部位を消毒液に浸す． 2. 注射針のリキャップを習慣化する． 3. 事故の当事者を対象にした研修を行う． 4. 使用済みの針は専用容器に廃棄することを徹底する． 本書対応項目： 3-D, 4-B	針刺し損傷防止のためには，リキャップしないことが原則．専用の容器に廃棄することを徹底する．注射実施者のみならず，使用器具の処理などにかかわるすべての人に教育・研修が必要となる．万一，針刺しをした場合は，血液をしぼり出しながら大量の流水と石鹸で洗い流すことが基本である． <div align="right">正答：4</div>
13	**103回午前 -18** 感染性廃棄物の廃棄容器に表示するのはどれか． 1.　2.　3.　4. 本書対応項目： 3-F, 4-L	感染性廃棄物の廃棄容器は，廃棄物の形状に応じて色分けされた1. バイオハザードマークをつける．鋭利なもの（黄色），固形状（橙色），液状・泥状（赤色）で分別廃棄を原則とする．2. は放射能マーク，3. はヘリコプター緊急離着陸場のマーク，4. は道路標識である． <div align="right">正答：1</div>

通番	国試問題	解説・正答
14	**104回午前-39** 血液の付着した注射針を廃棄する容器はどれか. 1. 黄色バイオハザードマーク付きの容器 2. 橙色バイオハザードマーク付きの容器 3. 赤色バイオハザードマーク付きの容器 4. 非感染性廃棄物用の容器 **本書対応項目:** 3-F, 4-L	バイオハザードマークは,感染性廃棄物であることを,一目で識別可能とするため表示される. 1. 黄色バイオハザードマーク付きの容器は,注射針やメスなど鋭利な廃棄物の破棄に用いる. 2. 橙色バイオハザードマーク付きの容器は,血液が付着したガーゼなど固形状物の廃棄に用いる. 3. 赤色バイオハザードマーク付きの容器は,血液など液状,泥状の物の廃棄に用いる. 4. 血液等による汚染がなく非感染性であっても注射針は感染性廃棄物と同様に扱う.(問13解説も参照) **正答:1**
15	**105回午前-19** 口腔ケアで適切なのはどれか. 1. 歯肉出血がある場合は実施しない. 2. 含嗽ができない患者には禁忌である. 3. 経口摂取の有無に関係なく実施する. 4. 総義歯の場合は義歯を入れた状態で実施する. **本書対応項目:** 4-F	1. 歯肉出血が少量ならば,出血していても口腔ケアを実施し,出血の原因となる歯垢や食べ物の残りを取り除き,清潔さを保つ.口腔ケアを継続すると,歯肉出血は減少する. 2. 口腔ケア器具には,吸引が同時に行えるもの,水を使わないものなど,含嗽ができなくても使えるものがあるので,これらを活用する. 3. 経口摂取をしていなくても口腔内は不潔になりがちなので,口腔ケアが必要である. 4. 総義歯だけでなく,すべての義歯の裏側と義歯が装着されている部分の歯肉,残存している歯には食べ物が付着しやすい.義歯を取り外して義歯自体を清掃し,歯肉を刷掃して口腔ケアを行う. **正答:3**
16	**106回午前-101** A君(2か月,男児)は,1か月児健康診査で尿道下裂(hypospadias)の疑いを指摘され,小児科を受診した.検査の結果,遠位型尿道下裂(distal hypospadias)と診断された.主治医から母親に対し,体重の増加を待ち1歳前後で尿道形成術を行う必要性について説明があった.母親から看護師に対し「手術を受けるまでの間,どう過ごしたらよいですか」と質問があった. A君は1歳3か月になり,尿道形成術を行うために入院した.手術当日,点滴静脈内注射による持続点滴と尿道カテーテルが挿入された状態で帰室した.創部の陰茎全体はガーゼとフィルムドレッシング材で保護されていた.手術翌日,ガーゼに茶褐色の血液が付着していた.創部が排便で汚染されており,ガーゼを外すと創部に軽度腫脹がみられているが膿の付着はない.尿道カテーテルの周囲から尿が漏れていた.A君は「ママ」と言い不機嫌に泣いている.体温37.0℃,呼吸数28/分,脈拍120/分,血圧100/58 mmHgであった.この時点のA君の状態として最も可能性が高いのはどれか. 1. 創部痛はない. 2. 出血が続いている. 3. 創部の感染を起こしている.	1. 手術翌日で不機嫌であることから創部痛の可能性がある. 2. 茶褐色の血液で鮮血ではないので,出血が続いているとはいえない. 3. 手術翌日の軽度腫脹は予測されることである.膿の付着がなく,体温が37.0℃であることから,現段階で感染を起こしている可能性は低い. 4. カテーテル周囲からの尿もれがある.この理由として,腹圧によるもの,カテーテルの屈曲や閉塞によるものが考えられる. **正答:4**

通番	国試問題	解説・正答
	4. 尿道カテーテルが閉塞している. 本書対応項目： 4-G, 4-J	
17	**107 回午前 -24** 褥瘡発生の予測に用いるのはどれか. 1. ブリストルスケール 2. Borg〈ボルグ〉スケール 3. Braden〈ブレーデン〉スケール 4. グラスゴー・コーマ・スケール 本書対応項目： 4-J	褥瘡の発生を予測するためのリスクを 6 項目でアセスメントする指標である. 6 項目のスコアごとに患者の状態をアセスメントして合計点を出す. 合計点が低いほど褥瘡の発生リスクが高くなる. 正答：3
18	**103 回午前 -22** 創傷部位の創面の管理について正しいのはどれか. 1. 洗浄する. 2. 加圧する. 3. 乾燥させる. 4. マッサージする. 本書対応項目： 4-J	創傷の管理は, 感染微候がない場合には洗浄を実施することが一般的であり, 創面の壊死組織や薬剤などが除去され, 治癒が促進される. 創内には脆弱な肉芽組織があるため, 加圧やマッサージはしない. 乾燥は創の表面に痂皮(かさぶた)を形成し, 治癒を遅延させる. 正答：1
19	**104 回午前 -59** インフルエンザが流行しているが, 小規模多機能型居宅介護を行う事業所では罹患者はいない. この事業所で看護師が行う罹患予防の対策で最も適切なのはどれか. 1. 宿泊の利用を断る. 2. 湿度を 10% 以下に保つ. 3. 利用者に手洗いを勧める. 4. 利用者に予防的に抗インフルエンザ薬を与薬する. 本書対応項目： 5-A	1. 現時点で症状のみられない利用者の宿泊を断る理由はない. 2. インフルエンザウイルスは乾燥に強いため, 湿度は 50% 程度は保つようにする. 3. 利用者や職員にインフルエンザの罹患者がいない場合には, 基本的な感染症予防の強化対策が重要であり, 手洗いはその対策の 1 つである. 4. 施設内に罹患者がいない場合には濃厚接触の可能性は低いため, 抗インフルエンザ薬は不要である. また, 利用者や施設職員に対し, インフルエンザ予防接種の意義や必要性を説明し, 流行前に予防接種を受けるよう促すことも対策の 1 つである. 正答：3
20	**106 回午前 -97** A さん(71 歳, 女性)は, 要介護 1 で, ベッドからの立ち上がりや入浴などに一部介助を必要とするが, 歩行器で室内を移動できる. 失禁することがあるため失禁用のパッドを装着している. A さんは介護老人保健施設の短期入所〈ショートステイ〉を利用している. 入所した日の夕方から, 水様便と嘔吐とがみられ, 感染性胃腸炎(infectious gastroenteritis)が疑われてトイレ付きの個室に移動した. 感染症の拡大を予防する方法で適切なのはどれか.	感染性胃腸炎は, 感染者の吐物や便に含まれた細菌やウイルス(ノロウイルスが多い)が周囲にいる人に感染することで拡大する. 伝播経路は, 飛沫感染, 接触感染, 経口感染である. ノロウイルスは乾燥すると容易に空中に漂い, これが口に入って感染することがあるため, 吐物や便は乾燥しないうちに床等に残らないよう速やかに処理する必要がある. 処理した後はウイルスが屋外に出て行くよう空気の流れに注意しながら十分に喚気を行うことが感染防止に重要である. 1. 必ずしも使い捨ての食器にかえる必要はないが, 患者が使用した後は消毒する. 2. 衣類に付着した汚物を水洗いした後に消毒する. 汚物の付着した衣類の持ち運び時はビニール袋に入れ, 病原微生物の拡散を防ぐ. 3. 看護師等を感染からまもる目的と看護師の着衣などに付着した病原微生物が他者に感染することを防ぐ目的で, ガウンを装着する.

資料

通番	国試問題	解説・正答
	1. 使い捨ての食器に変える. 2. 汚物の付着した衣類は焼却処分する. 3. 排泄介助を行う看護師はガウンを装着する. 4. Aさんの手指を速乾性擦式の手指消毒薬で消毒する. 5. Aさんが触れた歩行器を80%エタノールで清拭する. 本書対応項目: 5-B, 5-C	4. 手指衛生は速乾性擦式の手指消毒薬のみではなく,石鹸と流水による手洗いを十分に行う. 5. ノロウイルスはアルコール抵抗性であるため,消毒には次亜塩素酸ナトリウムを使用する. 正答:3
21	107回午前-87 ヒト免疫不全ウイルス〈HIV〉感染症について適切なのはどれか. 2つ選べ. 1. 本人より先に家族に病名を告知する. 2. 国内では異性間性的接触による感染が最も多い. 3. 適切な対応によって母子感染率を下げることができる. 4. 性行為の際には必ずコンドームを使用するよう指導する. 5. HIVに感染していれば後天性免疫不全症候群〈AIDS〉と診断できる. 本書対応項目: 5-I	1. HIV検査の結果の説明は,その結果にかかわらず,まずは検査を受けた本人に行うのが原則である. 2. わが国では,同性間性的接触による男性の感染が10,374件とHIV感染全体の57.9%を占めていて最も多く,次いで異性間の性的接触による男性の感染が3,211件(17.9%)となっている〔平成27(2015年)年エイズ発生動向年報〕. 3. 適切な母子感染予防対策(母子への抗HIV薬投与,帝王切開による分娩,母乳栄養の禁止)を行えば,母子感染率を2%程度にまで抑えることができる. 4. HIV感染の約9割が性的接触によるものである.感染者の精液,膣分泌液にはHIVが含まれているため,コンドームの使用が感染予防に有効である. 5. AIDSとは,HIV感染症後約10年を経た後に免疫不全状態となり,日和見感染や腫瘍などを合併した状態を指す.HIV感染者がただちにAIDSを発症するわけではない. 正答:3, 4
22	104回午後-31 ヒト免疫不全ウイルス〈HIV〉感染症で正しいのはどれか. 1. 経皮感染する. 2. 無症候期がある. 3. DNAウイルスによる. 4. 血液中のB細胞に感染する. 本書対応項目: 5-I	1. 感染経路は性行為,血液(輸血,注射の打ちまわしなど),母子感染である. 2. HIV感染からAIDS発症までの病期は,急性感染期,無症候期,AIDS期に分けられる.無症候期の感染者は無症候性キャリアとよばれる. 3. 4. レトロウイルス科に属するRNAウイルスであり,T細胞やマクロファージに感染し増殖する. 正答:2
23	107回午後-48 梅毒について正しいのはどれか. 1. ウイルス感染症である. 2. 感染経路は空気感染である. 3. 治療の第一選択薬はステロイド外用薬である. 4. 梅毒血清反応における生物学的偽陽性の要因に妊娠がある. 本書対応項目: 5-J	1. 梅毒の病原体である梅毒トレポネーマは,らせん状の細菌である. 2. 乾燥によりすぐ死滅するため,感染経路は,ヒトからヒトへの直接感染に限られており,性感染症の原因微生物の1つである. 3. 治療の第一選択薬はペニシリンである. 4. 梅毒血清反応は,感染後6週間くらいから陽性になり,治療によって陰性化する.しかし,梅毒以外にも妊娠,膠原病,結核などのほかの感染症,慢性肝疾患などで陽性になることがあり,これを生物学的偽陽性という. 正答:4

通番	国試問題	解説・正答
24	**106 回午前 -2** 平成 25 年（2013 年）の感染症発生動向調査による年間の性感染症（sexually transmitted disease：STD）報告数で最も多いのはどれか． 1. 性器クラミジア感染症（genital chlamydiosis） 2. 尖圭コンジローマ（condyloma acuminatum） 3. 性器ヘルペス（genital herpes） 4. 淋菌感染症（gonococcal infection） 本書対応項目： 5-J	平成 25 年（2013 年）の感染症動向調査による年間の性感染症報告数は，①性器クラミジア感染症 25,606 件，②淋菌感染症 9,488 件，③性器ヘルペス 8,778 件，④尖圭コンジローマ 5,743 件の順である． 正答：1
25 (1)	**105 回午前 -106** 次の文を読み問いに答えよ． A さん（20 歳，女性，大学生）は，最近，同じ大学に所属するパートナー（21 歳，男性）との性交後に白色帯下が増えた．外陰部に腫瘤はみられず搔痒感や痛みはないが，時々，下腹部に痛みがあった．A さんは性感染症（sexually transmitted disease：STD）を疑い，1 人で産婦人科クリニックを受診した．診察時の体温 36.8℃，脈拍 62/ 分であった． A さんの状態に最もあてはまる性感染症（STD）はどれか． 1. 性器ヘルペス（genital herpes） 2. 尖圭コンジローマ（condyloma acuminatum） 3. 腟トリコモナス症（vaginal tricomonas infection） 4. 性器クラミジア感染症（genital chlamydiosis） 本書対応項目： 5-J	1. 性器ヘルペスは，単純ヘルペスウイルスの感染によって起こる．症状としては，外陰部の潰瘍形成，強い疼痛やそれによる排尿困難，38℃ 以上の発熱がみられる． 2. 尖圭コンジローマは，ヒトパピローマウイルスの感染によって起こる．症状としては，外陰部に形成される鶏冠状の腫瘍があり，痛みなどの自覚症状はほとんどみられない． 3. 腟トリコモナス症は，トリコモナス原虫の感染によって起こる．症状としては，腟のかゆみや，刺激臭と異臭を伴う緑黄色で泡沫状の腟分泌物がみられる． 4. 性器クラミジア感染症は，クラミジア - トラコマチスの感染によって起こる．症状は帯下が少し増量する以外はほとんどないが，子宮・卵管・卵巣・骨盤内に炎症が起きると下腹部痛がみられるようになる． 正答：4
25 (2)	**105 回午前 -108** （問 25（1）続き） A さんは医師から「パートナーにも感染の可能性があるので性交渉をしないように」と説明を受けた．A さんは看護師に「パートナーとはいつから性交渉をしてもよいですか」と相談した． 性交渉を再開する時期の説明で正しいのはどれか． 1. 処方された内服薬を A さんが飲み終えた後 2. A さんの性感染症（STD）の症状がなくなった後 3. パートナーが性感染症（STD）の検査を受けた後 4. A さんとパートナーの性感染症（STD）の治癒が確認された後 本書対応項目： 5-J	性感染症が治癒し，感染力がなくなるまで性交渉を行ってはならない．治癒の判定は，治療薬の服用を開始してから 2 〜 3 週間以上空けて検査を行い，陰性であることを確認して行う．A さんとパートナー双方の治癒が確認された後に性交渉を再開するよう指導する． 正答：4

通番	国試問題	解説・正答
26	**105回午後-16** C型慢性肝炎(chronic hepatitis C)に使用するのはどれか. 1. ドパミン 2. インスリン 3. リドカイン 4. インターフェロン 本書対応項目：**5-K**	1. ドパミンは神経伝達物質である. 2. インスリンは，膵臓にあるLangerhans島のB細胞から分泌されるホルモンである．C型慢性肝炎の治療とは関係がない. 3. リドカインは代表的な局所麻酔薬である．C型慢性肝炎の治療とは関係ない. 4. C型慢性肝炎の治療は，肝機能を改善して肝炎の悪化を防ぐ肝庇護療法，C型肝炎ウイルスを体内から排除して完治をめざす抗ウイルス療法の2種類がある．抗ウイルス療法には，インターフェロンを用いることが多い. 正答：4
27	**103回午後-50** B型肝炎と比べたC型肝炎の特徴について正しいのはどれか. 1. 劇症化しやすい. 2. 性行為による感染が多い. 3. 無症状のまま慢性化しやすい. 4. ワクチン接種による感染予防対策がある. 本書対応項目：**5-K**	1. 3. C型肝炎の劇症化はまれであり，70%は無症状のまま慢性化する. 2. C型肝炎，B型肝炎ともに血液を介しての感染だが，C型肝炎ウイルスは血中のウイルス量がとても少なく，現状では性行為による感染はまれである. 4. B型肝炎にはHBワクチンがあるが，C型肝炎に有効なワクチンは現在はない. 正答：3
28	**106回午前-86** 麻疹(measles)に関して正しいのはどれか．2つ選べ. 1. 合併症として脳炎がある. 2. 感染力は発疹期が最も強い. 3. 効果的な抗ウイルス薬がある. 4. 2回のワクチン定期接種が行われている. 5. エンテロウイルスの感染によって発症する. 本書対応項目：**5-L**	1. 麻疹の合併症として肺炎と脳炎があり，麻疹の2大死因である. 2. 最も感染力が強いのは，発熱して口腔粘膜にコプリック斑ができる時期である. 3. 麻疹に有効な抗ウイルス薬はなく，対症療法となる. 4. 麻しん風しん混合ワクチン(MRワクチン)を1歳児(第1期)と小学校就学前1年以内の小児(第2期)を対象に2回接種する. 5. 麻疹の病原体は，パラミクソウイルス科に属する麻疹ウイルスである．エンテロウイルスはピコルナウイルス科に属する. 正答：1，4
29	**106回午後-16** 水痘(varicella)の症状はどれか. 1. 耳下腺の腫脹 2. 両頬部のびまん性紅斑 3. 水疱へと進行する紅斑 4. 解熱前後の斑状丘疹性発疹 本書対応項目：**5-L**	1. 耳下腺の腫脹は流行性耳下腺炎の特徴である. 2. 両頬部の紅斑は伝染性紅斑(通称リンゴ病)の特徴である. 3. 水痘では，初発症状として全身性で掻痒を伴う発疹が現れる．発疹は，紅斑，丘疹を経て水疱となり，痂皮化する. 4. 解熱前後に斑状丘疹性発疹が出るのは突発性発疹である. 正答：3
30	**107回午後-36** 感染症の成立過程において，予防接種が影響を与える要素はどれか. 1. 病原体 2. 感染源 3. 感染経路	病気の原因となる生物を病原体という．病原体を含むものや病原体に汚染されているものを感染源といい，感染源から病原体が宿主に侵入する経路を感染経路という. 予防接種は，病原体由来の抗原を人為的に接種することで免疫を誘導し，感染を予防しようというもので，宿主の感受性に影響を与えるものである. 正答：4

H. 国試問題と解説・正答

通番	国試問題	解説・正答
	4. 宿主の感受性 本書対応項目： 6-B	
31	105回午後-77 乳児の髄膜炎（meningitis）などを抑制するため，平成25年（2013年）に定期接種に導入されたのはどれか． 1. 日本脳炎ワクチン 2. ロタウイルスワクチン 3. インフルエンザワクチン 4. 麻しん風しん混合ワクチン 5. Hib（*Haemophilus influenzae* type b）ワクチン 本書対応項目： 6-B	1. 日本脳炎ワクチンは，接種後に重症急性散在性脳脊髄炎（ADEM）を発症した事例があり，平成17年（2005年）から積極的な勧奨は行っていなかったが，新たなワクチンが開発されて平成22年（2010年）から通常の定期接種となった． 2. ロタウイルスワクチンは，平成23年（2011年）より販売されているが任意接種である． 3. インフルエンザワクチンは，平成13年（2001年）に高齢者等を対象としたインフルエンザ予防接種が定期接種となった． 4. 麻しん風しん混合ワクチンは，定期接種である． 5. Hib感染症は，Hibという細菌の感染により，主に乳児において髄膜炎を起こすことがある．Hibワクチンはわが国では平成25年（2013年）に定期接種として導入された． 正答：5
32	106回午後-15 飛沫感染するのはどれか． 1. 疥癬（scabies） 2. コレラ（cholera） 3. A型肝炎（hepatitis A） 4. インフルエンザ（influenza） 本書対応項目： 2-C，5-A，5-G	1. 疥癬は接触感染，2. コレラは経口感染，3. A型感染は経口感染または糞口感染，4. インフルエンザは飛沫感染・接触感染である． 正答：4
33	106回午前-63 妊婦の感染症と児への影響の組合せで正しいのはどれか． 1. 風疹（rubella）　－　白内障（cataract） 2. 性器ヘルペス（genital herpes）　－　聴力障害 3. トキソプラズマ症（toxoplasmosis）　－　先天性心疾患（congenital heart disease） 4. 性器クラミジア感染症（genital chlamydiosis）　－　小頭症（microcephaly） 本書対応項目： 5-J，5-L	1. 先天性風疹症候群（CRS）では，白内障・緑内障などの眼症状，先天性心疾患，感音性難聴などがみられる． 2. 妊婦が性器ヘルペスに感染し，ウイルスを排出している状態で出産した場合には，新生児が感染し，新生児ヘルペスを発症する可能性が高い．新生児ヘルペスの症状は，皮膚・眼・口限局型（発熱，水疱など），けいれん・昏睡・脳炎などの中枢神経型，全身感染に分類される． 3. 妊娠中に初めて母親がトキソプラズマに感染すると，胎児に先天性トキソプラズマ症が起こる．先天性トキソプラズマ症では，死産，流産，水頭症，脈絡膜炎による視力障害，脳内石灰化，精神運動機能障害が起こる． 4. 妊婦の性器クラミジア感染は新生児のクラミジア産道感染の原因となり，新生児肺炎や結膜炎を起こす新生児クラミジア症を引き起こす． 正答：1
34	106回午後-10 病床数300床以上の医療機関で活動する感染制御チームで適切なのはどれか． 1. 医師で構成される． 2. 各病棟に配置される． 3. アウトブレイク時に結成される． 4. 感染症に関するサーベイランスを行う． 本書対応項目： 資A，資C	1. さまざまな職種で構成される． 2.3. アウトブレイク時のみ結成されるものではなく，院内感染に関する技術的事項の検討，職員に対する教育なども行う． 4. 業務の1つに感染症サーベイランスの実施とフィードバックがある． 正答：4

資料

通番	国試問題	解説・正答
35	**105 回午後 -70** 流行性角結膜炎（epidemic keratoconjunctivitis）の原因はどれか. 1. 淋菌 2. 緑膿菌 3. クラミジア 4. アデノウイルス 5. ヘルペスウイルス 本書対応項目： 資D	いずれも眼に感染症を生じる微生物である. 1. 淋菌は性感染症の原因菌で，結膜炎を生じる. 2. 緑膿菌は感染性の角膜炎や角膜潰瘍の原因菌である. 3. クラミジアは性感染症やトラコーマの原因菌で，結膜炎を生じる. 4. アデノウイルスは流行性角膜炎の原因ウイルスであり，感染力が強い. 5. ヘルペスウイルスは角膜炎の原因となる. 正答：4
36	**107 回午後 -76** 感染症と保健所への届出期間の組合せで正しいのはどれか. 1. 結核 － 診断後 7 日以内 2. 梅毒 － 診断後ただちに 3. E 型肝炎 － 診断後ただちに 4. 腸管出血性大腸菌感染症 － 診断後 7 日以内 5. 後天性免疫不全症候群〈AIDS〉 － 診断後ただちに 本書対応項目： 資G	1. 結核は 2 類感染症で，ただちに届け出る. 2. 梅毒は 5 類感染症の全数把握対象疾患であり 7 日以内に届け出る. 3. E 型肝炎は 4 類感染症であり，ただちに届け出る. 4. 腸管出血性大腸菌感染症は 3 類感染症であり，ただちに届け出る. 5. 後天性免疫不全症候群（AIDS）は 5 類感染症の全数把握対象疾患であり，7 日以内に届け出る. 正答：3
37	**106 回午前 -76** 人獣共通感染症で蚊が媒介するのはどれか. 1. Q 熱（Q fever） 2. 黄熱（yellow fever） 3. 狂犬病（rabies） 4. オウム病（psittacosis） 5. 重症熱性血小板減少症候群（severe fever with thrombocytopenia syndrome：SFTS） 本書対応項目： 資G	1. Q 熱は感染した家畜（ウシ，ヤギ，ヒツジなど）の分娩時の胎盤や羊水，それに汚染された粉塵の吸入によりヒトに感染する. 2. 黄熱はネッタイシマカにより媒介される. 3. 狂犬病の多くは狂犬病に罹患したイヌに咬まれることによりヒトに感染する. 4. オウム病はオウム・インコなどの感染鳥の排泄物の吸引によりヒトに感染する. 5. SFTS はマダニに咬まれることにより感染する. 正答：2

（富田早苗，石井陽子，西田洋子）

INDEX

和文

アームダウン 50
アウトブレイク 145
アデノウイルス 94
アンプル 45

遺伝子検査 4
イベント依存型無菌性維持（ERSM） 25
医療関連感染（HAI） 13
医療廃棄物 84
胃瘻栄養法 74
インターフェロン-γ遊離試験（IGRA） 113
院内感染 13
　——対策 143
　——対策（感染制御）委員会（ICC） 146
　——対策（感染制御）チーム（ICT） 146
インフルエンザ 87
　——対策 88
ウイルス性胃腸炎 94

外因性感染 105
疥癬 109, 112
　——, 角化型（痂皮型疥癬） 109
　——, 通常 109
　——トンネル 110
　——, ノルウェー 112
ガイドライン 155
隔離予防策 19
過酢酸 81, 82
学校感染症 153
学校保健安全法 153
　——施行規則 153
　——施行令 153
活動性梅毒 121
カテーテル

　——, 完全皮下埋め込み式（ポート） 51
　——関連血流感染 51
　——, 経鼻栄養 74
　——, 中心静脈（CVC） 51
　——, 尿道留置 56
　——, 末梢挿入型中心静脈 51
カフ圧 65
　——管理 62
カルバペネム耐性腸内細菌科細菌（CRE） 105
環境整備 38
環境表面 99
間接接触感染 98
感染
　——, 医療関連（HAI） 13
　——, 院内 13
　——, 外因性 105
　——, 間接接触 98
　——管理体制 142
　——管理認定看護師（CNIC） 147
　——, 空気 18, 20
　——経路別予防策 14
　——, 交差 84
　——, 接触 18, 98
　——, 手術部位（SSI） 68
　——性医療廃棄物容器 49
　——, 創部 77
　——対策 38
　——, 直接接触 98
　——, 内因性 105
　——, 飛沫 18, 20
　——, ピンポン 122
　——防止 77
　——, 母子 120
感染症
　——, 1類 161
　——, 2類 161
　——, 3類 161
　——, 4類 161
　——, 5類 161
　——, 学校 153

――看護専門看護師　147
――，クロストリジウム・ディフィシル（CDI）　103
――，指定　162
――，新　162
――，新型インフルエンザ等　161
――，性　121
――，日和見　118
――法　160
完全皮下埋め込み式カテーテル（ポート）　51
カンピロバクター　91

気管吸引　61
基本再生産数　138
偽膜性腸炎　102
逆流圧　50
丘疹　110，112
菌交代　105

空気感染　18，20
空気予防策　18
空腸瘻栄養法　74
クォンティフェロン（QFT）　6
駆血　50
――帯　48，49
グルタラール　82
クラミジア　124
グラム染色　4
クリティカル器材　43
クロストリジウム・ディフィシル（CD）　102
――感染症（CDI）　103

ケア用ワゴン　41
経口補水液（ORS）　92
経口補水療法（ORT）　92，95，97
経鼻胃管栄養法　74
経鼻栄養カテーテル　74
経皮経管胆道ドレナージ　11
経皮内視鏡的胃瘻造設術（PEG）　74
血液培養　7
――ボトルの準備　12
結核　113

――菌　113
結節　110，112
血中濃度モニタリング（TDM）　132
下痢原性大腸菌　93
検体　7
――採取時期　7
――容器　12

コアリング　44
抗HIV薬　117
抗インフルエンザ薬　88
抗菌薬　131，139
――関連下痢症　102
――適正使用支援チーム（AST）　140，146
口腔ケア　65
交差感染　84
高水準消毒薬　81
厚生労働省院内感染対策サーベイランス　152
厚生労働省通知　142
後天性免疫不全症候群（AIDS）　117
高頻度接触面　107
抗レトロウイルス療法（ART）　117
高レベル消毒　81
個室隔離　99
個人防護具　16，31
コホーティング　18
ゴム腫　121
誤薬防止　44

サージカルマスク　21
サーベイランス　148
――，厚生労働省院内感染対策　152
――，手指衛生　151
――，中心ライン関連血流感染（CLABSI）　149
――，病原体　148
細菌性腸炎　91
採血　48
――ホルダー　49
在宅医療廃棄物　85
採痰専用ブース　114
採尿バッグ　59
擦式アルコール製剤　27

174

INDEX

次亜塩素酸ナトリウム　26, 93
シールチェック　115
時間依存型無菌性維持（TRSM）　25
子宮頸管炎　123
自発呼吸トライアル（SBT）　61
周術期　68
集団隔離　99
手指衛生　15
　　──サーベイランス　151
　　──の選択　15
　　──のための5つのタイミング　27
　　──の手順　28
手術　68
　　──部位感染（SSI）　68
出席停止期間　153
消毒　23
小児の採血量　12
静脈炎　46
褥瘡　76
新感染症　162
新型インフルエンザ等感染症　161
人工呼吸器　60
　　──関連肺炎（VAP）　60
　　──関連肺炎予防バンドル（VAPバンドル）　60
人工透析　71
迅速抗原検査　4

水痘　129, 135
スクラブ法　27
スタンダードプリコーション　14, 15
スポンジブラシ　66

清潔区分　41
性行為　119
清浄度クラス　40
咳エチケット　89
接触
　　──感染　18, 98
　　──予防策　18, 103
切創　35
セミクリティカル器材　43

洗浄　22
先天（性）梅毒　122
先天性風疹症候群　130

創傷　76
　　──管理　69
　　──治癒過程　76
創部感染　77

退院基準　113
体外循環治療　71
多剤耐性緑膿菌（MDRP）　105

注射　44
中心静脈カテーテル（CVC）　51
中心ライン関連血流感染（CLABSI）サーベイランス　149
中和抗体（NT）　138
腸管出血性大腸菌（EHEC）　93
直視監視下短期化学療法（DOTS）　114
直接接触感染　98

通常疥癬　109
ディスポーザブル器材　22
手袋　31
伝染性紅斑（リンゴ病）　129
点滴　44

吐物処理　96
塗抹検査　3
ドレーン管理　70

内因性感染　105
内視鏡　80

尿道炎　123
尿道留置カテーテル　56

ノルウェー疥癬　112
ノロウイルス　94
ノンクリティカル器材　43

バイアル　44
バイオハザードマーク　86
肺結核　113
敗血症の定義　12
バイタルサイン（VS）　6
梅毒　121
　──性バラ疹　121
歯ブラシ　66
バリア法　119
針刺し　35，49
バンコマイシン耐性腸球菌（VRE）　105

微生物　158
ヒゼンダニ　109
ヒト免疫不全ウイルス（HIV）　72，117
飛沫
　──感染　18，20
　──予防策　18
病原体サーベイランス　148
標準予防策 → スタンダードプリコーション
日和見感染症　118
日和見腫瘍　118
ピンポン感染　122

フィットテスト　115
風疹　128，135
フタラール　82
物品　41
プラスミド　105
プリオン病　26
プロカルシトニン（PCT）　6
分注器　48，49

閉鎖式吸引　106
保健所　160

母子感染　120

マキシマルバリアプリコーション　52
麻疹　128，135
末梢挿入型中心静脈カテーテル　51

無菌テクニック　33
メチシリン耐性黄色ブドウ球菌（MRSA）　98，148
滅菌　24，33
　──インジケータ　26
　──ガウン　33
　──手袋　33
免疫再構築症候群（IRS, IRIS）　120

薬剤
　──感受性試験　6
　──耐性菌　105
　──耐性（AMR）対策アクションプラン　141
薬物体内動態（PK）　131
薬力学（PD）　131
予防接種　135

ラビング法　27
リキャップ　35
流行性耳下腺炎（おたふくかぜ）　129，135
淋菌　122
ロタウイルス　94

数字・欧文

1類感染症　161
2類感染症　161
3類感染症　161
4類感染症　161
5類感染症　161

AIDS（acquired immunodeficiency syndrome）　117
　──指標疾患　118

INDEX

AMR（antimicrobial resistance） 141

ART（anti-retroviral therapy） 117

AST（antimicrobial stewardship team） 140, 146

AUC 134

B

B 型肝炎 125

——ウイルス（HBV） 72, 125

C

C 型肝炎 125

——ウイルス（HCV） 72, 125

C 反応性蛋白（CRP） 6

CD（Clostridium difficile） 102

CD4 陽性 T リンパ球 117

CDI（Clostridium difficile infection） 103

certified nurse specialist in infection control nursing 147

cleaning 22

C_{max} 134

C_{min}（C_{trough}） 134

CNIC（certified nurse in infection control） 147

C_{peak} 134

CRE（carbapenem-resistant Enterobacteriaceae） 105

CRP（C-reactive protein） 6

CVC（central venous catheter） 51

D

disinfection 23

DOTS（direct observed treatment short-course） 114

E

EHEC（Enterohemorrhagic Escherichia coli） 93

ERSM（event related sterility maintenance） 25

H

HAI（healthcare-associated infection） 13

HBV（hepatitis B virus） 72, 125

HCV（hepatitis C virus） 72, 125

HIV（human immunodeficiency virus） 72, 117

I

ICC（infection control committee） 146

ICT（infection control team） 146

IGRA（interferon gamma release assay） 113

IRIS（immune reconstitution inflammatory syndrome） 120

IRS（immune reconstitution syndrome） 120

M

MDRP（multiple-drug-resistant Pseudomonas aeruginosa） 105

MIC 134

Miller & Jones の分類 9

MRSA（methicillin-resistant Staphylococcus aureus） 98, 148

N

N95 マスク 21, 114

nosocomial infection 13

NT（neutralization test） 138

O

ORS（oral rehydration solution/oral rehydration salts） 92

ORT（oral rehydration therapy） 92, 95, 97

P

PCT（procalcitonin） 6

PEG（percutaneous endoscopic gastrostomy） 74

percutaneous transhepatic cholangiodrainage 11

PK/PD（pharmcokinetics/pharamacodynamics） 131

R

RASS（Richmond Agitation-Sedation Scale） 64

RTH（ready-to-hang）製剤 75

S

SBT（spontaneous breathing trial） 61

Spaulding の分類 81

SSI（surgical site infection） 68

standard precautions 14

sterilization 24

surveillance 148

T

$T_{1/2}$ 134

TDM（therapeutic drug monitoring） 132

TRSM（time related sterility maintenance） 25

T-SPOT 6

V

VAP（ventilator-associated pneumonia） 60

VRE（vancomycin-resistant Enterococci） 105

VS（vital signs） 6

- **JCOPY** 〈㈳出版者著作権管理機構 委託出版物〉
  本書の無断複写は著作権法上での例外を除き禁じられています.
  複写される場合は,そのつど事前に,㈳出版者著作権管理機構
  (電話 03-5244-5088,FAX03-5244-5089,e-mail：info@jcopy.or.jp)
  の許諾を得てください.
- 本書を無断で複製（複写・スキャン・デジタルデータ化を含みます）
  する行為は,著作権法上での限られた例外（「私的使用のための複
  製」など）を除き禁じられています.大学・病院・企業などにお
  いて内部的に業務上使用する目的で上記行為を行うことも,私的
  使用には該当せず違法です.また,私的使用のためであっても,
  代行業者等の第三者に依頼して上記行為を行うことは違法です.

看護学生・新人のための
看護ケアに活かす 感染対策ガイド 改訂第 2 版　ISBN978-4-7878-2363-2

2019 年 3 月 31 日　改訂第 2 版第 1 刷発行

	2013 年 9 月 30 日　初版第 1 刷発行
	2016 年 8 月 9 日　初版第 2 刷発行

監　　修	寺田喜平
編　　集	大石智洋,平田早苗,登喜玲子,波川京子
発 行 者	藤実彰一
発 行 所	株式会社　診断と治療社
	〒 100-0014　東京都千代田区永田町 2-14-2　山王グランドビル 4 階
	TEL：03-3580-2750（編集）　03-3580-2770（営業）
	FAX：03-3580-2776
	E-mail：hen@shindan.co.jp（編集）
	eigyobu@shindan.co.jp（営業）
	URL：http://www.shindan.co.jp/
本文イラスト	松永えりか
表紙デザイン	松永えりか
印刷・製本	広研印刷 株式会社

©Kihei TERADA, Tomohiro OISHI, Sanae HIRATA,　　　　　　　　　　　　［検印省略］
Reiko TOKI, Kyoko NAMIKAWA, 2019. Printed in Japan.
乱丁・落丁の場合はお取り替えいたします.